U0024872

牙材力

大師們的百寶箱

Clinical Dental Pearls

林茂雄

Maw-Shyong Lin◎著

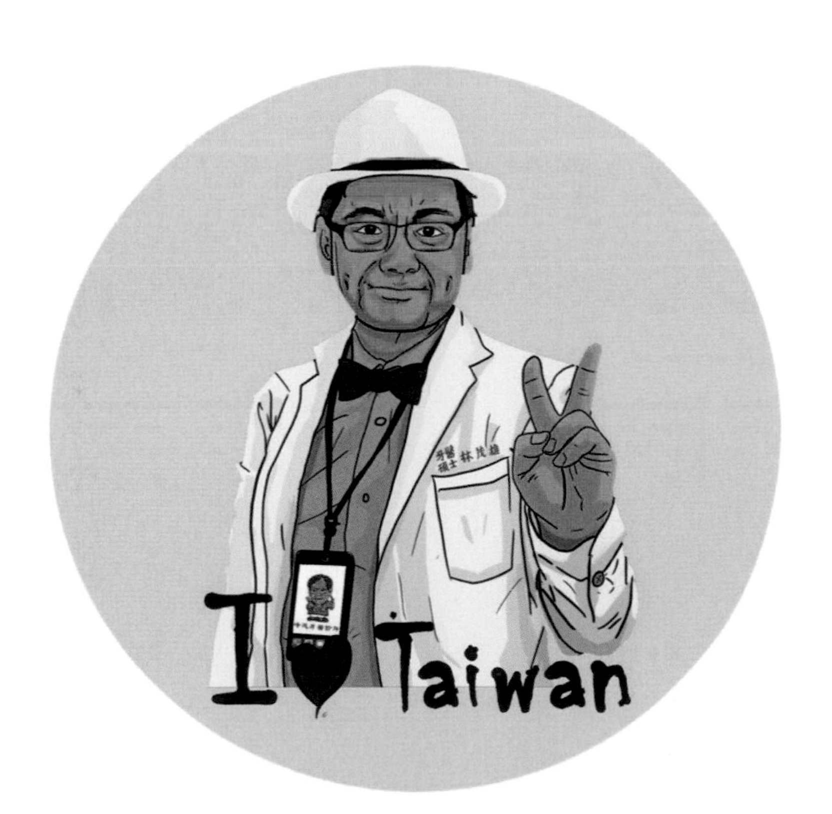

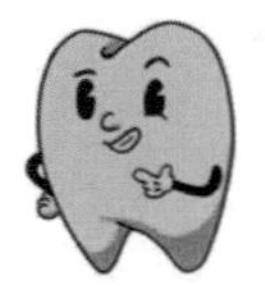
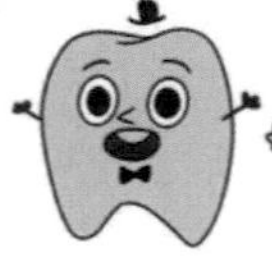
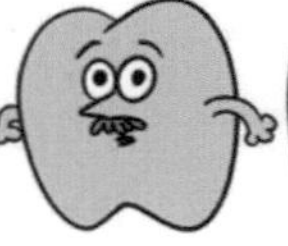
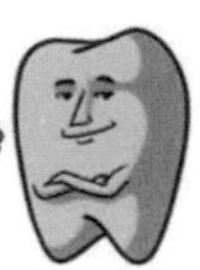
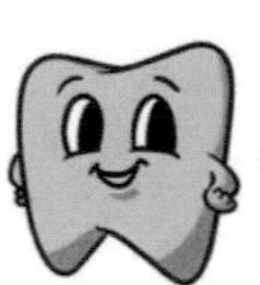
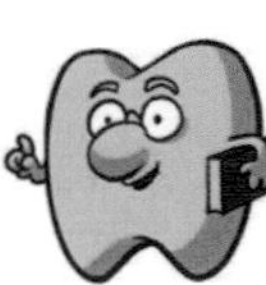
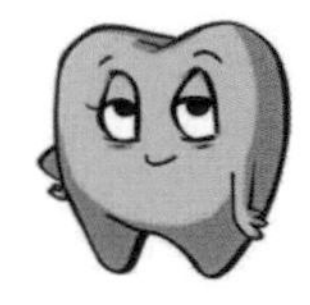

作者自序

牙材夢

投入牙醫工作多年，最常被諮詢的牙材問題就是：「我要選用哪一個產品？」「這個產品要跟誰買？」「遇到這樣的困擾，應該如何處理？」等等，諸如此類的問題，層出不窮。讓我回想起當年負笈美國，選擇了當時既不熱門，含金也不高的牙科材料學。研修牙科材料學會不會是一場夢？如今看來，牙科材料學已是牙科醫學內，既是基礎也是臨床的組合，少了材料學的功力，就像失去武器的高手，讓牙醫工作變成空談。

一路走來，很感恩在我牙醫生涯中，很多的老師、同儕朋友和患者給我機會，一起學習、一同成長：我在密西根大學牙醫學院牙科材料學研究所的指導教授 Dr. John M. Powers（Dental Advisor 資深編輯）、Clinicians Report 創辦人兼執行長 Dr. Gordon J. Christensen，和 Reality Esthetics 主席 Dr. Michael B. Miller 是對我影響最大的三位導師。而從執業、演講、寫作到現在，倏忽已近 30 多年，似乎可以整理出一些心得和大家分享。在成書之前，謹以此序代表我寫書的心情寫照，雖然有些雜亂，但也是有緒可理，希望在開卷之前，和牙醫諸先進們分享，若有疏漏之處，尚祈不吝指教。

臨床牙科器材琳琅滿目，而且這 3 年來的進步，遠遠超越過去 30 年的千百倍。在 1998 年，我幫台北市牙醫師公會編著《新世代臨床牙科器材》，該書彙整筆者初期對臨床牙科器材的鑽研成果與體驗心得。當時在台灣牙醫界引起熱烈迴響，牙醫師人手一本，國內多家牙醫院校選為「牙科材料學」學科參考書。經過了 22 年之後，很顯然地，這本書已不足以應付當今日新月異的臨床需求。

多少年來，有幸參與國內外講座課程，研讀經典牙科期刊，參訪國際牙材展，體驗知名牙科器材，再將這些珍貴的資訊與經驗，一一淬鍊成為我臨床看診的寶物。

當我閒暇整理教材、書寫心得時，偶爾回想起 1984 年到 1986 年期間，那段在密西根大學牙醫學院研究所的「安娜堡歲月」。當時有一種「蘇武牧羊，流放邊疆」的淒涼感受。必須藉由爸媽從故鄉台灣寄來江蕙、鳳飛飛的卡匣式錄音帶，聆聽台灣鄉土歌謠，以解鄉愁。現在，卻要藉由研究牙科材料，積極的演講和寫作，來紓解我對美國密西根的歸鄉懷念思緒。

我最喜歡美國詩人羅伯特．佛洛斯特（Robert Forster）在《未行之路》（The Road Not Taken）曾經說過的一句話：「黃樹林裡有兩條路，我選擇了人跡罕至的那條路，而一切從此不同。」我選擇鑽研牙科材料這條路，無怨無悔，希望能貢獻所學，回饋給台灣的牙醫界。

有一句名言常常被引述：「上帝無所不在，我們被放在正確的位置，而且有天我們會領悟更多。」這也就是我們常常講的:「一切都是最好的安排」。「傳道」、「授業」、「解惑」是我的使命。在臺北醫學大學講授「牙科材料學」部分課程，長久以來，學生缺少一本易懂、易讀、易記，可配合臨床使用的補充教材。學生對知識的渴望與無奈的苦況，茂雄老師都知道。臨床醫師期待有一份書面的推薦清單，好讓大家在選購產品時能夠參考，遇到問題時，可以一一對應，尋求解決之道。

教育是人才養成的基架，也是國力的表徵。牙醫前輩蔡鵬飛博士認為「台灣牙醫界在 1976 年之前，牙科醫療品質，是可歸責於欠缺教育體制內的畸形現象。但是歷經 40 多年後的今天，如果我們仍然看不到應有的成效，為什麼？」換句話說，教育現場如果只是填鴨式的教學，欠缺了獨立思考的邏輯訓練時，就培養不出優秀的牙醫師。在牙醫科學的領域，更是可見一斑。如果只知其然，而不知其所以然，舉一隅而不以三隅反，學習的路上就還有很大的進步空間。

材料學在牙醫科學研究範疇內更見其精髓，任何一項新產品的推出，都是一項挑戰！牙醫界近幾年的突飛猛進，更容易考驗這項說法！而這本《牙材力：大師們的百寶箱》就是我的「牙材夢」，精選 Top 100 Plus 經典臨床器材，根據分類順序排列方式，一一介紹每個產品的特點、臨床應用和操作訣竅。

《牙材力：大師們的百寶箱》是學生的基本修鍊，醫師的臨床寶鑑。這本書雖然只是我個人的起步，希望大家給我更多的回饋，讓我有繼續著作下去的能量，更希望台灣的牙醫們秉持著牙醫前輩知無不言、言無不盡的教學精神，讓大家能朝大師們的腳步邁進，人才輩出，更多出書，不斷在各領域和世界各地發光發熱。

林茂雄

目錄

推薦序

牙材力就是你的超能力

牙科材料學是牙醫學中，銜接基礎與臨床的橋梁，在過去的幾十年，牙科材料的發展是比較緩慢的，但近年來隨著科技進步，牙材發展不斷地推陳出新，日新月異，本書的出版將帶給當代牙醫材料研究領域新的篇章。

一般牙醫對牙材使用技術經驗足夠，但基礎理論與學術應用可能較單薄，而有時對牙醫學術理論完整，但欠缺純熟的實用與技術經驗，本書透過淺顯易懂的文字，讓初學者易於理解及掌握，書中深入淺出的文字敘述搭配多彩豐富的圖表輔助學習，也可做為國內牙醫學群的學生課程教材，或臨床相關領域人員與醫療職業及技術人員之參考用書。

藉著書中精選142個Clinical Dental Pearls提供讀者們最常見的牙醫器材，並舉出不同器材的特點、相關知識、操作訣竅與應用方式，提供讀者瀏覽與查詢。林茂雄醫師勤於筆耕，言文行遠，將多年來牙科材料學知識與經驗無藏私的呈現，同時書中也提到林醫師於美國留學時的心境感悟與國外交流之專業領域，本書實在值得細細品味。

強力推薦本著作將是近期最新穎豐富之牙材界的知識寶典之一，牙材實力需要時間與經驗的累積，感謝林茂雄醫師對於牙醫界與牙醫材料學的付出與長久耕耘，相信本書將提供讀者們一趟豐富的知識饗宴。

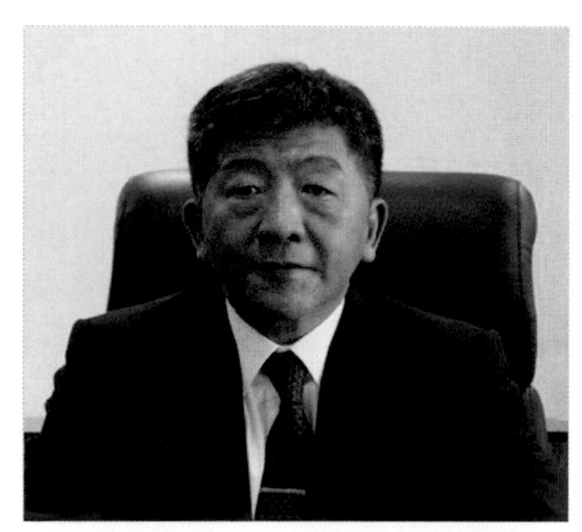

衛生福利部部長 陳時中

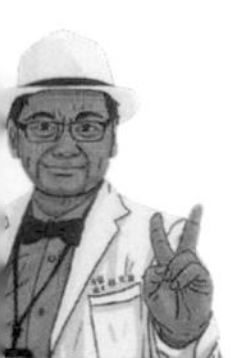

材料科技為工業之母

回顧我 30 多年的職涯，經歷過 6 次轉業，從牙醫師、到星巴克董事長，再投入生技產業，引進醫材產業，是一串選擇的結果。看似不一樣的產業，卻有一相同的特點：在合適的地方，選擇合適的材料。有道是「材料科技為工業之母」，各種材料的物性、化性，及微結構組織之分析、設計開發與應用等，影響各產業甚鉅。而在牙醫學領域中所使用到的各種材料之成分、相關性質及應用等等之科學稱之為「牙科材料學」，除涵蓋物理、化學、生物及材料科學之相關知識，進一步更將之應用於臨床之實際操作與治療上。在牙科的臨床實務經驗上，如何選擇符合企業成本、病患需求以及高品質的牙科儀器與材料，更是急需有牙科材料學的基礎背景。

近年來，材料與資訊科技發展日新月異，加入數位化醫療資訊平台、系統化整合製造面與材料面，並高度品牌化整合醫療行銷與服務，對牙醫產業產生了革命性之衝擊，也為全球牙科醫材市場加入蓬勃的活力。回顧 2019 年德國科隆國際牙材展（IDS）的牙材科技演講，充分展現產業的脈動。從各式各樣光固化 3D 列印應用、牙冠與牙根精密 CAD-CAM 系統以及牙科攝影等最新技術的開發，可看出現在的牙科產業與傳統臨床牙科的專業訓練有所差異。然而，面臨市面上各式各樣的新產品、新儀器與新品牌，坊間相關參考書已不敷使用，所幸，日前拜讀林茂雄醫師所著的《牙材力：大師們的百寶箱》，將會是有志從事牙科產業人士的最佳參考著作。

《牙材力：大師們的百寶箱》，針對 Top 100 Plus 經典臨床器材介紹產品的特點、臨床應用和操作訣竅。全書分為 39 篇，圖文並茂，內容精彩，涵蓋範圍相當完整。從這本書中處處可看到作者對各項技術的用心，近年來最引人矚目的美白材料、生物活性材料以及數位牙科，皆加入該書中，彰顯出本書的可看性及價值。

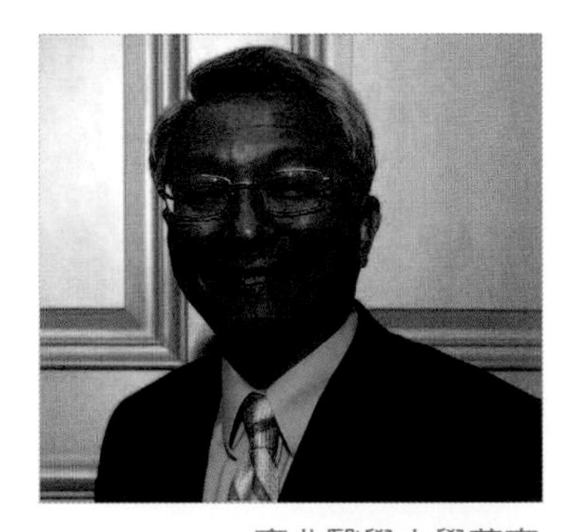

臺北醫學大學董事
鑽石生技投資股份有限公司副董事長
李祖德

工欲善其事，必先利其器

我很喜歡看賽車，常常想像自己是那個駕馭輕巧跑車，踩著轟雷作響的引擎，奔馳在 F1 賽車場彎曲跑道的帥氣賽車手。但我也常思考，如果舒馬克開的是我那一部 16 年老車，或者舒馬克的跑車由我來開，還會不會依然得第一？

都說工欲善其事，必先利其器。牙科的醫療包含甚廣，從大刀闊斧，到顯微根管，材料從金屬到各種不同的樹脂。如果能選擇適當的材料，用得恰到好處，你就事半功倍，很容易得到預期的效果。反之如果對牙科材料的性質不了解，就像把糖加到酸辣湯裡，不被罵就偷笑了，甚至可能對病人產生刺激性的傷害。

林茂雄醫師窮其畢生之力，將其在美國密西根大學鑽研所學，以及多年之臨床經驗，將牙科材料之精深以淺顯之文字及圖說，寫成《牙材力：大師們的百寶箱》一書。能把艱僻的材料性質，解說成如油、鹽、柴、米、醬、醋、茶等，大家都能懂的故事，才是大師。這是一本包括臨床醫師及日後做進一步研究的學者，都值得參考的百寶箱。你、我都該秉燭夜讀，醒時即可派上用場。

推啊！！！

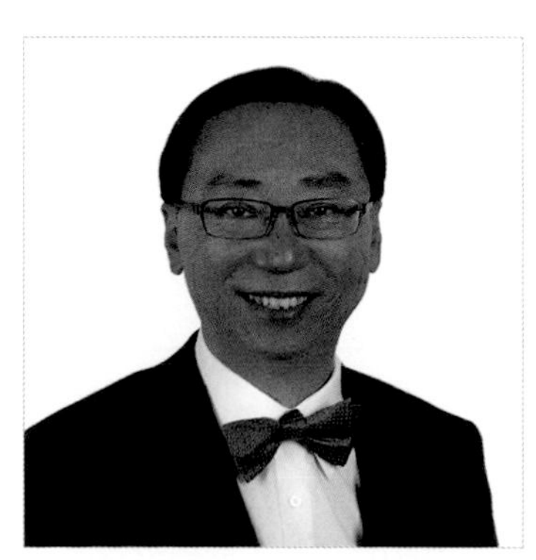

前國立陽明大學牙醫學院院長
國立陽明大學特聘教授
許明倫

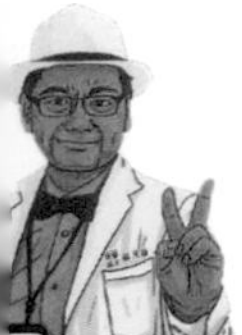

牙科材料
為所有牙科治療之根本

很高興看到這部鉅細靡遺由台灣牙材專家林茂雄醫師出版的牙科材料學——《牙材力：大師們的百寶箱》教科書，牙科材料學為所有牙科分科治療之根本，熟練的牙科治療技術配合適當的材料使用，才能達成盡善盡美的牙科治療。

傳統牙科材料學，其編寫方式，或是英文或是偏於理論，因現在科技進步，材料日新月異，過去使用之材料不一定適用於現在的臨床上，因此對於牙科臨床使用之材料勢必要有更新的必要。本書共有 39 篇章節，內容舉凡牙齒補綴、牙周病、根管治療、矯正治療、植牙等所需應用的材料，分章次的針對該材料做詳細敘述，不論是閱讀學習上或是資料引用查詢，皆是一本非常好的教科書。

於此，特別感謝林醫師著作此完美的書並提供給大家，本人也極力推薦各位閱讀收藏此書，此書對於大家臨床治療之知識與觀念、應用與操作必能提供最大的助益。

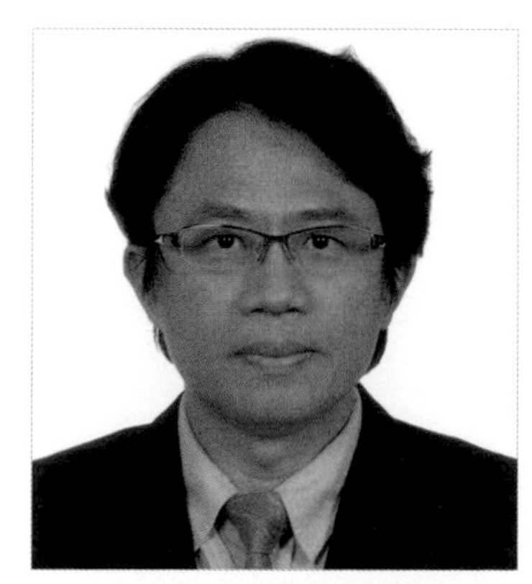

前中山醫學大學副校長
中山醫學大學口腔醫學院教授
高嘉澤

牙材力與牙材利

一天，林茂雄醫師突然告訴我們說他寫了一本牙科材料學方面的書，嚇了我一跳。其原因不是因為他適不適合寫或能不能寫。我和茂雄大約每個月都會在一個讀書會上見一次面，他也常為我們演講牙材的最新發展。講一大堆樹脂材料，及各類黏著劑等等。牽涉到的又是金屬，又是陶瓷。又有相容，也有不相容。一下子第七代，一下子第八代的。我就跟茂雄醫師說可不可以做做功德幫大家整理出一些懶人包，讓我們這些懶人有傻瓜型指引以免犯錯。他笑笑不置可否。想不到突然就說寫好了準備出版。這我才明白原來他早己偷偷在寫，要嚇我們一跳。

任何醫學的進步都和藥品及材料有關。對牙科而言，不僅是材料掛帥，更常常因一種新時代的材料而掀起一個革命性的治療，以及牙醫經濟學新時代。而面對新材料的發展，連教科書都來不及更新，更遑論畢業超過 5 年或 10 年以上的牙醫師都可能有脫節的危險。而片斷及來源不明的知識，更會讓人掉入陷阱。

本書是以一些材料學專家就材料之臨床表現為依據做出評斷，但作者身為臨床家，其著作內容不但輔以個人經驗，且以國內可獲取之牙材為內容，故對國內牙醫師更具實用價值。

牙醫的處置是以結果之成功率來獲取應得之酬勞，倘若不知選擇適合之材料或不知正確之操作方式，所有勞力皆付諸流水並要為其後遺症負責。希望林茂雄醫師之著作日後可以定時更新資訊再版，以符合牙醫師之需求，使這本牙材力成為醫師之牙材利！

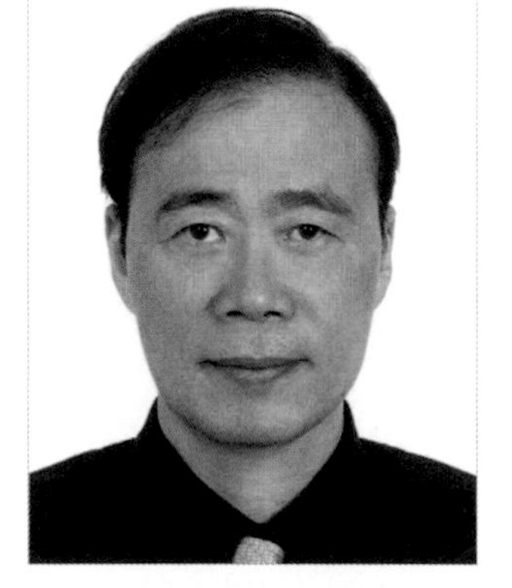

臺北醫學大學兼任口腔顎面外科主治醫師／臨床教授

劉宏國

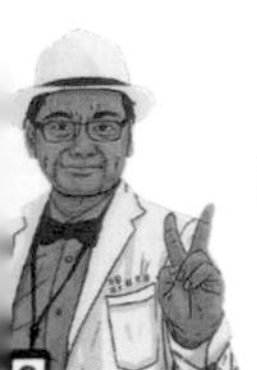

牙醫師的《葵花寶典》

「工欲善其事，必先利其器。」孔子的觀察是正確的。

牙材專家、知名牙醫林茂雄，他這樣引用，也是非常的恰當；如果不這麼做，而是「器不良」、「材沒力」，則會發生什麼事？實在令人不敢想像！

《牙材力：大師們的百寶箱》這本新書，是林醫師集整 40 年的智慧、結晶；擁有這本書，就像擁有了知識寶庫；擁有這本書的知識，就像是看到了《葵花寶典》，就像是被大師打通了任督二脈，聞名杏林，指日可待。

學校給你的，也許是 10 年或更久以前的知識；但是，林醫師要給你的，卻是與現代科技接軌；比起修習一個學分的學分費，《牙材力：大師們的百寶箱》這本書的 CP 值，只能說是超很大。

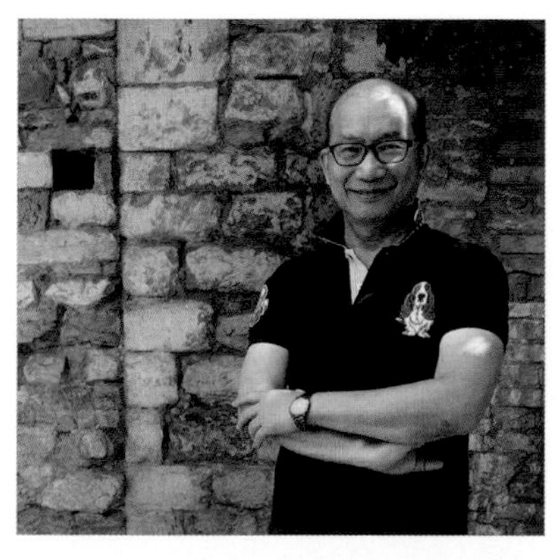

國立清華大學材料科學工程學系教授

周卓煇

答疑解惑必備良書

在大學以前對材料的認知僅是在元素週期表上，「那美女桂林留綠牙（鈉、鎂、鋁、矽、磷、硫、氯、氬）」一百多種元素。之後，在屏科大機械系才知道除了以往熟知的金屬，還有更多應用材料，例如:鈦合金、鎳合金、鎂合金，而合金材料透過不同元素添加、製程工序變異，可製作出可樂及啤酒易開環，也可製造車輛及遊艇，甚至是打造飛機太空梭，開啟我對材料學的興趣。往後，在交大材料系，因跨領域合作，認識到牙科植體應用的材料其實是日常用到的不鏽鋼或鈦合金，締結了日後我與牙科材料的不解之緣。

「材料是工業之母」，必須對其材料特性與製程有充分了解，才能選擇正確的器具，將材料的價值發揮到最大的效益。同樣的當從業的牙醫師或牙技師面對五花八門的牙科器具或材料時，唯有熟悉牙科材料，才不會被琳琅滿目的商品、天花亂墜的廣告文宣，弄得自己無所適從。而這本由林茂雄醫師所編撰的《牙材力：大師們的百寶箱》，取名極為適切。本書與時俱進，精選臨床常用 Top 100 Plus 最經典、最有「力」的臨床器材，根據分類介紹每個產品的特點、臨床應用和操作訣竅，可作為在校學生的入門修煉書，以及臨床醫師的臨床寶鑑。借用一部電影的經典台詞：《牙材力：大師們的百寶箱》實在是居家旅行，答疑解惑，必備良書！

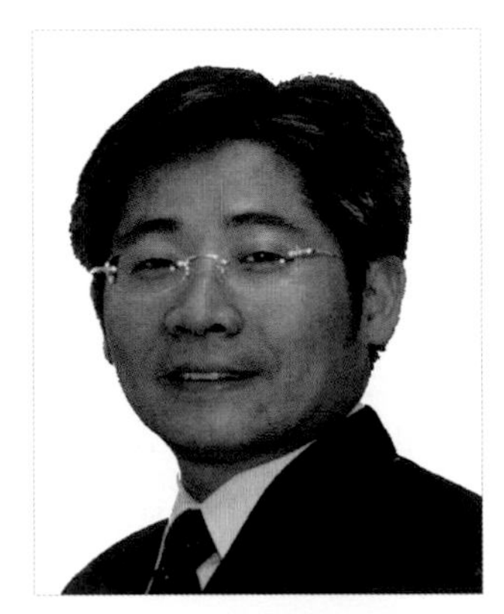

科技部生醫產業聯盟召集人
三鼎生物科技股份有限公司董事長
歐耿良

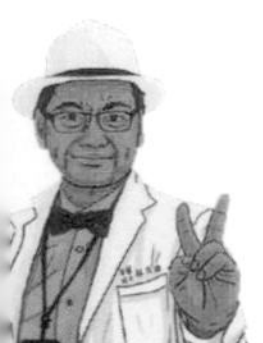

What dental material is in dentistry is what medication is in medicine

While dentistry is a branch of medicine, it has its unique aspects of regimen for patient care. My Biomaterial teacher once said: What dental material is in dentistry is what medication is in medicine. In other words, physicians use medicament to treat patients, dentists use dental materials.

The advancement of dental materials plays a significant role in advancing dentistry. Application of cutting edge nanotechnology, new alloys and polymers as well as cements to various aspects of dental treatment is the key to modern dentistry. Recent trend on regenerative dentistry further requires the development and invention of biomaterials that serve as scaffolds for tissue regeneration. The advent of 3D bioprinting technology integrating the output of biomaterials and live cells from the bioprinter to build engineered tissue showcases the critical role of dental materials to regenerate orofacial and dental tissues.

Dr. Maw-Shyong Lin, my classmate and my friend, has given in-depth presentations of these new technologies to his colleagues and students through his lectures and a new book. Dr. Lin's contribution of dental materials education to the public is invaluable. The new generation dentists should follow his footsteps and continue such endeavors.

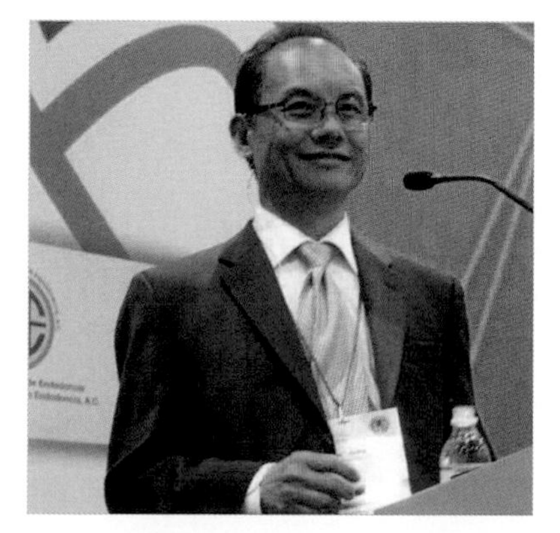

美國田那西大學口腔醫學院教授

黃子舟

有夢最美，希望相隨

我常告訴年輕學子，要多作夢，因為「有夢最美，希望相隨」，有希望就有努力的目標與方向；同樣的，要當一位優質的牙醫師，更需要有「牙材相隨」的想法及做法，因為牙醫師的治療過程離不開各式各樣的「牙科材料與器具」，選擇正確的材料器具，有效的操作，就是具有「牙材力」，才能事半功倍，達到好的醫療品質！

現在，我要誠摯且認真地介紹一位愛作夢的同窗好友——林茂雄醫師，他熱血奔騰，急公好義，十足台灣草根性人物，人稱「阿雄哥」。38 年前，他是我們班上畢業後第一位出國留學的優秀同學，負笈美國密西根大學研習牙科材料學碩士學位，學成回國後，成功開業並學以致用，把枯燥的材料與臨床牙科治療結合，到處演講及發表文章書籍，成就卓著，吸引大量粉絲。

30 年前我在擔任台北市牙醫師公會《北市牙醫》會訊總編輯時，即請阿雄哥在會訊上寫〈臨床牙科問答〉專欄，他用深入淺出，圖文並茂，解說牙科材料的選擇及臨床應用，轟動一時。1995 年，本人編著《臨床牙科寶鑑》一書，更彙編阿雄哥 3 年的專欄文章共 32 篇成為〈臨床牙科問答篇〉，讓該書更添精彩。阿雄哥亦曾幫台北市牙醫師公會編著《新世代臨床牙科器材》一書，同樣精彩暢銷。

隨著歲月的增長，愛作夢的阿雄哥雲遊世界各地，歷練加深，他始終忘不了做一個讓天下牙醫師輕鬆使用牙科器材治療牙科病人的美夢，於是集其畢生的學識、經驗及精力，完成台灣罕見的牙科材料經典大作《牙材力：大師們的百寶箱》，精選前 100 名的臨床常用牙科器材，介紹每個產品的特點、臨床應用及操作訣竅，十足是一本牙醫師必備的百寶箱及武林祕笈。

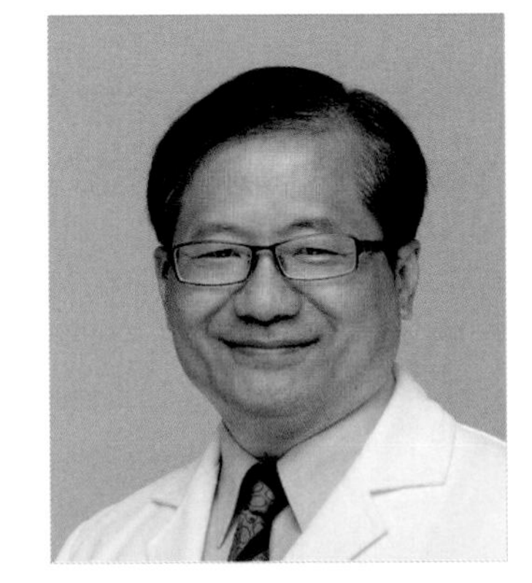

再次感謝阿雄哥的美夢大作《牙材力：大師們的百寶箱》一書，嘉惠全台牙醫師，也預祝該書暢銷大賣！

臺北醫學大學口腔醫學院院長／教授
鄭信忠

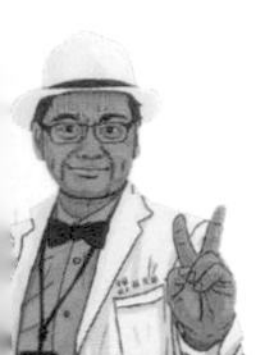

成為大師前必讀書目

牙科材料學不僅是牙醫師日常執業的實務理論基礎，也是推動現代牙醫學進步的動力之一。牙科材料學的知識，便是進入臨床實務的重要基礎。

林茂雄醫師在美國密西根大學鑽研牙科材料學，更是北醫材料學的名師之一。林醫師在牙科材料學的豐富學養，以及深入淺出的獨門教學，往往都讓歷屆學生能輕鬆理解，並實地將艱澀的牙科材料學，運用到往後的日常執業之中。據聞於牙科材料學有較優異表現的同學，林醫師還會私下給予獎勵，顯見其於牙科材料學的教育上，有著過人的熱情。林醫師除了用他特有的熱忱投身於教育之外，在該領域的專業學識，更是許多臨床醫師私下的諮詢對象。

林醫師於 1995 年撰寫之〈臨床牙材問答篇〉（於《臨床牙科寶鑑》一書中），當時透過各章節的圖文介紹了 30 餘種當代重要的牙科材料與器械，透過問與答的方式，在當時臨床牙醫學界掀起風潮。更於 1998 年編著之《新世代臨床牙科器材》彙整當代牙科材料學之理論基礎，加上臨床實務經驗，成為近年牙科材料學的重要教科書目。但時隔 20 餘載，學界對於林醫師出版新穎的牙科材料學專書都已引頸良久。這本《牙材力：大師們的百寶箱》將不僅是大師們百寶箱中的重要收藏，更是成為大師前的必讀書目。

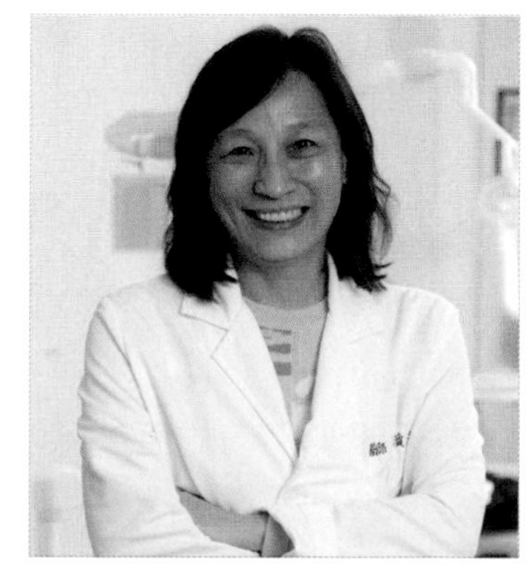

臺北醫學大學口腔醫學院副院長／教授

黃瓊芳

浪漫牙材力

林茂雄醫師是我的學長，也是我一直以來崇拜學習的對象。

林醫師自密西根大學牙科材料學研究所畢業。在牙科材料學興起時，密西根大學的 Robert G. Craig 教授建立牙科材料資料庫。爾後，又有 Dental Advisor 資深編輯 Dr. John M. Powers 、Clinicians Report 創辦人兼執行長 Gordon J. Christensen，和 REALITY 主席 Dr. Michael B. Miller 幾位大師的加持，成為該領域的龍頭。

林醫師學成歸國後，堅守崗位投入牙科材料推廣 30 年！他筆耕不輟，先前定期於台灣牙醫界發表專欄〈臨床牙科器材補給站〉。後來由台北市牙醫師公會編著發行《新世代臨床牙科器材》，成為臨床牙醫師操作牙材的寶典。

阿雄哥的專業知識與熱忱，藉由教學演講、寫作發表、出版專書等方式，從大家最希望的角度，評比材料的方式切入，以淺顯易懂的語言介紹最新牙材，兼具學理來述說材料使用時的小撇步。十分貼近臨床牙醫師的需求，讓大家能不卻步材料科學，快速又正確的選擇與操作材料。阿雄哥可說是台灣 Dental Advisor 的代名詞，讓牙醫師在使用與選擇材料時，趨吉避凶，造福許多患者。

在專業「牙材力」之餘，林醫師近年來的經歷多彩多姿。他遍遊緬甸密支那、伊洛瓦底江，說走就走的行動力令人欽羨。在大作《放浪・伊洛瓦底江：阿雄哥奇幻之旅》中，記錄了他的足跡與行進間的靈感小語，讓我們見證了他的浪漫與活力！

林醫師最新出版《牙材力：大師們的百寶箱》是為牙醫學生、臨床牙醫師所寫。在默默跟隨他前進的路上，很欣喜台灣牙醫界有這樣的好書出版。希望此書可以幫助希望快速找到好材料、正確使用好材料的牙醫師，讓台灣「牙材力」向上提升！

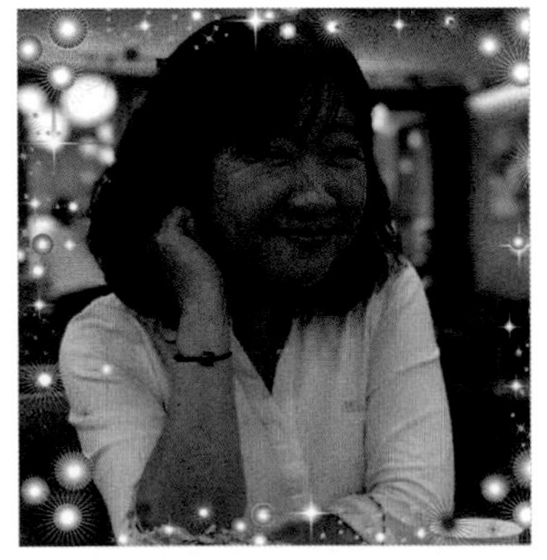

國立成功大學牙醫學系系主任
中華民國牙體復形學會理事長
莊淑芬

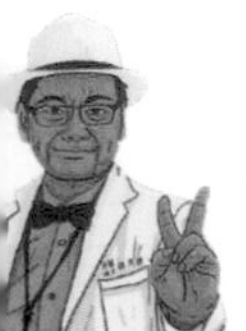

新世代牙材教科書的經典

接到老師邀請寫新書推薦的訊息，實在感到萬分的榮幸，還記得大學時期牙科材料的知識就是老師所傳授，畢業後進入臨床直到現在，老師依然不斷地帶給牙醫師和學生們最新的牙材教學，超過 30 年無私奉獻所學，令晚輩由衷佩服 。

牙科材料對牙醫師來說是相當重要的一門學問，且與每天的臨床操作息息相關。但往往因為研讀起來枯燥繁瑣而卻步；然而這些年參與老師一場場的演講與讀書會，從老師精美的簡報與淺顯易懂的說明，讓人對以前混淆不清的牙材們有全盤的了解，對日新月異的材料該如何選擇和使用不再困惑。

如今老師要將近幾年的精華出版成冊《牙材力：大師們的百寶箱》，實在是令人欣喜，相信此書必會成為新世代牙材教科書的經典，畢竟能在琳琅滿目材料產品中明白如何挑選和應用，絕對會讓牙醫師臨床工作事半而功倍。

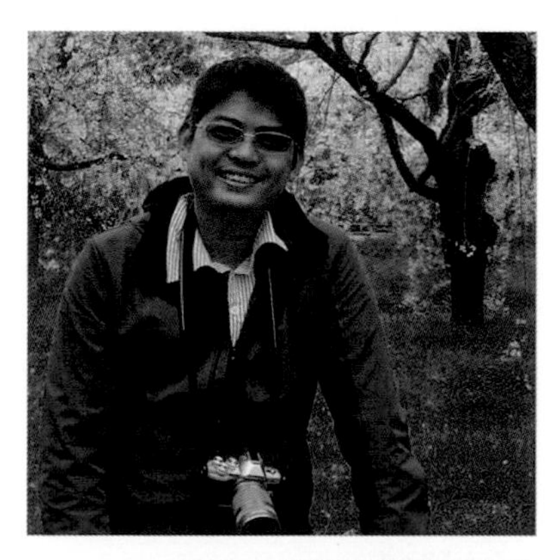

新北市悅揚牙醫診所院長
賴柏聿

把牙科材料學變得簡單易懂

記得與林茂雄醫師第一次認識大約是在 10 年前，在一位學長的介紹下，被邀請一起至北醫牙醫系教授一堂牙科材料實驗課，也看到林醫師對牙科材料的熱忱。

讓我想起在學生時期的牙科材料課本就是一本生硬的原文書，還要背誦一堆專有名詞，導致對材料學沒有興趣；而林醫師這次將牙科材料用淺顯易懂的方式呈現出來，對學生或已執業的牙醫師及牙技師，可以隨時當索引一樣來查詢，並了解其用途。

以往的牙科材料書籍都著重在材料學理，文字敘述艱深難懂，通常在需要時才會去翻閱；把牙科材料學變得簡單而易懂，是林醫師最大的初衷，相信這本書可以變成專業書籍上常翻閱的參考書之一。

近幾年來，牙科材料隨著數位的腳步也有很大的變化，如氧化鋯及 BPR 的發展，也帶動黏著劑進步，即所謂牽一髮而動全身；多年來牙科的診療邏輯上，除了植牙發明外，並沒有太大的改變；但牙科材料上卻日新月異，對於牙技師而言，更可以相輔相乘原有的技術，提供更好的專業成果。

可見牙科發展都源於牙科材料學，因此本書的重要性不可言喻。

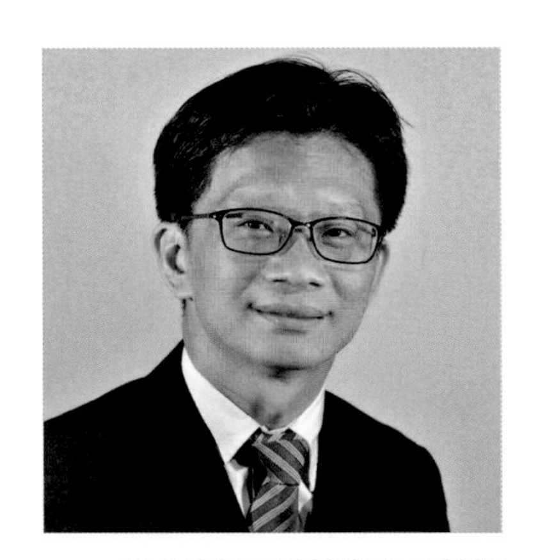

臺北富緻牙體技術所 牙技師
台灣諾保科 Procera 資深特約講師
上海諾保科簽約講師兼顧問
2016 bredent 認證牙技講師
2017 ivoclar BPS 認證牙技講師
黃冠傑

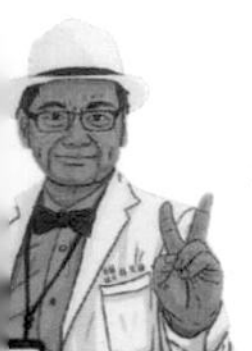

牙材商亦受惠良多

繼 1998 出版的《新世代臨床牙科器材》相隔 22 年後，林茂雄醫師終於撥冗再度著手整理最新的牙科器材，彙整再出版《牙材力:大師們的百寶箱》，非常感謝林茂雄醫師再度出書，為牙醫界臨床常用的、必用的牙材與器械，做系統化的整理、分析材料特性、分享操作經驗、如何選用優良牙材、推薦等……

不僅是牙醫師們受益，牙材商也跟著受惠良多，經此學術書籍出版後，也很給力的讓牙材產品有曝光機會。不論是牙醫師或是牙材業者均會樂見且期待其發行。

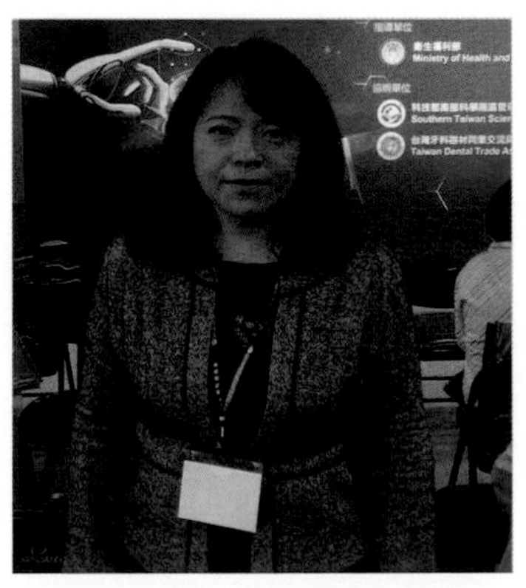

台灣牙科器材同業交流與公益協會理事長

許春櫻

寫書，寫一本好書

茂雄醫師要寫書，我建議他就好好寫一本有價值的好書。

牙科的醫療工作，是科學也是藝術，如果少了任一內涵元素，再大咖的牙醫師，也形同廢了武功一樣；然而，牙科工作領域涵蓋甚廣，凡物理、化學、生理……等無一不涉，且必須串以邏輯性。

他——茂雄醫師，從負笈回國後的首座教育平台，就在－－ 1990 年「北醫牙科學術夜總會」任總經理，舉目當今的各大師，都是彼時受邀對象，隨後台北市的〈臨床牙材問答篇〉和《新世代臨床牙科器材》，更展現出他的實力和用心，誠如其言：「時代在進步，材料科技更不遑言」，於是他在多年來的演講心得和多次出國後，修悟了「不執我」心境，也順利完成了這本書；初閱內容，我以為：材料學固然重要，但，如果沒有徹底了解其所以然，就很難在臨床上作好首選的判斷，這固然是材料學的哲理，也是決定醫術良窳的依據。

如果這是一本好書，那對於在校中的學子是學程中的教科書；如果是執業牙醫師或牙技師，那必將是職場上的利器；至於牙材業者，也會成為訓練員工的指引，更是市場業績消長的參考。

最後，希望由這本《牙材力：大師們的百寶箱》的出版，讓每位同仁都成大師，更期待台灣牙醫的品質，更上一層樓。

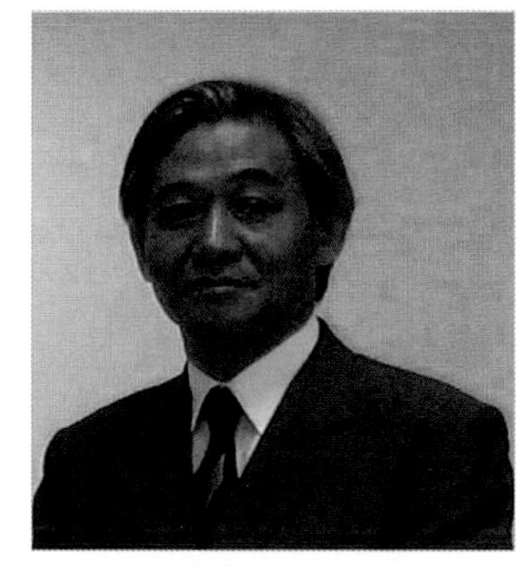

臺北醫學大學牙醫學士
日本東京齒科大學齒學博士
新北市牙醫師公會第 21 屆理事長
台灣特殊需求者口腔照護學會第 1、2 屆理事長
台灣口腔顎顏面麻醉醫學會第 1、2 屆理事長
蔡牙醫院長
蔡鵬飛

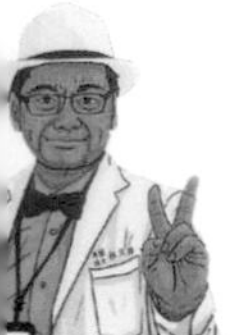

牙材力從 0 到 1 的超速學習

如果你已經很滿意你目前的「牙材力」，如果你不想提升你的「牙材力」，我不會推薦你買這本《牙材力：大師們的百寶箱》，也不會鼓勵你閱讀《牙材力：大師們的百寶箱》。

我和阿雄哥已是認識多年的老同學，學生時代阿雄哥就治學嚴謹，一步一腳印走到今天，學成歸國後更是不曾停歇，致力於牙科材料的研究。

我很喜歡電影《三個傻瓜》裡的一句台詞：「追求卓越，成功自然追著你跑。」阿雄哥把大師們的百寶箱都掏出來攤在陽光下，祕密都公開了，大家可以超速學習，追求卓越，滿街都是大師了。

Craig of Taiwan，這句話足以詮釋阿雄哥。這本鉅作涵蓋了台灣當代有代表性的牙科材料，也是第一本這類的書。這只是阿雄哥的第一步，未來仍會繼續出版更多與牙科界相關的書籍。

《牙材力：大師們的百寶箱》，內容非常豐富、多元、實用，是您每天臨床選擇器材及相關問題的全方位解決，也是學生從 0 到 1 的超速學習。疫情期間，大家抗疫的同時，我們不能與世界脫節。不僅要同步，甚至要超越。《牙材力：大師們的百寶箱》幫我們超前部署、完成夢想，大家一起共同期盼他的誕生。

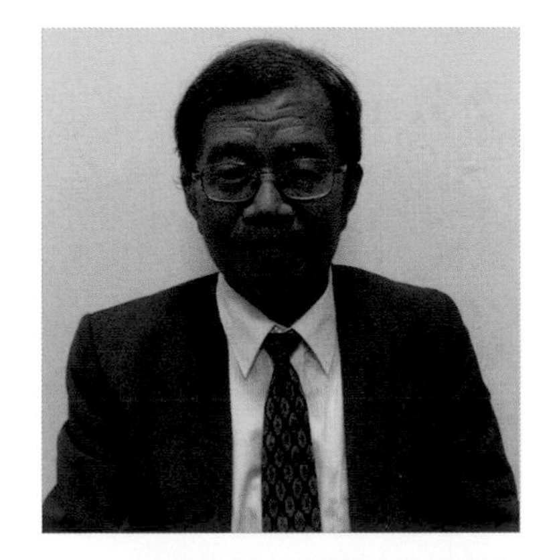

嘉義大林尤牙醫診所負責人
臺北醫學大學牙醫學系校友會
雲嘉分會會長（2018 ～ 2020）
尤志銘

使用說明

如何選用好工具？

在牙科長期職涯中，「牙材力」就好比一只百寶箱，承載著無盡的知識寶石。當您願意打開時，這些財富將使您與眾不同，引領風騷。

要如何能夠快速有效的學習牙科材料，這裡就要告訴您所有我學到的正確做法。

衛生福利部阿中部長說：「牙科材料學是牙醫學中，銜接基礎與臨床的橋梁」。

史考特・楊（Scott H. Young）的《超速學習》（Ultralearning）：「認為自己已定型與永遠不變的人，就會困在原地。」認為自己能夠學習與成長的人，就會學習與成長。開始學習一項新知識、新技能時，只要找個比您厲害的榜樣去做就夠。等磨練一段時間後，而且也隨著科技的演進，不只能輕易解決之前難以解決的問題，還能解決他人無法解的問題。

阿雄哥則認為：「『牙材力』就是您最強的競爭力」。

《牙材力：大師們的百寶箱》全書總共收錄了 142 個「臨床牙科珍珠」（Clinical Dental Pearls），這些都是筆者過去幾年參加國內外講習，一些知名大師級的醫師提到的臨床牙科器材。其中，印象最深刻的、體會最深的就是美國西雅圖華盛頓大學 Dr. John Kois 和美國阿拉巴馬大學劉朋儒教授的繼續教育。另外還有參考 Dental Advisor、Clinicians Report、Reality Rating 所推薦的臨床牙科器材。

「時間就是金錢」，一本《牙材力：大師們的百寶箱》濃縮了數千篇文獻的精華，想在最短時間內，花費最少金錢，快速提升「牙材力」，這是最適宜的方式。

《牙材力：大師們的百寶箱》全書內容包括當代評比第一的臨床牙科器材，根據用途分類為 39 篇，方便搜尋。是您在選擇器材，臨床操作應用，遇到問題解決的幫手。先簡單地介紹每項臨床牙科珍珠，再根據商業 SWOT 的模式，一一闡述該產品的優缺點、臨床應用時機，與使用訣竅。邏輯非常清楚，配合高清的產品及臨床圖片，易讀、易懂、易記。

《牙材力：大師們的百寶箱》一書是阿雄哥專研臨床牙科器材 30 幾年

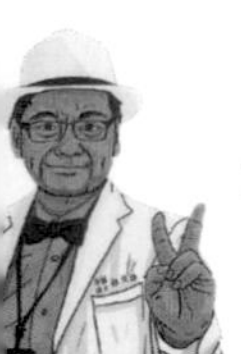

的努力結晶，期盼《牙材力：大師們的百寶箱》能夠帶給每一位讀者新知識、新技能。

這是一本牙醫學生、牙醫師、牙材廠商，每人必備的牙材手冊。

對**初次學習的牙醫學生**來說，您可以了解牙科材料學的分類與性質，各種器材的選擇標準，以及其在臨床使用的情形。我在臺北醫學大學講授牙科材料學的內容全部都會放在《牙材力：大師們的百寶箱》。這是一本能讓學生從 0 到 1 的超速學習。

就**重新學習的臨床牙醫師**而言，您可以快速複習以前在學校所學的知識，知道國內外知名大師們都在使用什麼器材，充電牙材新知。這就是所謂的溫故知新，參加繼續教育課程，比較容易了解講師在說什麼。

而對於**牙材廠商**，《牙材力：大師們的百寶箱》是您與牙醫客戶溝通的橋梁。可以了解牙醫師在想什麼？在做什麼？為什麼？搞懂牙醫師的語彙，滿足牙醫師的需求。

當然，這不是要您完全遵循筆者的方式，只是《牙材力：大師們的百寶箱》能讓您免於完全錯過某些重要的事，應是一個值得參考的好方法。探索一條新的道路，繼續學習。您可以把什麼舊有技能提升到新高度？《科學怪人》作者瑪麗·雪萊：「開始，永遠就在今天。」

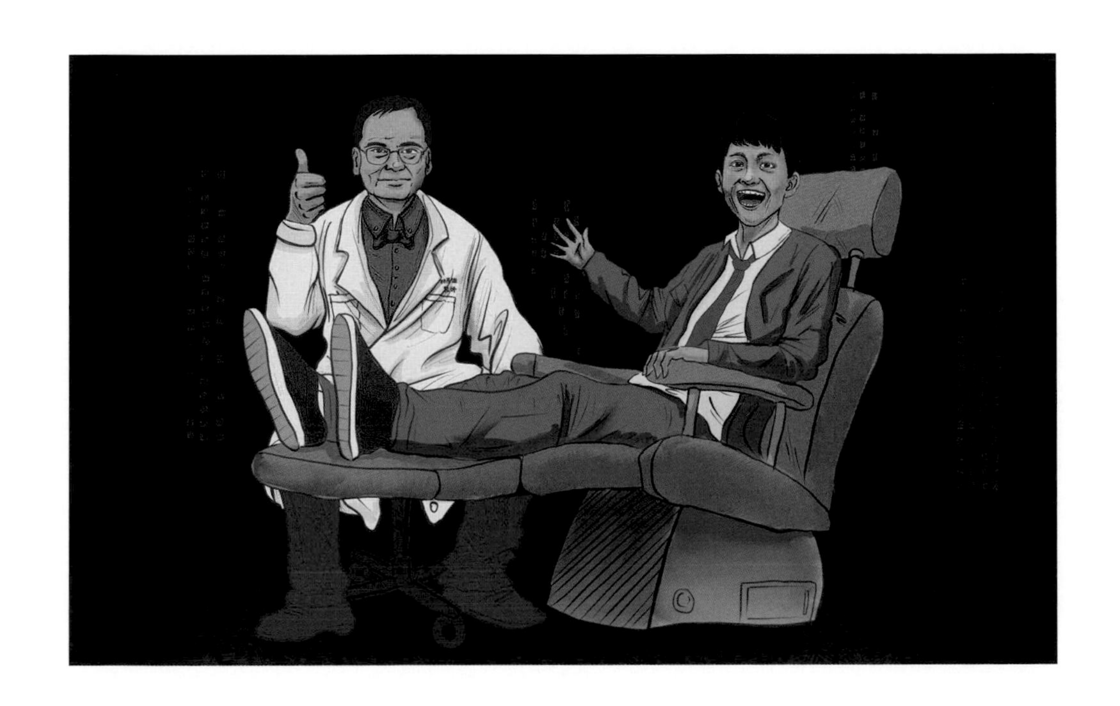

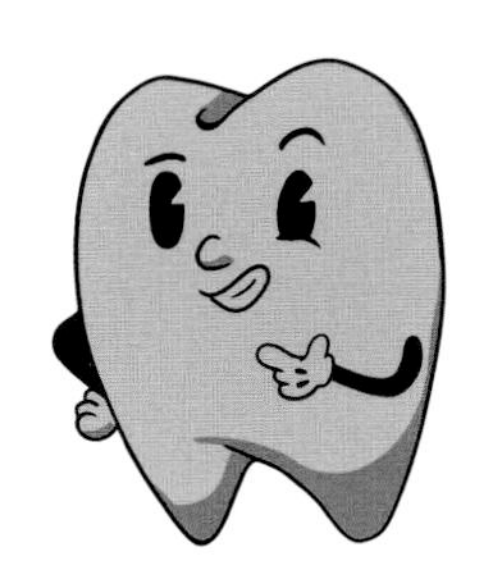

第1篇

噴砂機

Air Abrasion Units

Pearl 1

Microetcher II and MircoCab Plus
（Danville）

噴砂機Microetcher II（Danville）有360度旋轉的頭部設計，可以在口腔裡所有區域進行「噴砂」（sandblasting）。機體左側有一個啟動按鈕，依按下的力道控制壓力。後端下方則有一個透明塑膠製的儲存罐，可存放噴砂粉。噴砂粉儲存罐可旋轉到機體下方，安全牢靠。

噴砂機Microetcher II總共有六種不同形狀的Tips可供選用。而Tips是由兩個部分組成，較寬的部分由不鏽鋼或鋁製成，旋轉連接到噴砂機體。前段鼻子的部分，由「碳化鎢」（carbide）製成，有不同的孔徑與角度設計。角度有0、60、90、120度四種選擇，孔徑則有1.2mm、0.8mm兩種。

可攜式的集塵箱MicroCab Plus（Danville），內建真空抽吸裝置，設計優美，重量輕，具可攜性，主要是放置在診療區，隨手可用。可拆式的觀景窗，由「有機玻璃」（Plexiglas）製成，具有彈性。當磨耗嚴重，無法看清晰時，更換迅速，容易清理。集塵箱裡面的頂端裝有U字型、長的日光燈，可提供適量的照明。有褶的濾紙則在集塵箱的後壁。

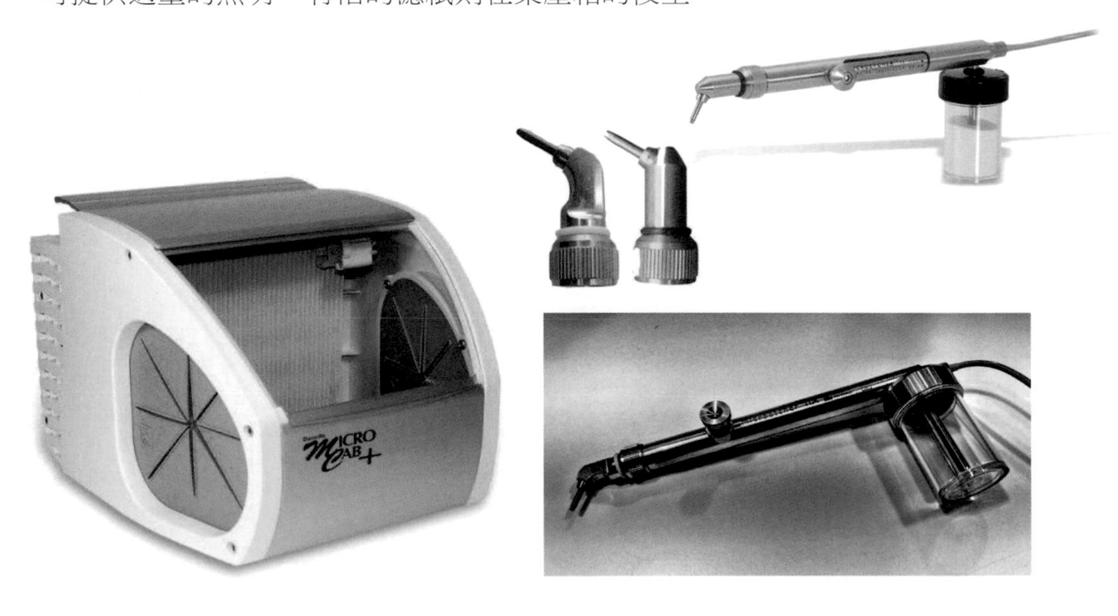

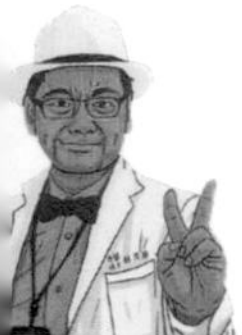

Pearl 2

RONDOflex PLUS
（KaVo）

運用牙科「氣動式噴砂」（sandblasting），可將贋復材料表面弄粗糙，提升與牙齒構造的黏著力。現在很多設備都是可攜式的手機設計，連接到診療室牙科治療檯上的氣動式動力來源。

牙科氣動式噴砂手機有很多臨床用途：將傳統牙冠的內表面弄粗糙，以增加「傳統冠橋黏合劑」（conventional cements）與牙齒構造的「黏著強度」（bond strength）；將「間接式黏著復形體」（indirect bonded restorations）的黏著表面弄粗糙，以增加樹脂黏合劑（resin cements）與牙齒構造間的黏著強度；複合樹脂復形體或陶瓷材質復形體的「口內修復」（intraoral repair）；將牙齒表面噴乾淨，有助黏著強度的增強。

牙科氣動式噴砂手機使用的壓力多在 60 ～ 100psi 範圍，至於氧化鋁噴砂粉顆粒則有 27「微米」（microns）和 50「微米」兩種選擇。

牙科氣動式噴砂手機 RONDOflex PLUS（KaVo）透過 KaVo 手機專用的快速接頭 Multiflex Coupler（KaVo），連結到治療臺。操作起來，就像是使用治療臺的氣動式手機一樣，踩腳踏板啟動，非常方便。廠商建議設定壓力 50psi。

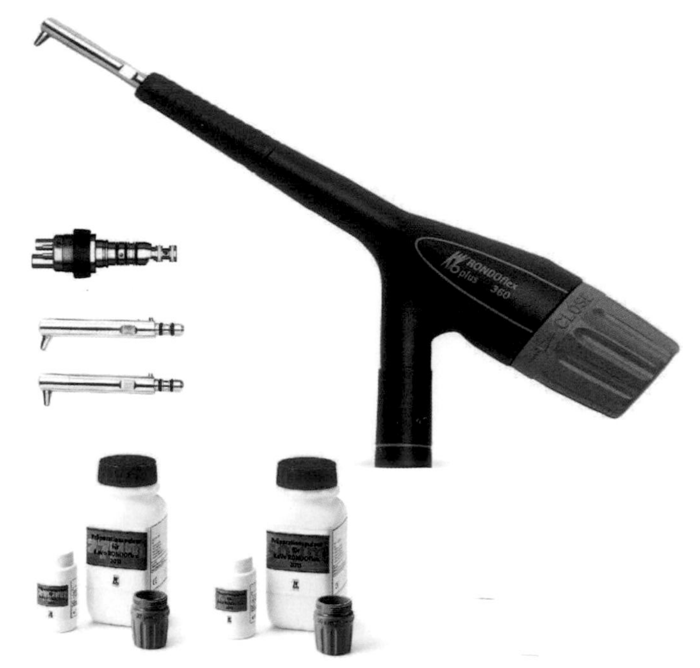

牙科氣動式噴砂手機 RONDOflex PLUS 類似手機的裝置，由黑色熱塑性材料 PEEK 製成。末端有一個可

以擰上、擰下的藍色氣室，用來裝填噴砂粉。可以選擇 27 微米或 50 微米直徑的氧化鋁噴砂粉。

牙科氣動式噴砂手機 RONDOflex PLUS 噴砂頭（tips）裝在手機前端，由「碳化鎢鋼」（tungsten carbide steel）製成，有兩種直徑大小、兩種彎曲角度，共四種設計。使用時可以選擇乾噴或濕噴。整體而言，操作非常容易，就像是使用氣動式手機那樣操作。

想要增強黏著力，牙科氣動式噴砂手機 RONDOflex PLUS 是臨床必備的設備。

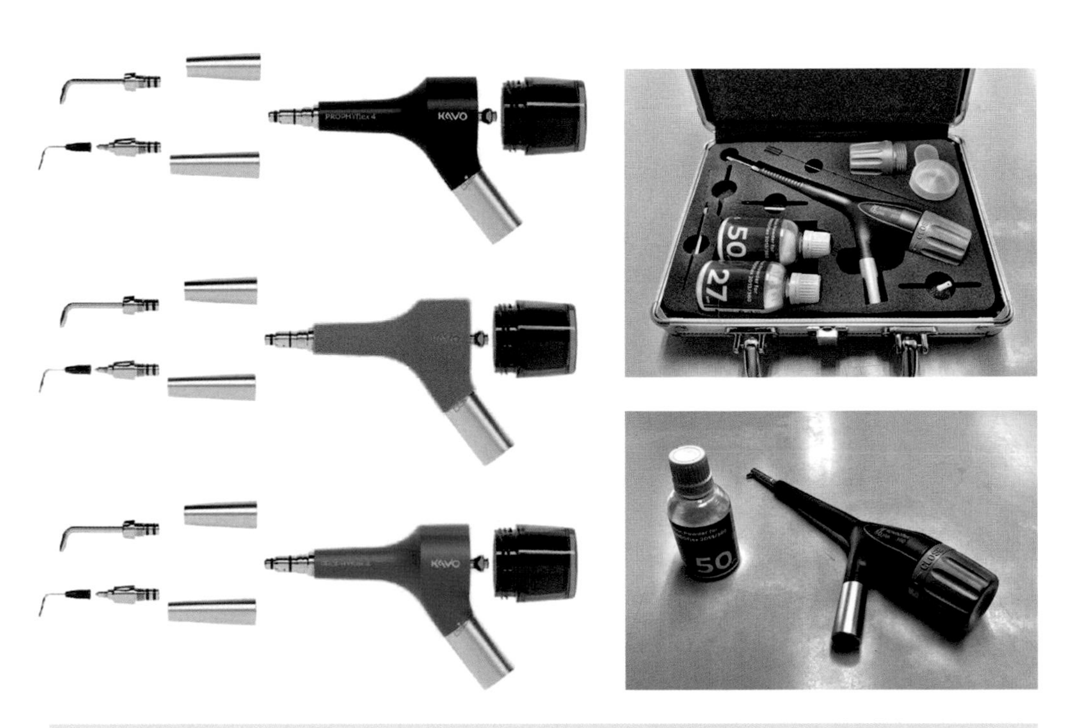

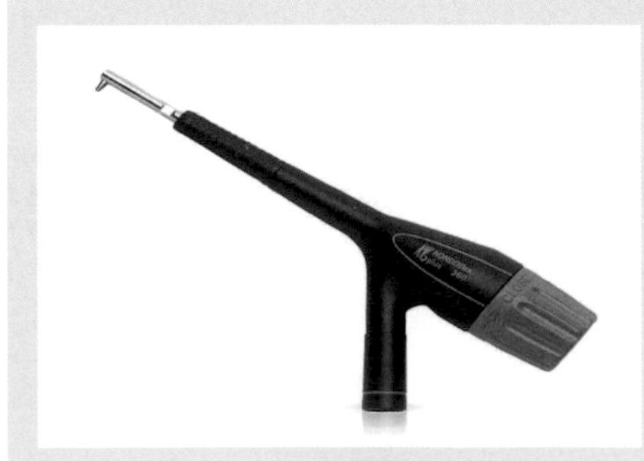

RONDOflex PLUS 360 噴砂機

- 可用於微創窩洞製備
- 可去除牙釉質中的深層變色
- 製造牙冠、牙橋、矯正托槽等粗糙面以利黏合
- 手機保養簡單容易

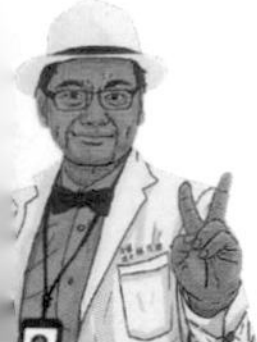

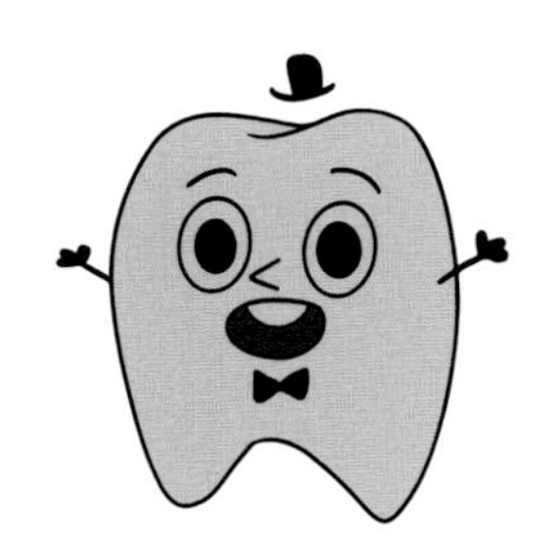

第2篇

咬合記錄材料

Bite Registration Materials

Pearl 3

Futar Fast Bite Registration Material
（Kettenbach）

Futar Fast Bite Registration Material（Kettenbach）是「加成式矽膠」（VPS）彈性橡膠咬合記錄材料，可利用標準式的「自動調拌槍」（gun-type automixer）調拌混合、輸送材料。

Futar Fast Bite Registration Material 的操作時間為 15 秒，45 秒即快速凝固硬化，堅硬度高，又不脆，可以利用刀片或磨牙鑽針修整。且材料精準複製細部，取出容易，不會卡住倒凹區。

使用前，先將牙齒表面吹乾，以減少 Futar Fast Bite Registration Material 材料在牙齒表面滑移，再使用 Futar Fast Bite Registration Material 就可以精準、快速地記錄咬合。

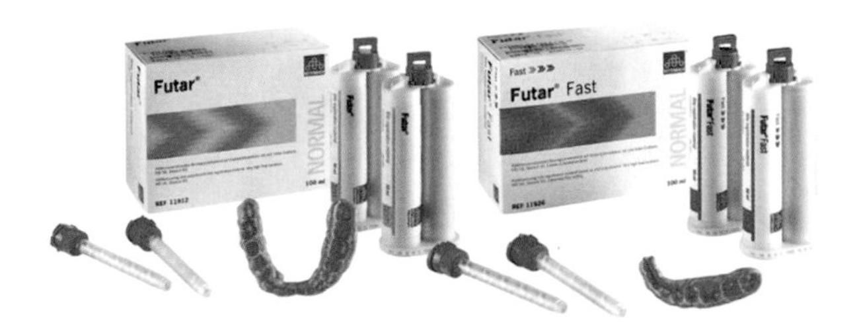

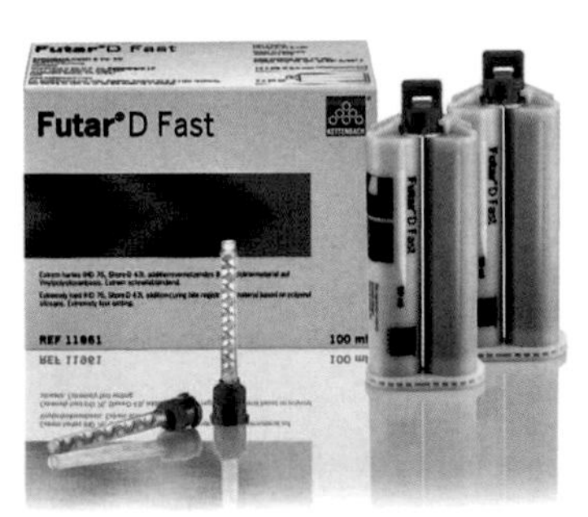

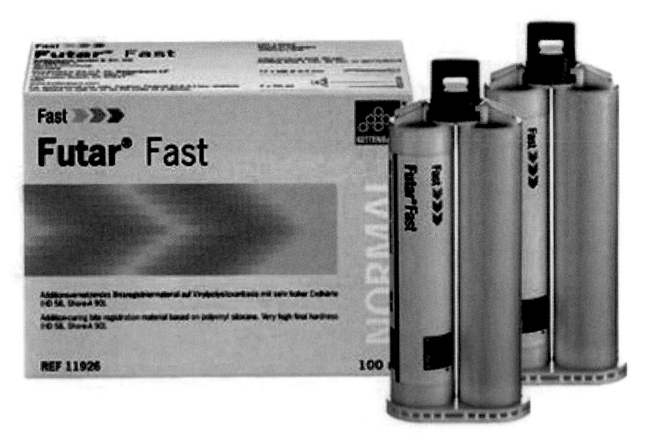

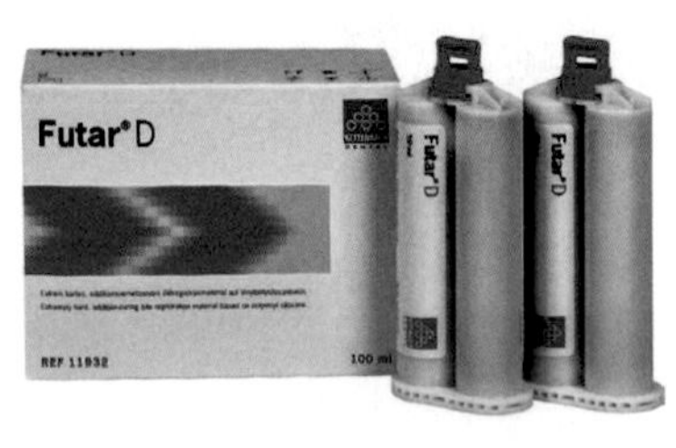

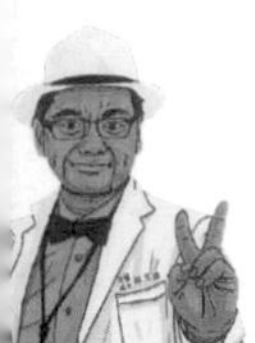

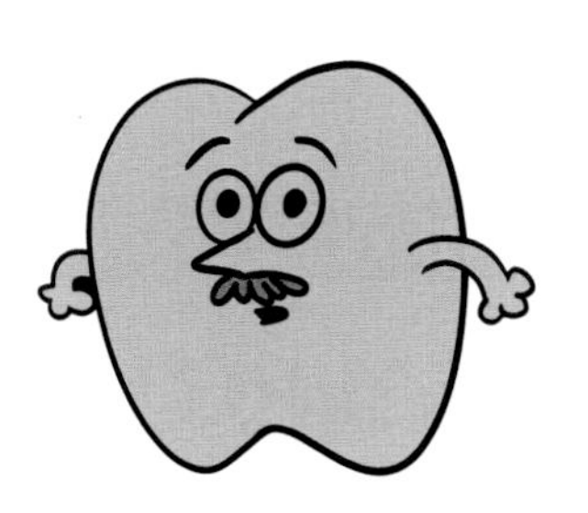

第3篇

美白材料

Bleaching Materials

Pearl 4

Opalescence Go and Opalescence PF
(Ultradent)

造成牙齒「變色」（discoloration）的因素有很多，例如：飲食、藥物、外傷、年齡等。一般是以下兩種狀況造成的：

1. **外在的染色（extrinsic stains）**：在牙齒表面或接近表面（通常由於飲食或生活型態所致）。
2. **內在的染色（intrinsic stains）**：在牙齒構造內（通常由於遺傳因素、藥物或外傷導致）。

可以讓牙齒美白的「過氧化物凝膠」（peroxide gel）分解成水、氧、自由基，自由基則會裂解造成牙齒變色分子的鏈結。藉由裂解這些變色分子，更多的光可以反射入我們的眼睛。又因為自由基會遷移到整個牙齒構造，所以不需要整顆牙齒全都接觸到美白劑。

一般說來，牙齒美白劑的主要活性成分有兩種：「過氧化氫」（hydrogen peroxide）與「過碳酸醯胺」（carbamide peroxide）。

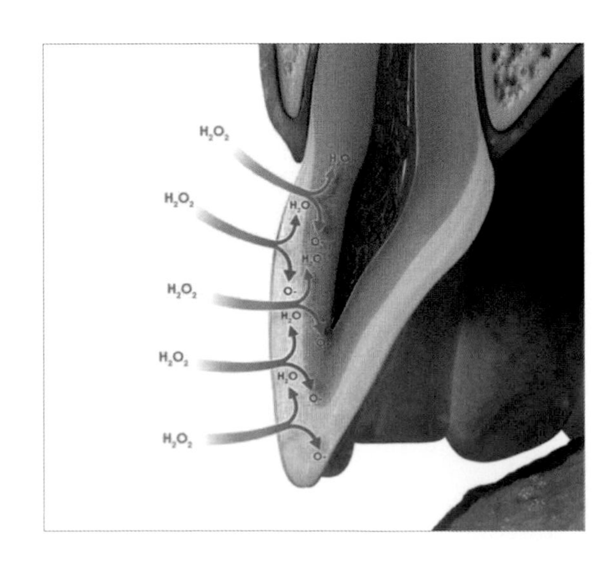

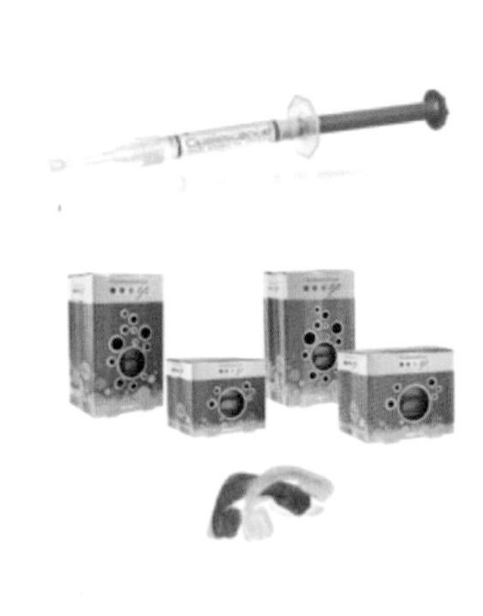

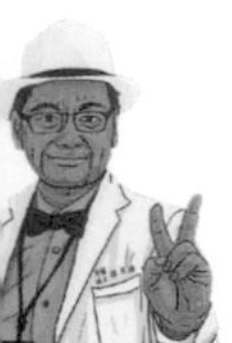

過氧化氫美白劑作用較快速，穿戴的時間較短，產品的儲存期限較短。濃度是過碳酸醯胺的大約三倍以上。

過碳酸醯胺美白劑分解較慢，需要穿戴較長時間，濃度只有過氧化氫的三分之一，但產品保存期限較長，適合較為困難的症例，最好使用個人特製牙托，穿戴較長的時間。

Opalescence Go（Ultradent）牙齒美白劑的主要成分是 6%的過氧化氫，搭配預製型牙托 UltraFit tray（Ultradent）使用。預製型牙托 UltraFit Tray 會從一側的臼齒覆蓋到另一側臼齒，以確保最大量牙齒美白凝膠能與最多牙齒接觸，是非常容易使用的牙齒美白劑。內含硝酸鉀與氟化物成分，可強化牙釉質，減少過敏性，還有薄荷與哈密瓜兩種口味可供選擇。

Opalescence PF（Ultradent）居家牙齒美白劑則需要搭配個人特製牙托使用，主要成分是過碳酸醯胺（carbamide peroxide），並含有硝酸鉀與氟化物，可強化牙釉質，減少敏感性。而其特殊配方更可預防牙齒脫水與變色復發。有兩種濃度選擇：10%與 16%，依濃度不同選擇白天戴或晚上戴。另有三種口味選擇：薄荷、哈密瓜、一般。

個人特製牙托加上黏稠的 Opalescence PF 居家牙齒美白劑，不會遷移到軟組織，造成傷害。

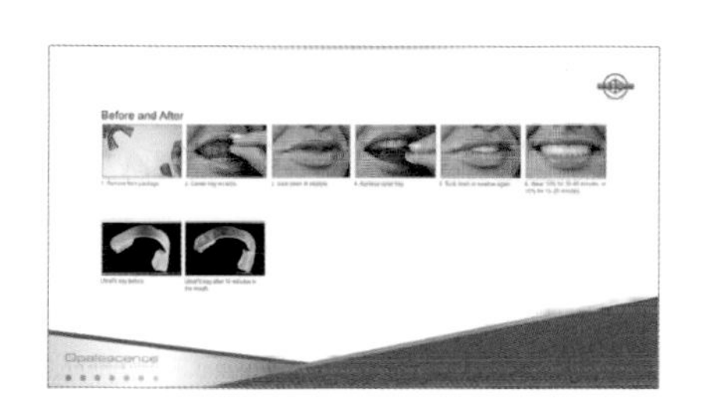

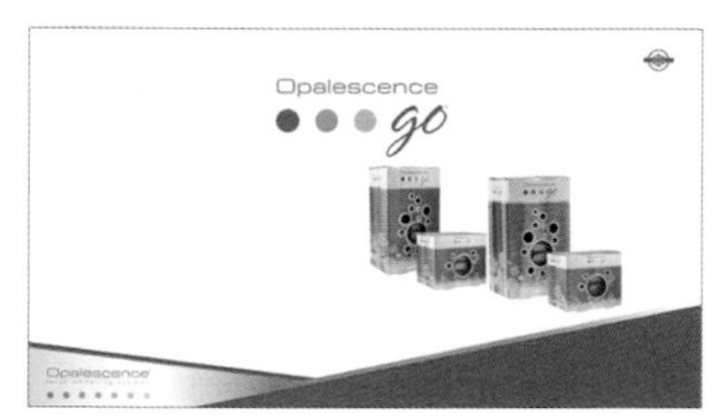

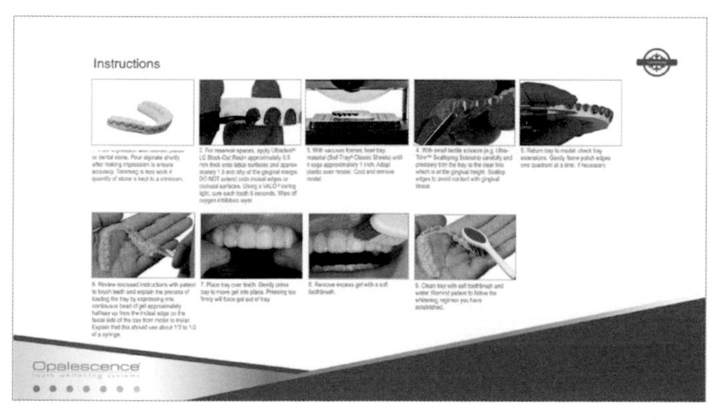

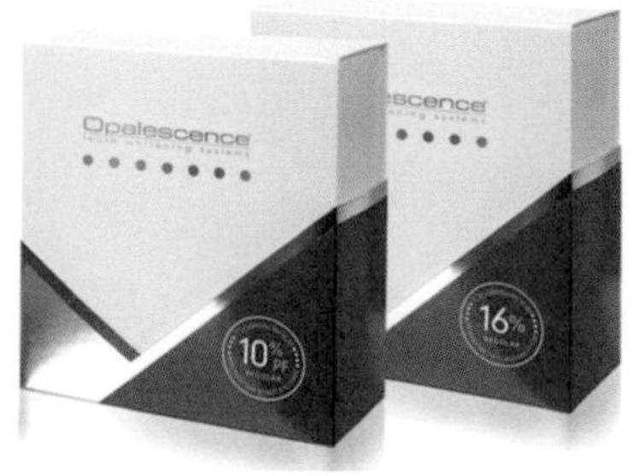

Pearl 5

Opalustre and OpalCups
（Ultradent）

「牙釉質表面微研磨劑」（enamel surface microabrasion）產品 Opalustre（Ultradent），是含有 6.6%「鹽酸」（hydrochloric acid）的碳化矽（silicon carbide）糊劑，對於有褐斑、白斑的「氟斑牙」特別有用。

Opalustre 產品採用「注射筒」系統輸送材料，而特殊設計的 OpalCups（Bristle），使得材料不會飛濺。臨床使用 Opalustre 時，要先戴上橡皮障，隔離操作區域，再在牙齒表面的褐斑、白斑處塗抹 Opalustre。

接著使用一種特殊的橡皮潔牙杯 OpalCups（Bristle）（Ultradent）。潔牙杯的中央有刷毛的構造，對牙齒作拋光的動作。

最後，再使用 OpalCups（Finishing）（Ultradent），繼續完成拋光的工作。OpalCups（Finishing）類似傳統的橡皮潔牙杯，但中央沒有刷毛。

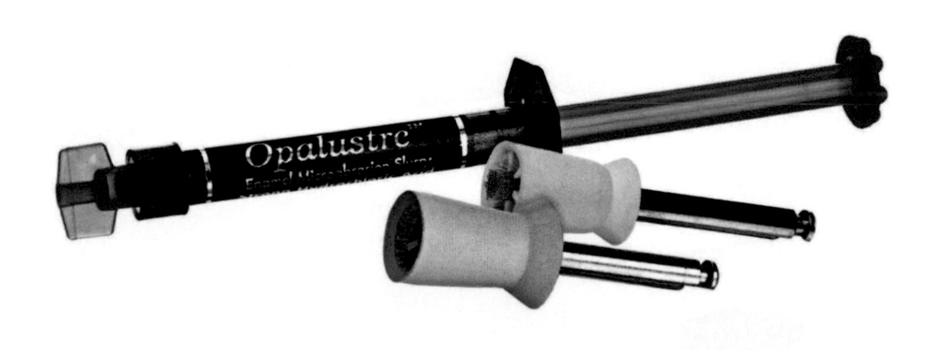

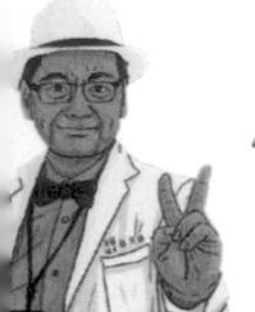

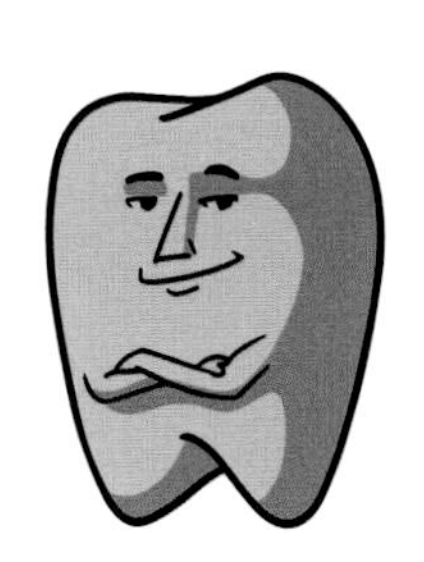

第 4 篇

生物活性材料

Bioactive Materials

Pearl 6

Activa BioACTIVE-BASE / LINER
(Pulpdent)

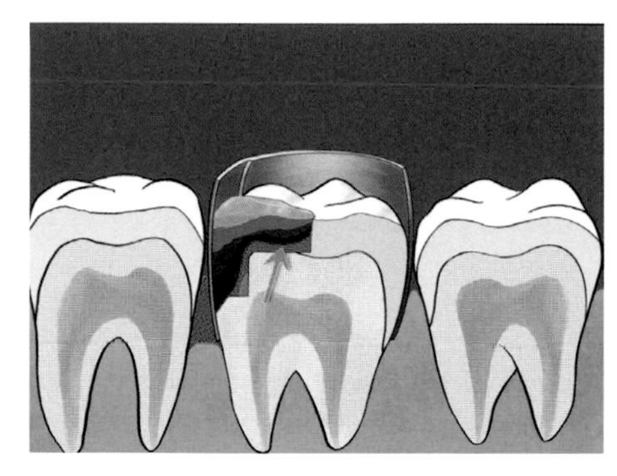

Activa 系列產品結合了玻璃離子體材料與複合樹脂材料的優點，是第一個模仿牙齒的物理、化學性質的材料。

雙固化、自動調拌混合的窩洞底墊材 Activa BioACTIVE-BASE / LINER（Pulpdent），具有生物活性，不含 Bisphenol A 或 Bis-GMA，可以釋出與充值氟化物。

窩洞底墊材 Activa BioACTIVE-BASE / LINER 材料自動調拌，窩洞表面無需酸蝕處理或塗抹黏著劑，注射筒包裝，輸送材料，使用便利。

Activa BioACTIVE-BASE / LINER 材料混合後，可以有足夠的操作時間。若採「自固化」模式，材料 7 分鐘後凝固硬化。若採「光固化」模式，材料塗佈後，等待 20 至 30 秒，再用光固化機照射，即可減少聚合收縮。

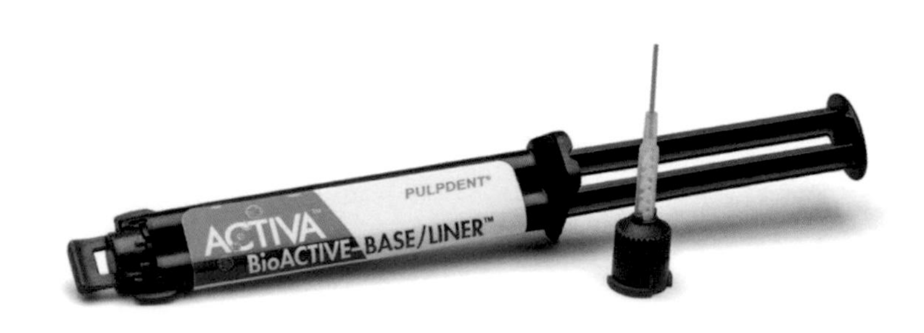

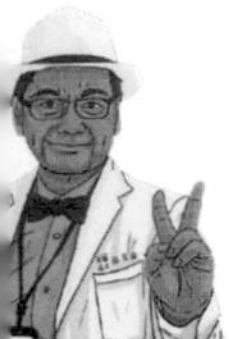

Pearl 7

Activa BioACTIVE-CEMENT
(Pulpdent)

針對有高齲齒風險的患者，「生物活性」(bioactivity)是選擇黏合劑材料的首要考量性質，永久性冠橋黏合劑產品則首選 Activa BioACTIVE-CEMENT(Pulpdent)。冠橋黏合劑 Activa BioACTIVE-CEMENT 材料具有生物活性，結合複合樹脂材料與玻璃離子體材料的優點，可「雙固化」(dual-cured)、「自動調拌」(automix)。又為模仿牙齒的物化性質，材料裡加入了三個關鍵成分：生物活性樹脂基質(bioactive resin matrix)、減震塗膠樹脂成分(shock-absorbing rubberized resin component)、反應性離子體玻璃填料(reactive ionomer glass filler)。

冠橋黏合劑 Activa BioACTIVE-CEMENT 材料含水、親水性，但水中溶解度又非常低。不含塑化劑 Bisphenol A 或 BIS-GMA。次微米的填料顆粒，最大到 4 微米。調料含量 48%(以重量計)。酸鹼值 3.8，但固化後呈中性。薄膜厚度 11 微米，不會太黏稠。

冠橋黏合劑 Activa BioACTIVE-CEMENT 材料主動參與離子交換週期，以及鈣、磷酸、氟的釋出與再充值，不僅能控制牙齒和唾液間的天然化學，還可與牙齒構造發生黏著，封閉牙齒防止細菌滲漏。

冠橋黏合劑 Activa BioACTIVE-CEMENT 材料在口腔外有 1 分鐘的操作時間。從調拌開始算起，約 11 分鐘材料凝膠化，很容易就能清除過多的黏合劑。臨床使用冠橋黏合劑 Activa BioACTIVE-CEMENT 材料，牙齒構造不需要「酸蝕」，也不需要「黏著」。但為增加黏著性，尤其是固位性不佳的症例，可以搭配「黏著劑」使用。「全酸蝕」、「自酸蝕」、「選擇性酸蝕」技術皆相容。黏合時，牙齒表面應保持適當的「濕潤」(moist)。

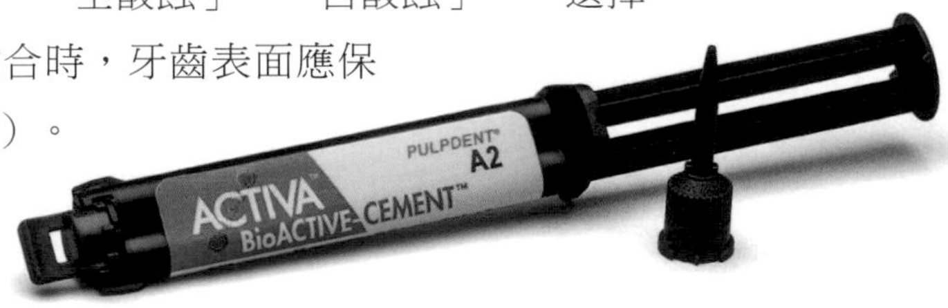

Pearl 8

ACTIVA BioACTIVE-RESTORATIVE
(Pulpdent)

高齲齒風險的患者、老年人與小孩、不易進行黏著步驟的症例，在考慮窩洞復形時，是否應該改變一下遊戲規則，選擇可以抑制齲齒活性、可以不用 bonding、審美又耐用的復形材料。

「生物活性材料」（bioactive）是一種聰明的動態材料。可以釋出與充值氟離子、鈣離子、磷酸鹽。在口腔唾液與牙齒構造間進行離子交換，並在窩洞與材料界面，形成「羥基磷灰石晶體」（hydroxyapatite crystal），抑制齲齒活性，封閉微縫隙，穩定牙齒構造。

ACTIVA BioACTIVE-RESTORATIVE（Pulpdent）是一種「雙固化」（dual-cured）、「自動調拌混合」（automix）的流動性復形材料。材料裡加入了三個關鍵成分：「生物活性離子性樹脂基質」（bioactive ionic resin matrix）、「減震塗膠樹脂」（shock-absorbing rubberized resin），與「反應性離子體玻璃填料顆粒」（reactive ionomer glass fillers）。號稱是第一個模仿牙齒物化性質的復形產品，具有生物活性特點，集合了復形用複合樹脂與玻璃離子體材料的優點。

材料不含「雙酚 A」（Bisphenol A）及其衍生物，填料含量 56%（以重量計），聚合收縮 1.7%（一般復形用複合樹脂的聚合收縮約 2.0%）。

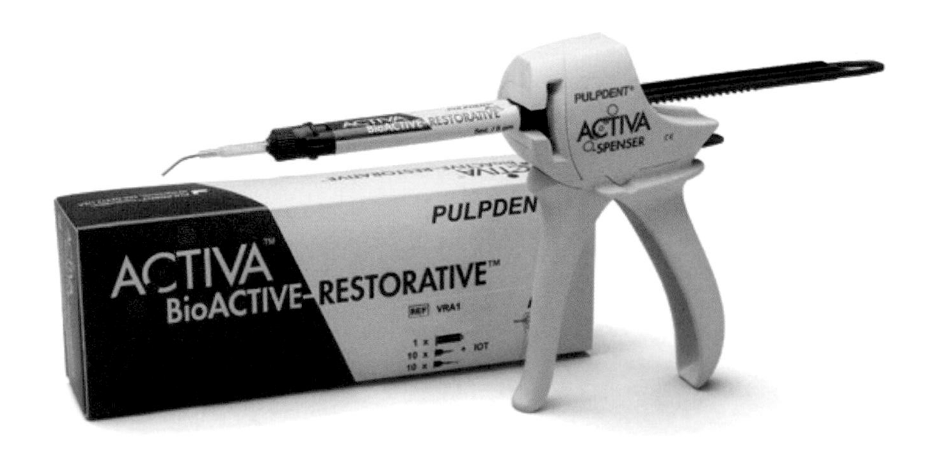

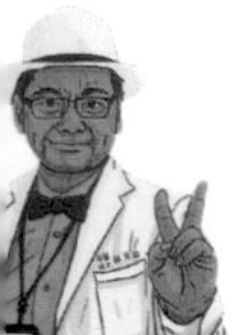

材料本質上較類似「樹脂強化玻璃離子體」（RMGI），臨床表現較類似「復形用複合樹脂」（restorative composites），臨床操作較類似「流動性大量填充」（flowable bulk-fill），所以稱為所謂的「聰明的」（smart）材料。

臨床使用 ACTIVA BioACTIVE-RESTORATIVE，不一定要使用「黏著劑」（bonding agent），對小朋友或一些黏著操作困難的症例，可以不用黏著劑。但對固位性較差或是較深窩洞的症例，則建議使用黏著劑。黏著劑可以選用「全酸蝕」（etch and rinse）、「自酸蝕」（self-etch）或「選擇性酸蝕」（selective etch）的產品與技術。牙齒窩洞表面應該保持有點濕潤，以增加材料與牙齒間的黏著強度。

產品為槍型自動調拌，混合好的材料可直接擠出到窩洞底部。如果窩洞較深，底部最好先填上 1 至 2 毫米厚度的 ACTIVA BioACTIVE-RESTORATIVE 材料，然後再繼續填充。

產品「雙固化」（dual-cured），可以採用「自固化」（self-cured）模式，需要等待 3 分鐘以上，材料才會固化。也可以採用光固化機照射加速固化（light-cured）。但在材料填充後，需要等待 20 秒，再使用光固化機照射，可以減少聚合收縮的現象。

因為材料「固化深度」（depth of cure）4 毫米，聚合收縮 1.7%，可以大量填充一次 4 毫米厚度的材料。

ACTIVA BioACTIVE-RESTORATIVE 產品有 A1、A2、A3、A3.5 四種顏色選擇。與復形用複合樹脂比較，其螢光性、表面拋光性、強度、硬度稍差。對於審美性與強度要求較高的臨床症例，建議使用「三明治技術」（sandwich technique），底下使用 ACTIVA BioACTIVE-RESTORATIVE，表面再覆蓋其他復形用複合樹脂材料。

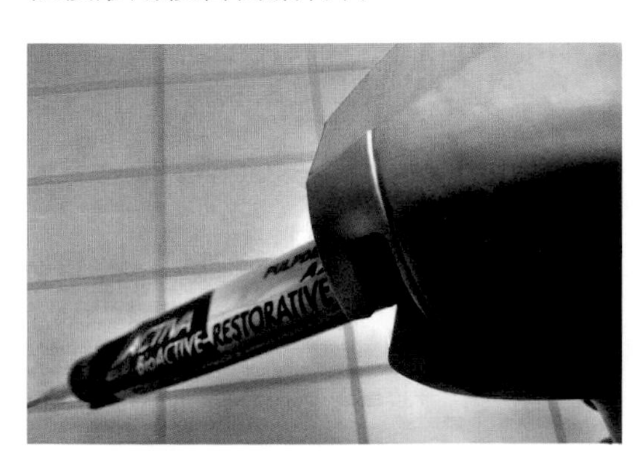

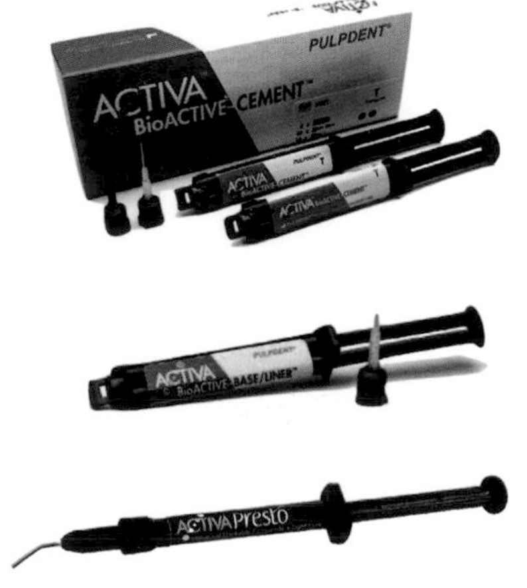

Pearl 9

Activa Presto
(Pulpdent)

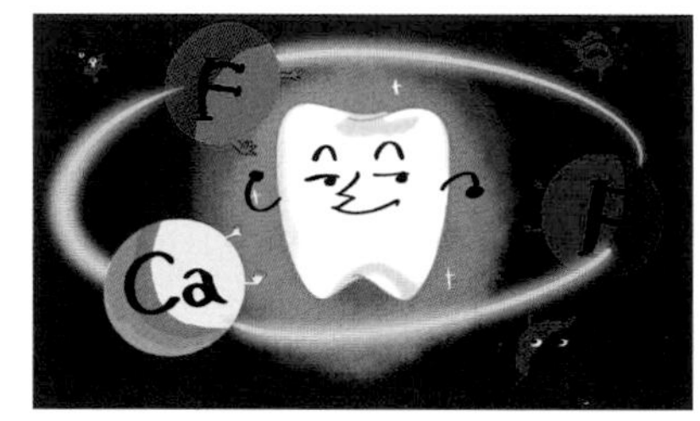

光固化「通用型流動性復形材料」（universal flowable）產品 Activa Presto（Pulpdent），材料富含礦物質，具有生物活性。

Activa Presto 材料藉由親水性樹脂成分，可以「釋出」（release）與「充值」（recharge）鈣離子、磷酸根、氟化物，與牙齒構造無縫接軌地融合在一起。其親水性樹脂成分還有「塗膠」（rubberized）性質，可以吸收應力、抗磨耗、抗斷裂。

Activa Presto 填料含量 70%（以重量計），聚合收縮 2.3%。材料組成不含 Bisphenol A 或 BIS-GMA 成分。

由於 Activa Presto 材料的螢光效果不甚理想，並不適用前牙 Class III、Class V 窩洞復形，但拋光後可獲得似牙釉質般的光澤表面。

另外，Activa Presto 材料不具「自黏性」（self-adhesive）」，仍需搭配牙科黏著劑使用。也不具有「大量填充」（bulk-fill）的性質，仍需每層厚度 2 毫米，逐層填補、光照。

Activa Presto 材料雖號稱可堆積、可雕刻，但操作性比較類似傳統的流動性複合樹脂。

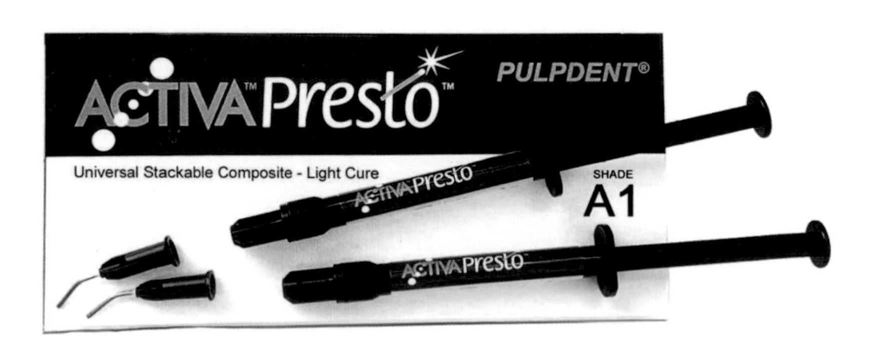

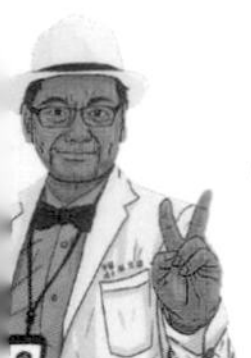

Pearl 10

Admira Fusion
（VOCO）

Admira Fusion（VOCO）為一系列直接式復形材料，操作與應用類似復形用複合樹脂材料，但是不含「傳統的單體」（conventional monomer），是「全陶瓷基」（all ceramic-based）材料，結合了 nanohybrid 與「改良有機陶瓷」（organically modified ceramic，簡稱 ORMOCER）技術，臨床有極佳表現。

材料有高度的「交鏈反應」（cross-linking），不含傳統的單體，大大改善生物相容性。填料含量 84%（以重量計），低聚合收縮與低聚合應力、高強度（抗彎曲強度 132Mpa、抗壓強度 307Mpa）、高硬度、色彩穩定性佳，復形持久。

Admira Fusion 材料「固化深度」（depth of cure）2.7mm，逐層填補，每次 2 毫米厚度，逐層使用光固化機器照射 20 秒。

Admira 家族另有全陶瓷基「大量填充」（bulk-fill）的產品 Admira Fusion x-tra（VOCO），固化深度 4.0mm。全陶瓷基的流動性材料 Admira Fusion Flow（VOCO），有很顯著的「觸變性」（thixotropic），也就是所謂的「按需流動」（flow on demand），當材料從 syringe 擠出，用探針帶動，流動性表現極佳，有很好的操作特性，又不易塌陷。適用於所有傳統的流動性複合樹脂的臨床症例。

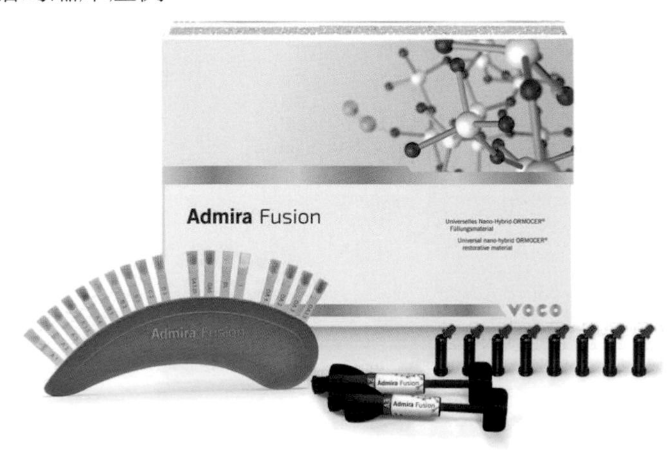

Pearl 11

Admira Fusion Flow
（VOCO）

「全陶瓷基」（all ceramic-based）、「奈米混合」（nanohybrid）、「流動性復形材料」（flowable restoratives）產品 Admira Fusion Flow（VOCO），採用 ORMOCER 科技。其材料不含傳統複合樹脂裡的單體（例如：BisGMA、TEGDMA、HEMA），免除了材料聚合後，會釋出這些物質的可能性。

Admira Fusion Flow 材料填料與基質皆是氧化矽化學，與傳統的流動性複合樹脂比較，Admira Fusion Flow 聚合收縮減少一半，而且有高表面硬度與濕潤性。填料含量 74%（以重量計），抗壓強度 281MPa，抗彎曲強度 115MPa。

Admira Fusion Flow 材料有多種顏色、三種半透明度選擇。可以使用「one-shade」或「multiple-shade」系統。

Admira Fusion Flow 材料使用容易，不易沾黏器械，操作性佳。其「按需流動」（flow on demand）的特性，可與窩洞壁有很好的密貼性，但又不會「塌陷」（slump）。絕佳的拋光性，很好的顏色匹配。

臨床使用 Admira Fusion Flow，推擠材料時，需注意將 syringe tip 埋在擠出的材料裡，才不會形成氣泡。

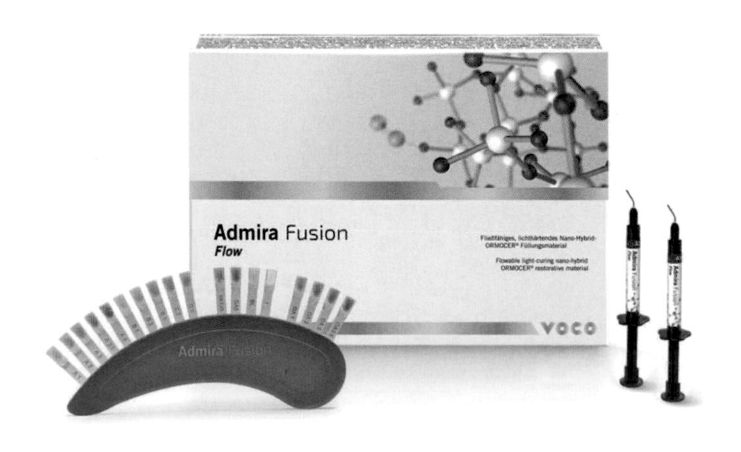

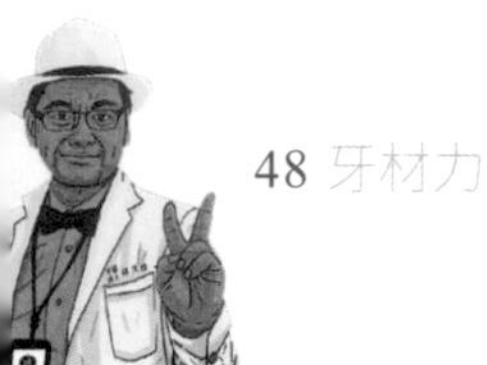

Pearl 12

Admira Fusion x-tra
(VOCO)

可以「大量填充」(bulk-fill) 的「全陶瓷基」(all ceramic-based) 復形材料 Admira Fusion x-tra (VOCO), 4 毫米的光固化深度。材料不含傳統複合樹脂裡的「單體」(monomer), 例如：BisGMA、TEGDMA、HEMA, 因此在材料聚合之後, 不用擔心會釋出這些物質。

Admira Fusion x-tra 採用「奈米混合」(nanohybrid) 與「改良有機陶瓷」(organically modified ceramics, 簡稱「ORMOCER」) 科技, 獨特氧化矽基質與氧化矽填料組成, 具有絕佳的生物相容性, 提供材料低聚合收縮、低聚合應力、高硬度, 與高顏色穩定度。具「變色龍效應」(chameleon effect), 可與周圍牙齒構造融合。

Admira Fusion x-tra 填料含量 84% (以重量計), 提供材料的高耐磨度 (與陶瓷復形體相似) 和極佳的抛光性與操作性。4 毫米「固化深度」(depth of cure), 光固化機照射 20 秒。

Admira Fusion x-tra 只有一種「萬用顏色」(Universal) 選擇, 適用所有類型的窩洞復形、「冠心建立材料」(core build-up)、「窩洞底墊材料」(base)。

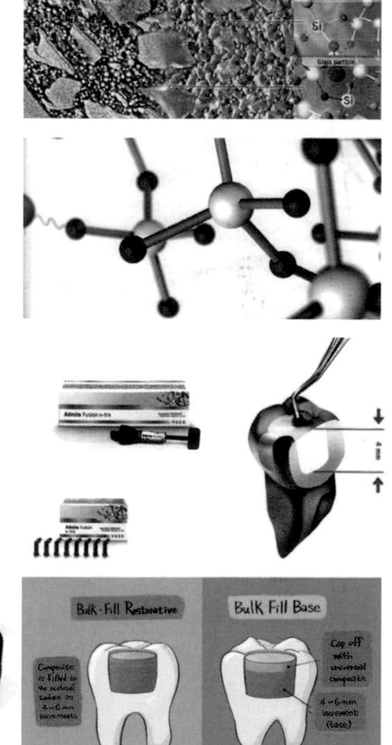

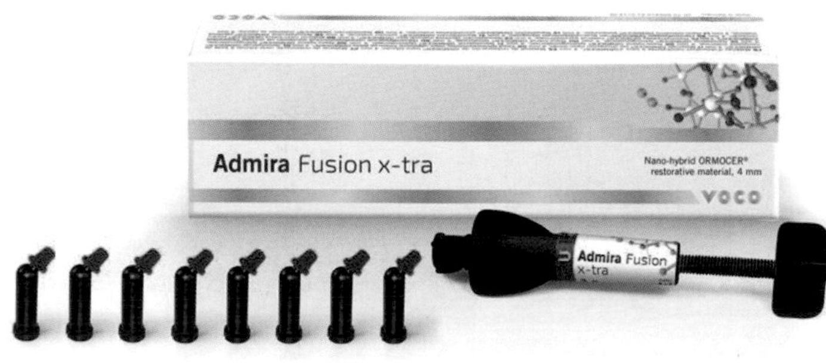

Pearl 13

Beautifil Flow Plus X
（SHOFU）

Beautifil Flow Plus X（SHOFU）是一個能夠「釋出」（release）、「充值」（recharge）氟的「奈米混合」（nanohybrid）、「光固化」（light-cured）流動性複合樹脂產品。

Beautifil Flow Plus X 採用直徑 400 奈米「表面預反應玻璃離子」（Surface Pre-Reacted Glass Ionomer，簡稱 S-PRG）科技填料顆粒，材料被歸類到 GIOMER。這家族成員還包括有 Beautifil II、BeautiSealant 產品。

填料的「玻璃離子相」（glass ionomer phase）包圍著「玻璃核心」（glass core），表面改良的外表層，提供材料的強度與穩定性，氟的「釋出」、「充值」（recharge），以及鍶、鋁、矽酸鹽、硼酸鹽、鈉離子的釋出，可以「中和酸」（acid neutralizing）。

Beautifil Flow Plus X 產品有兩種黏稠度選擇。F00 較具堆疊性、可雕刻性，材料擠出填上後，不易塌陷，適合 Class I、Class III 窩洞復形。F03 較具流動性，適合 Class V 窩洞復形。

Beautifil Flow Plus X 同時具有變色龍效應與高的表面光澤，審美性佳。高強度、低吸水性、低聚合收縮。材料自注射筒推擠出來，堆疊到窩洞裡。靜置 10 秒，材料會自動流平。特別適合小朋友與高齲齒風險患者的審美性復形。假牙牙冠邊緣附近的復發性齲齒，使用 Beautifil Flow Plus X F00 做暫時性復形，特別有用。由於 Beautifil Flow Plus X 對周圍環境光敏感，所以操作動作要快，或是使用光罩遮蔽周圍光。

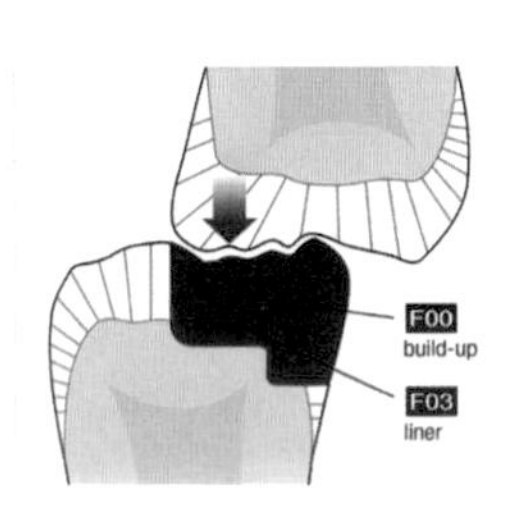

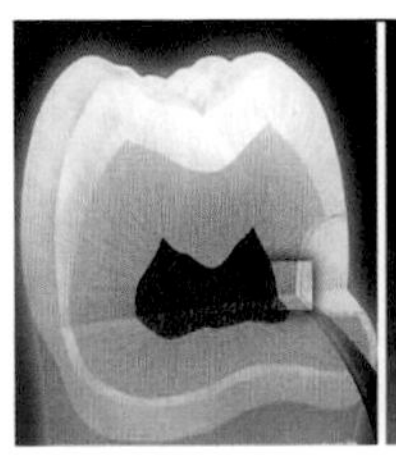
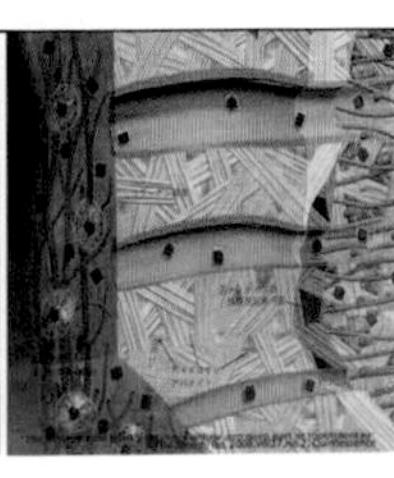
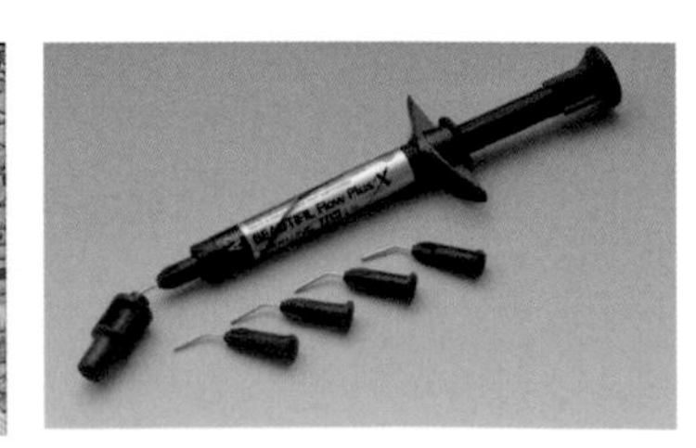

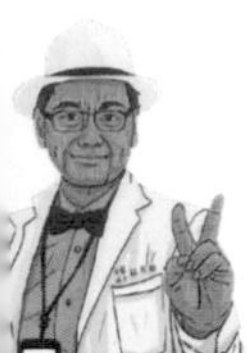

Pearl 14

Beautifil II
(SHOFU)

「光固化」（light-cured）、「奈米混合型」（nanohybrid）複合樹脂產品 Beautifil II（SHOFU），可釋出氟離子，被歸類到「改良有機陶瓷」（GIOMER）審美性復形材料，適用所有類型的復形症例，對小孩、老年人等高齲齒風險者的復形，非常適合。

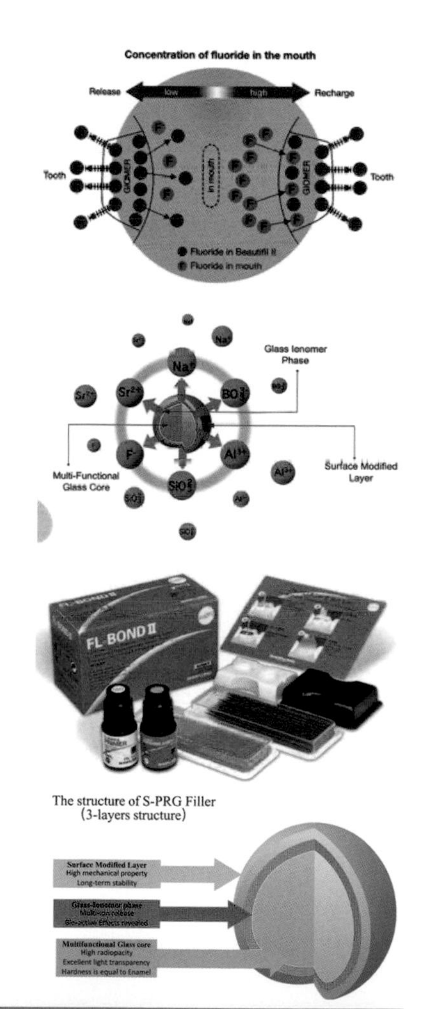

Beautifil II 兼具複合樹脂（composite resin）與「玻璃離子體」（glass ionomer）材料特性。填料顆粒是 S-PRG（Surface Prercacted Glass Ionomer）技術的衍生物。平均填料顆粒直徑 0.8 微米（0.01 到 4.0 微米範圍），填料顆粒含量 83%（以重量計）。

固化的材料，具有相當好的半透明度，可與周圍牙齒構造融合很好。操作性與拋光性極佳。合適的黏稠度，方便材料置放與塑形。Beautifil II 總共有十二種顏色可選擇。

臨床使用 Beautifil II，建議搭配可以釋出氟的牙科黏著劑，例如：FL-BOND II（SHOFU）。逐層填補、逐層光照，每層厚度不要超過 2mm。但因材料對周遭燈光敏感，操作時應避免被大量光線照射。

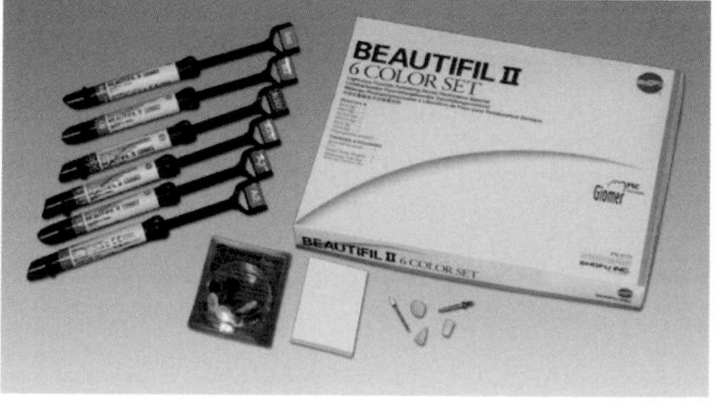

Pearl 15

Ceramir Crown & Bridge
（Doxa Dental Inc.）

「生物陶瓷材料」（bioceramic materials）、永久性黏合劑產品 Ceramir Crown & Bridge（Doxa Dental Inc.），可以用來黏合金屬、二矽酸鋰、氧化鋯等材料製作的間接式復形體，具有生物相容性、抗酸、抗菌等特性。更由於材料的生物活性，臨床使用，不會發生術後敏感的問題。

Ceramir Crown & Bridge材料組成包括玻璃離子體粉末、生物活性「鋁酸鈣」（calcium aluminate）、水。有粉液瓶裝與膠囊兩種包裝。「膠囊」（capsules）包裝的Ceramir Crown & Bridge需要搭配Ceramir Activator（Doxa Dental Inc.）、Ceramir Applicator（Doxa Dental Inc.），和「研磨機」（triturator）使用。Ceramir Crown & Bridge材料「自固化」（self-cured），有2分鐘的操作時間，4至8分鐘凝結硬化。

臨床使用 Ceramir Crown & Bridge 時，牙齒表面不需要「酸蝕」、「黏著」處理。將調拌好的 Ceramir Crown & Bridge 呈均勻乳狀混合物，裝盛在牙冠裡，再套在支台齒上。流動性很好，容易定位完全。黏合 1 至 2 分鐘，材料到達「橡膠期」（rubber stage），可以很容易清除過多的黏合劑材料。再加 4 分鐘則可穩固定位牙冠。

Ceramir Crown & Bridge 並不適用黏合「半透明氧化鋯」（translucent zirconia）牙冠。因材料呈不透明白色，若是黏合「半透明氧化鋯」牙冠，裡面黏合劑材料的不透明白色會穿透顯現在外。另外，也不適用於較低強度玻璃陶瓷製成的間接式復形體的黏合。

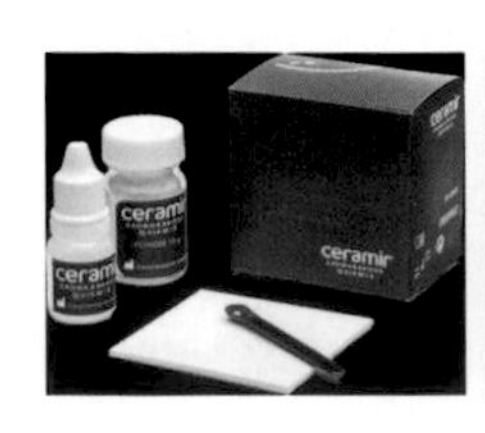

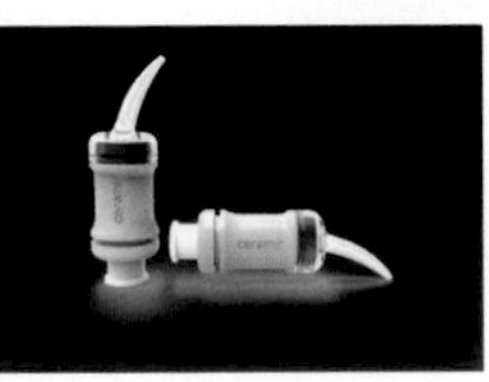

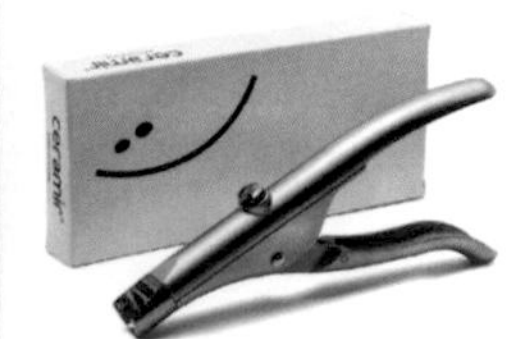

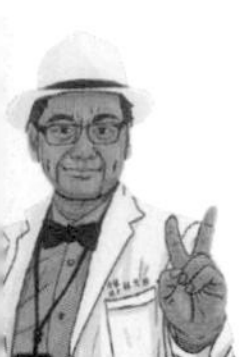

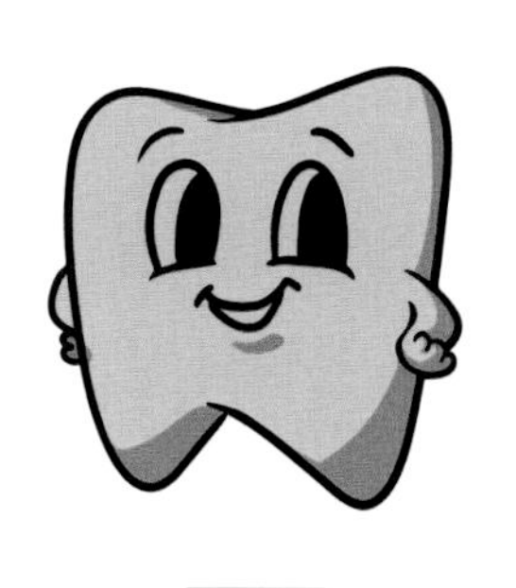

第5篇

牙科黏著劑

Bonding Agents

Pearl 16

Bond Force
（TOKUYAMA）

「自酸蝕」（self-etch）牙科黏著劑，對牙齒表面的乾濕程度要求比較沒有那麼嚴謹，技術敏感性低，術後敏感的問題也較少發生。而第七代牙科黏著劑產品 Bond Force（TOKUYAMA）可釋出氟的自酸蝕牙科黏著劑，單一瓶裝，可以非常均勻地塗佈，並產生很好的黏著力（尤其是與牙本質構造），只要塗佈一次，光照 10 秒，即完成黏著步驟，幾乎沒有術後敏感問題發生。

Bond Force 材料內含 Bis-GMA、HEMA、磷酸單體、酒精溶劑成分。採用「三維自我強化黏著性單體」（3D self-reinforcing adhesive monomer）的專利新科技，這關鍵成分讓它有超越傳統黏著機轉的表現。

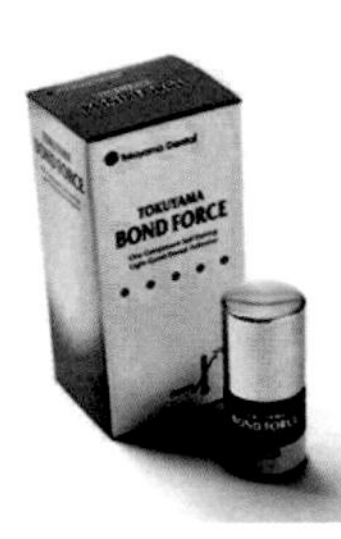

Bond Force 與「光固化」（light-cured）、「雙固化」（dual-cured）直接式復形材料相容，但不適用「自固化」（self-cured）復形材料。對於「未經修磨的牙釉質」（uncut enamel），建議先用磷酸酸蝕，沖洗吹乾，再塗上 Bond Force，黏著與封閉效果更佳。不使用的時候，應存放在冰箱。

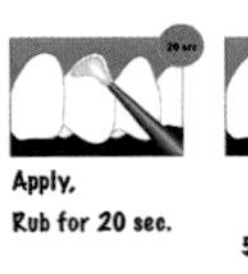

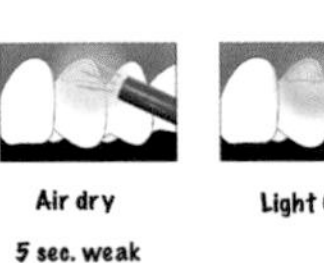

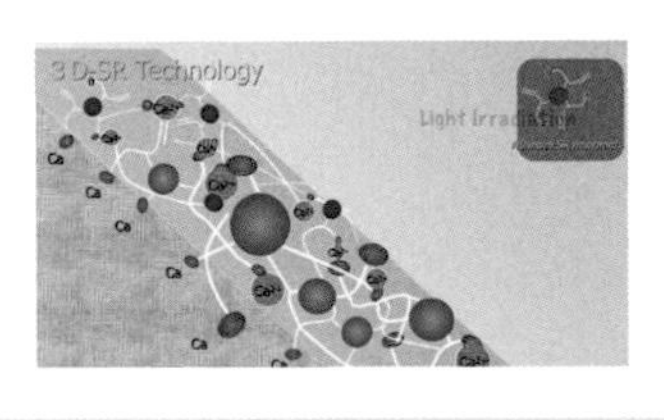

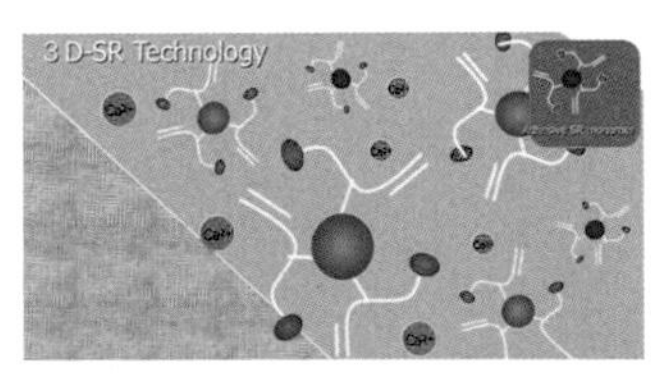

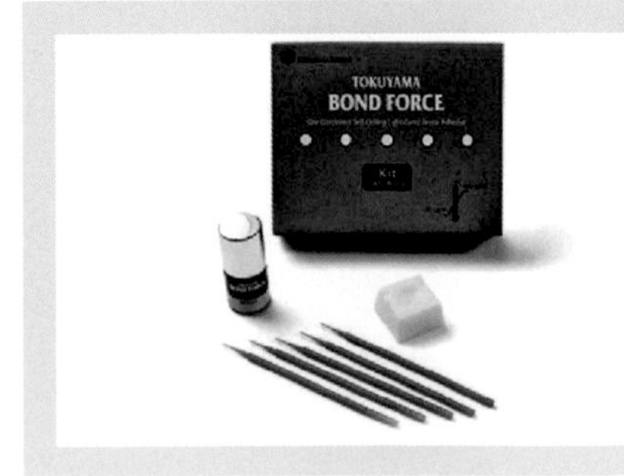

Bond Force 臨床操作關鍵技巧

1. 將 Bond Force 材料塗在牙齒上，擦拭 20 秒。
2. 微風吹乾 5 秒。
3. 強風吹乾 5 秒以上。
4. 光固化機照射 10 秒。

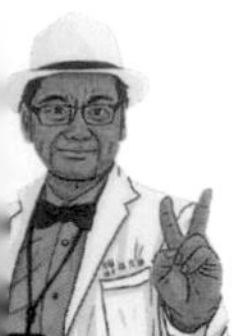

Pearl 17

CLEARFIL SE BOND

(Kuraray)

經典的「自酸蝕」(self-etch)牙科黏著劑產品 CLEARFIL SE BOND(Kuraray),是由二瓶所組成,材料「光固化」(light-cured),不必擔心過度酸蝕或牙本質表面濕潤或乾燥的問題,術後敏感性很少發生。

第一瓶 SE Primer 可對「經修磨過的牙釉質」(cut enamel)及「牙本質」(dentin)完成「酸蝕」(etching)與「促發」(priming)作用。

使用 CLEARFIL SE BOND 時,要避免接觸牙齦,否則會留下一層白色的塗層。

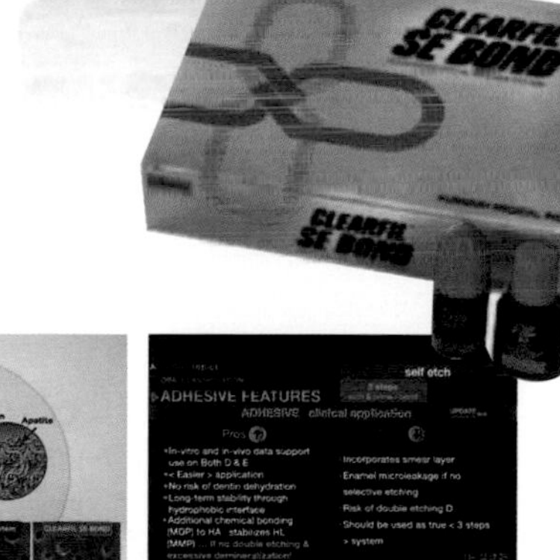

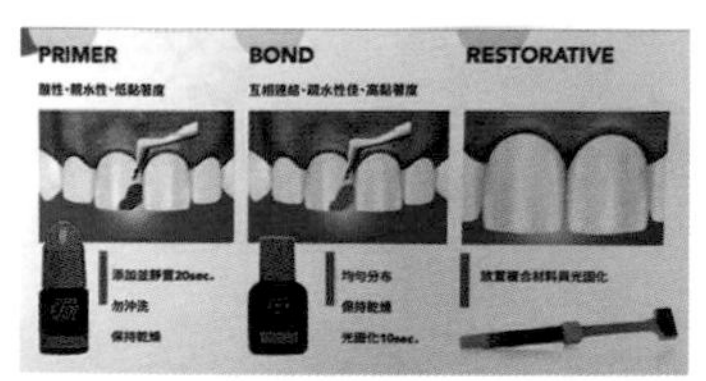

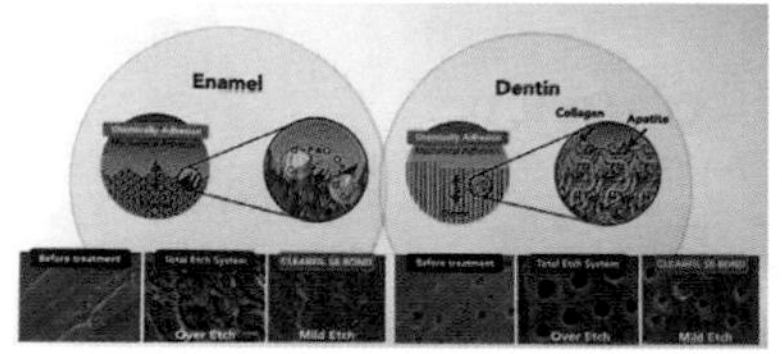

CLEARFIL SE BOND 臨床使用訣竅

1. 先在窩洞表面擦拭 SE Primer,靜置 20 秒,輕輕吹乾即可(不可以沖洗)。SE Primer 磷酸根單體酸性基,可對經修磨過的牙釉質及牙本質進行酸蝕。作用完成後,Primer 呈中性。
2. 接著塗上第二瓶 SE BOND,輕輕吹薄。
3. 最後,使用光固化機照射 10 秒,令其固化,即完成黏著步驟。

★對於「未經修磨過的牙釉質」(uncut enamel),建議先用磷酸酸蝕牙釉質,再使用 CLEARFIL SE BOND 產品,黏著效果較佳。這就是所謂的「選擇性牙釉質酸蝕」(selective-etch)黏著技術。

Pearl 18

G-Premio Bond
（GC）

第八代牙科黏著劑G-Premio Bond（GC）產品光固化，與「全酸蝕」（etch and rinse）、「自酸蝕」（self-etch）、「選擇性酸蝕」（selective-etch）技術皆相容，適用所有類型的直接式復形。G-Premio Bond 的化學一瓶式，使用容易。對敏感性牙齒有效，適用多種技術。

G-Premio Bond 材料有很好的流動性，濕潤牙齒，丙酮溶劑揮發迅速。材料內添加 MDP，加強與氧化鋯、氧化鋁、賤金屬的黏著；增加水含量，有助去除「塗抹層」（smear layer）；增加羧酸（carboxylic acid）含量，維持材料的酸性 pH 值。

臨床應用範圍很廣，包括：直接式光固化複合樹脂或複合體復形的黏著、複合樹脂復形的口內修復、治療敏感性牙齒、製作間接式復形時備牙的封閉。G-Premio Bond搭配「黏著性樹脂黏合劑」（adhesive resin cement）產品G-CEM LinkForce（GC），可用來黏著間接式復形體（金屬、氧化鋁、氧化鋯材質）。搭配「矽烷耦合劑」（silane coupling agent）或 G-Multi PRIMER（GC），可用來修復玻璃陶瓷或混合型陶瓷復形體。薄膜厚度只有 3 微米，也適用於間接式復形體的修復。

G-Premio Bond 臨床使用訣竅

1. 將 G-Premio Bond 塗佈在牙齒上，靜置 10 秒鐘。
2. 吹乾 5 秒。
3. 光固化機照射 10 秒，完成固化（若光固化機輻照度超過 1200mW/cm²，僅需照射 5 秒）。

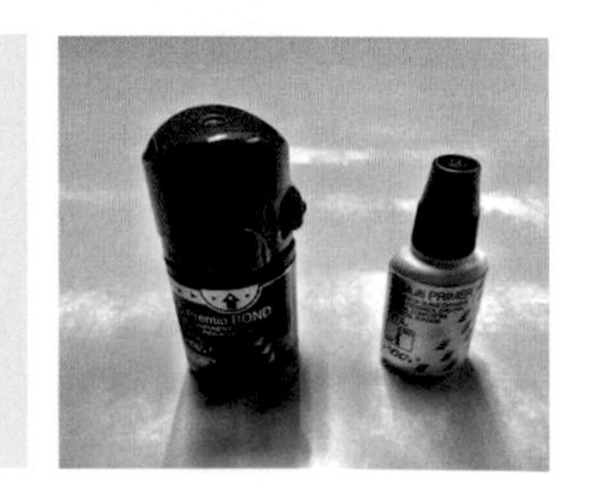

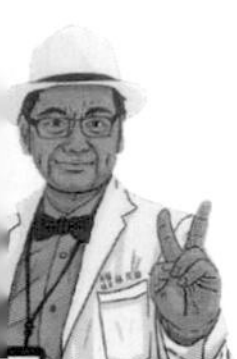

Pearl 19

OptiBond FL
（Kerr）

「全酸蝕」（etch and rinse）牙科黏著劑 OptiBond FL（Kerr）是第一個材料裡面含有「填料」（filler），也是第一個採用酒精溶劑的牙科黏著劑產品。可以應用在所有類型的直接式復形與間接式復形（限用無金屬）、使用「光固化」（light-cured）與「雙固化」（dual-cured）黏合劑、牙本質表面乾濕皆可。

OptiBond FL（Kerr）盒組裡面有一瓶 Prime、一瓶 Adhesive。有長期追蹤記錄，除了金屬製間接式復形體以外的所有黏著症例皆適用。

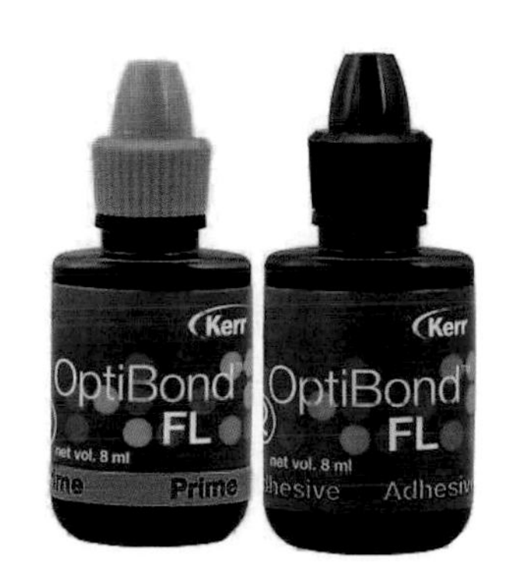

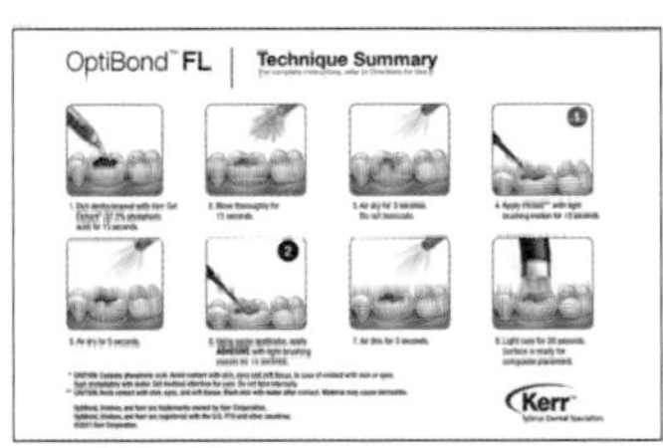

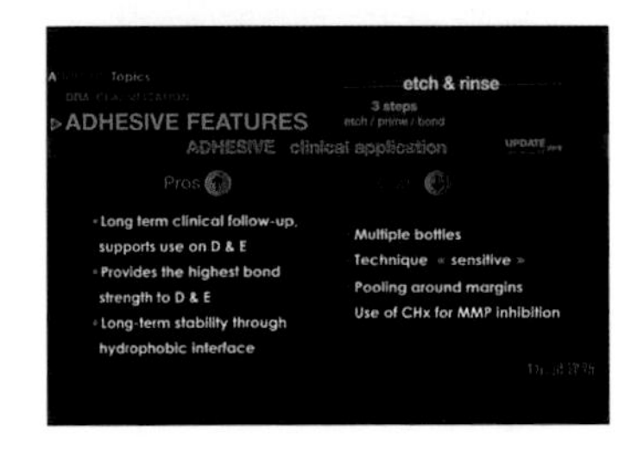

OptiBond FL 臨床使用訣竅

1. 使用磷酸酸蝕劑酸蝕牙釉質、牙本質 15 秒。
2. 徹底沖洗乾淨。
3. 使用氣槍「吹乾」（air dry）數秒鐘，但不可以吹到脫水狀態。或是使用高功率抽吸裝置「吸乾」（blot dry），可得到較一致的結果。
4. 塗抹 Prime 15 秒，輕輕攪動。
5. 輕輕地吹乾，讓溶劑揮發。
6. 塗抹 Adhesive 15 秒，輕輕地攪動。
7. 使用光固化機照射 20 秒。

Pearl 20

PALFIQUE Universal Bond
（TOKUYAMA）

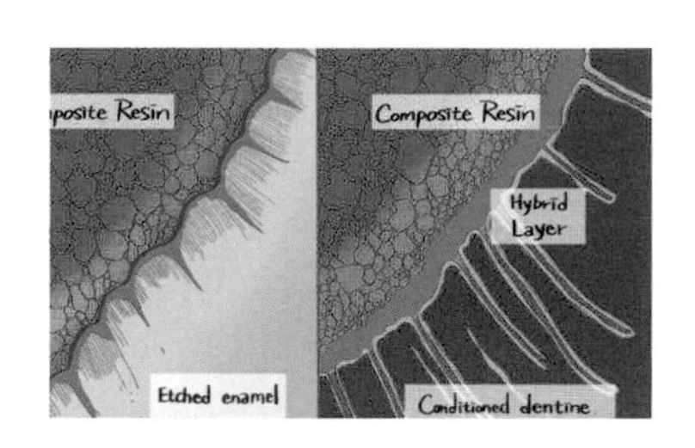

臨床很多時候需用到「牙科黏著劑」（bonding agents），每個產品有不同的用途，不同的臨床症例需選用合適的牙科黏著劑產品。瓶瓶罐罐，倍感庫存壓力。第八代牙科黏著劑（universal bonding agents）產品應運而生，只要符合下列三項要件其中的兩項，即可稱為「第八代牙科黏著劑」：

1. 與各種不同的酸蝕技術皆相容：「全酸蝕」（etch and rinse）、「自酸蝕」（self-etch）、「選擇性酸蝕」（selective-etch）。
2. 無需與「自固化激活劑」（self-cured activator）併用，即可和「自固化」（self-cured）、「雙固化」（dual-cured）材料相容。
3. 可以當作氧化鋯、金屬、二矽酸鋰贗復材料「表面處理」（surface treatment）的「底劑」（primer）。

所以，並非所有的第八代牙科黏著劑產品都具備有相同的功能。臨床選用時，醫師應了解該項產品的適用時機，正確操作。PALFIQUE Universal Bond（TOKUYAMA）是 A、B 兩劑混合後，直接塗佈，無需等待。材料「自固化」（self-cured），不需用光固化機照射。產品有很好的流動性，即使在

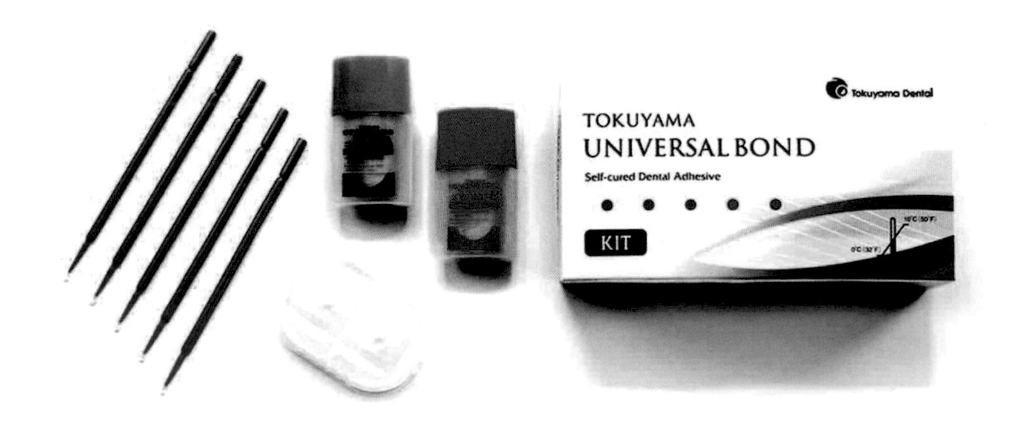

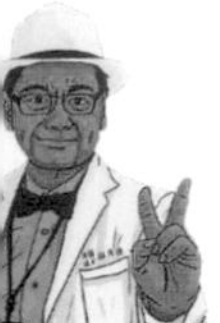

窩洞深部或根柱空間，也不必擔心會有固化不完全的問題。材料使用很有彈性，可選用「全酸蝕」、「自酸蝕」或「選擇性酸蝕」模式。

PALFIQUE Universal Bond 適用於直接式複合樹脂復形的「黏著」（bonding）、間接式復形體的「黏合」（cementation）（需搭配樹脂黏合劑的使用）、復形體的「口內修復」（intra-oral repair）、「義齒樹脂」（denture resin）與「金屬支架」（metal base）的黏著、當作各種贋復材料（包括：金屬、氧化鋯、氧化鋁、二矽酸鋰）的「底劑」（primer）。可應用在各種臨床黏著症例，材料「自固化」，提供可靠、可預期的黏著效果。

PALFIQUE Universal Bond 不需另外加入「自固化激活劑」（self-cured activator）使用，與「光固化」、「自固化」、「雙固化」材料相容。產品平時不使用的時候，應存放在冰箱裡。

常用的第八代牙科黏著劑產品：CLEARFIL UNIVERSAL BOND QUICK（Kuraray）、Single Bond Universal（3M ESPE）、ONE COAT 7（Coltene）、AdheSE Universal（Ivoclar Vivadent）、All-Bond Universal（Bisco）、G-Premio Bond（GC）。

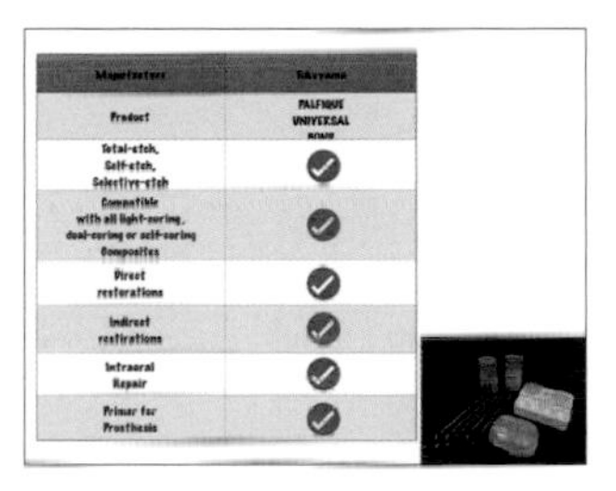

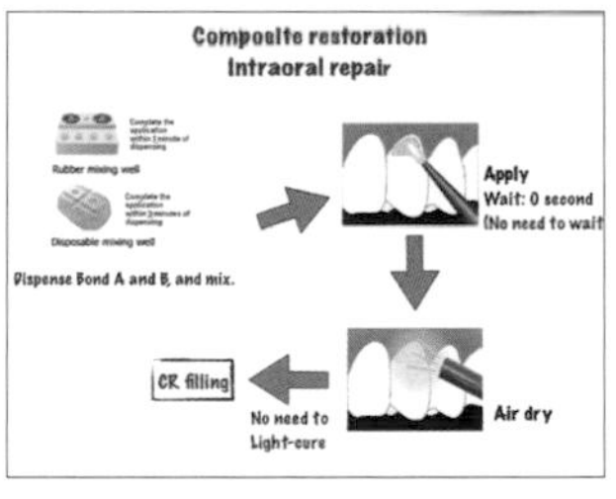

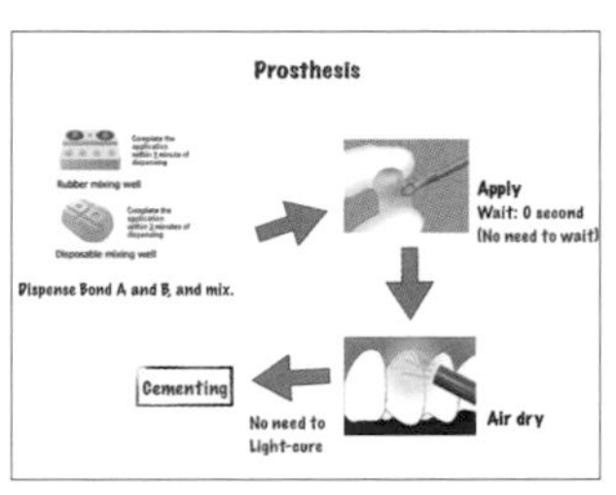

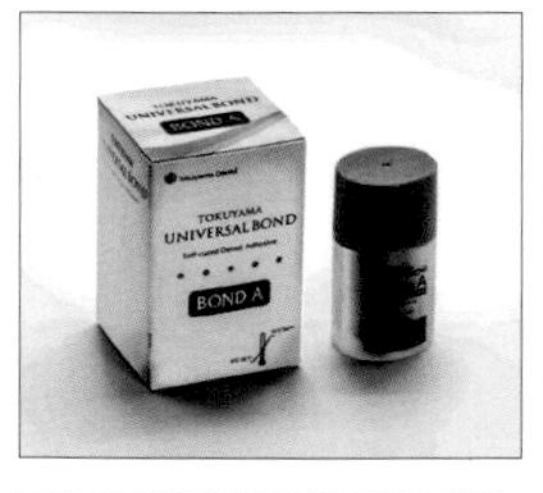

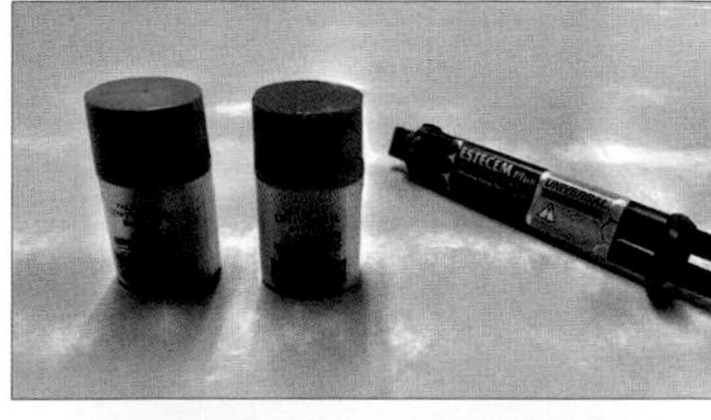

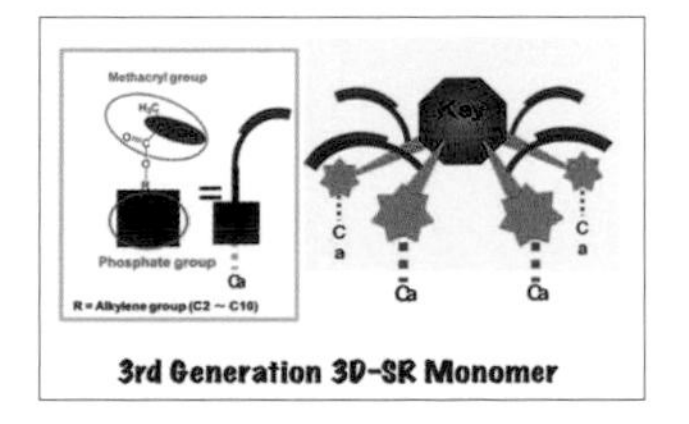

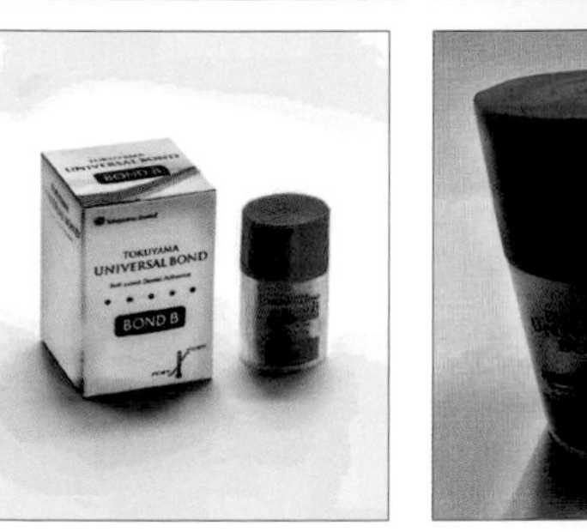

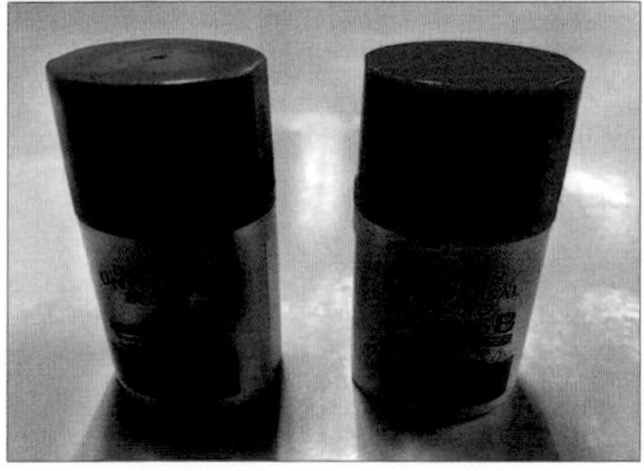

Pearl 21

prime&bond one Etch&Rinse
（Dentsply Sirona）

使用「全酸蝕」（total-etch 或 etch and rinse）技術的牙科黏著劑產品，技術敏感性較高。其第五代牙科黏著劑產品 prime&bond one Etch&Rinse（Dentsply Sirona）採用三級丁醇（tertiary butanol）溶劑，容易塗佈，幾乎沒有術後敏感的問題發生。

prime&bond one Etch&Rinse 產品含有 PENTA 骨架、HEMA 和 TCB 成分，PENTA 可以跟 resin 形成鍵結，也可以和 dentin 中的鈣形成鍵結，能強化化學鍵結力。溶劑採用一種「乙醇替代品」三級丁醇（tertiary butanol），而不是乙醇或丙酮。三級丁醇與樹脂較不具反應性，可幫助樹脂濕潤牙齒表面，而且更穩定。三級丁醇（tertiary butanol）溶劑揮發以後，牙本質呈現光澤表面。三級丁醇比乙醇更快速揮發，材料滴出後可放置在 Clixdish 裡面，黏著劑可以維持 15 分鐘的活性。

prime&bond one Etch&Rinse 在牙釉質及牙本質上都有優越的黏著效果，提供牙本質小管絕佳的封閉性。牙本質的濕潤度不影響黏著效果，乾濕皆可

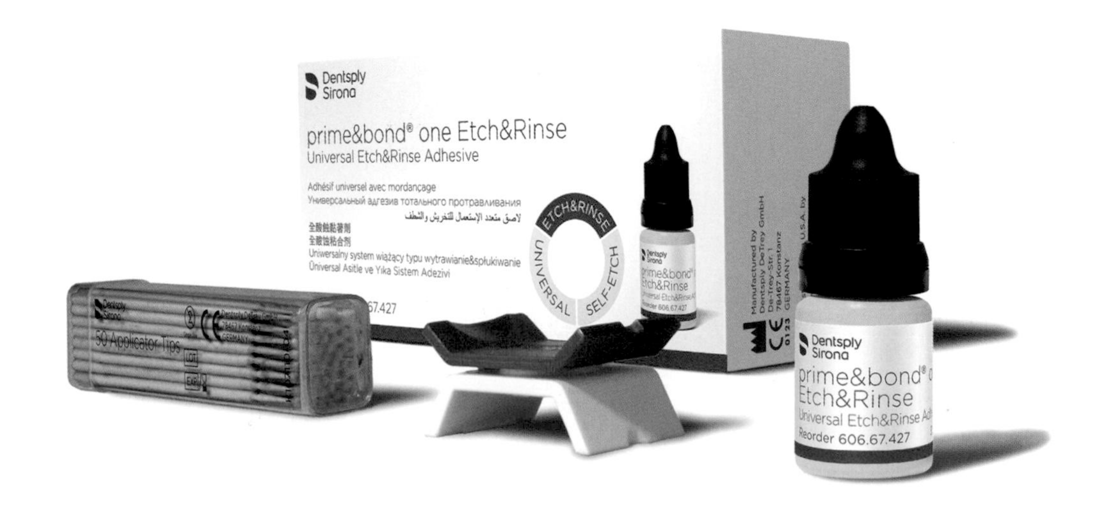

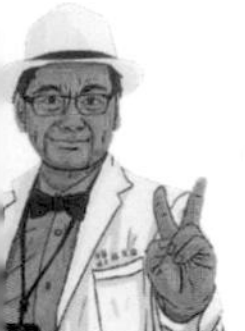

黏。剛剛好的黏稠度（流動性），使用非常方便。

prime&bond one Etch&Rinse 適用所有類型的直接式或間接式復形的黏著。搭配「自固化激活劑」Self Cure Activator（SCA）一起使用，可免光照（dark cure）。與 SCA 混合後，配合「雙固化」或「自固化」黏合劑的使用，黏合根柱／冠心、嵌體／冠蓋體，及牙冠／牙橋，全程可免光照、自行聚合，是全方位通用黏著劑。只要正確操作材料，術後敏感性很少發生。

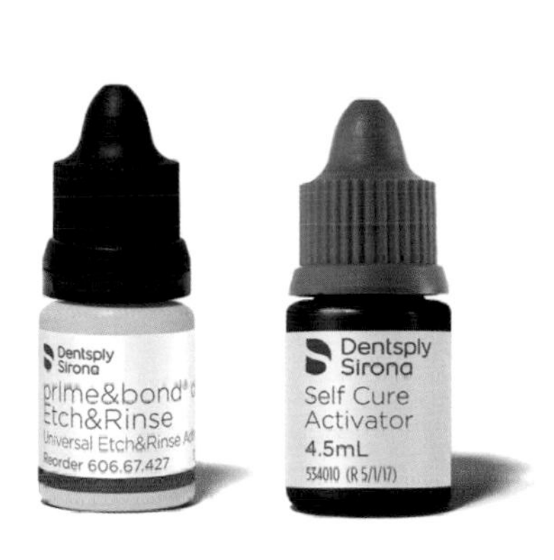

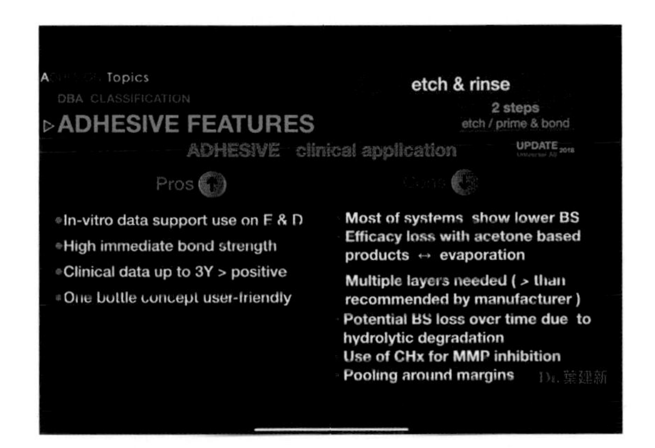

prime&bond one Etch&Rinse 臨床使用訣竅

應用在直接式「光固化複合樹脂」（light-cured composites）復形時：

1. 使用磷酸酸蝕劑酸蝕牙釉質、牙本質 15 秒。
2. 沖洗、吹乾（或吸乾），牙釉質與牙本質表面「乾」（dry）、「濕」（moist）皆宜。
3. 塗上 prime&bond one Etch&Rinse 牙科黏著劑，輕輕地攪動 20 秒。
4. 輕輕地吹牙齒，讓溶劑揮發，測試結果顯示，越用力吹，黏著強度越低。
5. 使用光固化機照射黏著劑 10 秒。

與「自固化」（self-cured）或「雙固化」（dual-cured）複合樹脂併用時：

1. 使用磷酸酸蝕劑酸蝕牙釉質、牙本質 15 秒。
2. 沖洗、吹乾（或吸乾），牙釉質與牙本質表面「乾」（dry）、「濕」（moist）皆宜。
3. 滴出一比一等量的 Adhesive 與 Self Cure Activator（自固化激活劑），調拌完成後，將混合物塗在牙齒表面，攪拌 20 秒。
4. 輕輕地吹氣，讓溶劑揮發。越用力吹氣，黏著強度越差。
5. 不需要光照，放置自固化或雙固化的複合樹脂材料，黏著劑與復形材料會一起固化。

Single Bond Universal
（3M ESPE）

Single Bond Universal（3M ESPE）黏著劑，材料內含 MDP 與 silane 成分，可以用來黏著牙齒構造，使用「全酸蝕」（etch and rinse）、「自酸蝕」（self-etch）、「選擇性酸蝕」（selective-etch）技術皆可，也可以作金屬、氧化鋯、玻璃陶瓷復形材料的表面處理劑（primer，底劑）。只要準備一瓶，非常方便，也不用放在冰箱裡。

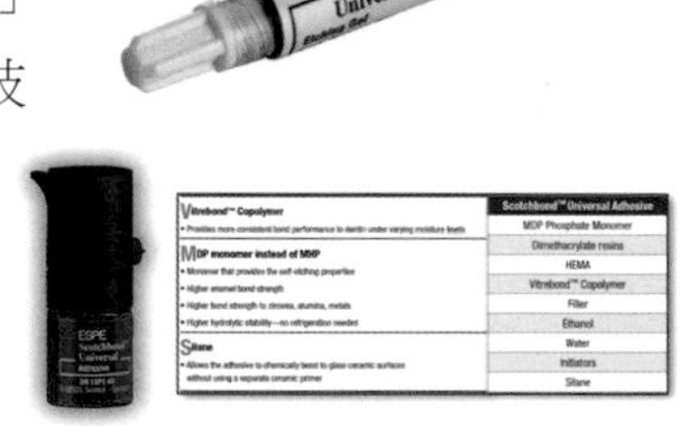

Single Bond Universal 用途廣泛，只需要塗佈一次即可。用在間接式復形體的黏著，也沒有問題。材料內含 MDP 和 silane，幫助氧化鋯與玻璃陶瓷材料的黏著。Single Bond Universal 若要搭配「雙固化」（dual-cured）或「自固化」（self-cured）材料使用，需先與等量的「雙固化激活劑」（Dual Cure Activator DCA），調拌混合使用。若是搭配 RelyX Ultimate Adhesive Resin Cement（ARC, 3M ESPE）使用，SBU 無需與 DCA 先調拌混合，即可使用。因為 ARC 材料裡，已含有 DCA 的成分。

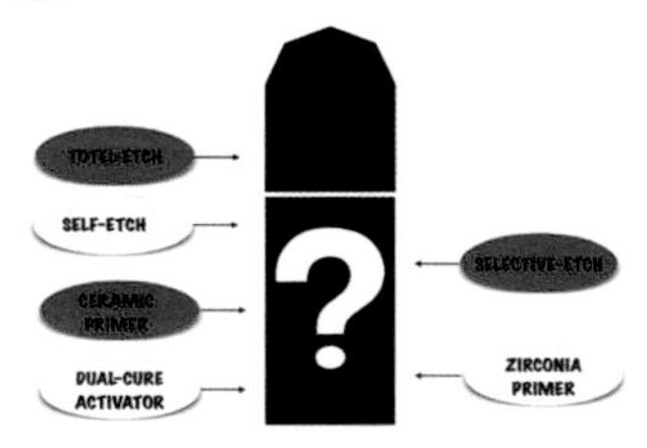

Single Bond Universal 臨床使用訣竅

應用在直接式光固化複合樹脂復形症例時：

1. 在牙齒表面塗上 Single Bond Universal，擦拭 15 至 20 秒。
2. 輕輕吹乾 10 秒。
3. 再用光固化機照射 10 秒，即完成黏著步驟。

與自固化或雙固化材料合用時：

1. 將 SBU + DCA 的混合物，塗在牙齒表面後，擦拭 15 至 20 秒。
2. 輕輕吹乾。
3. 無需用光固化機照射，即可固化。

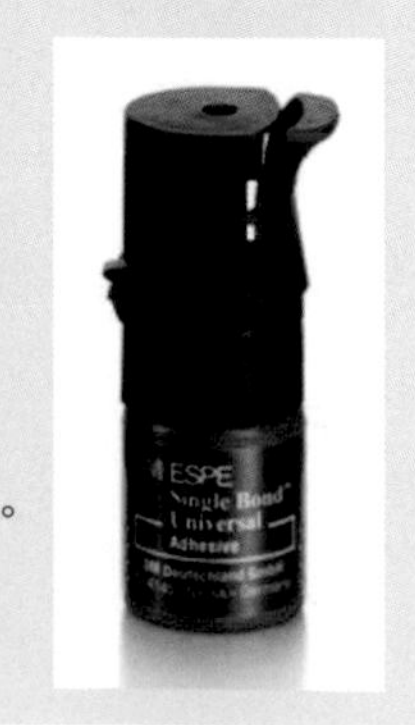

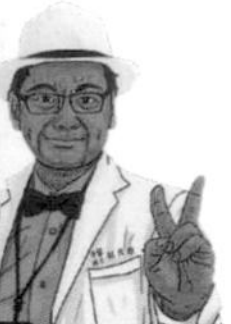

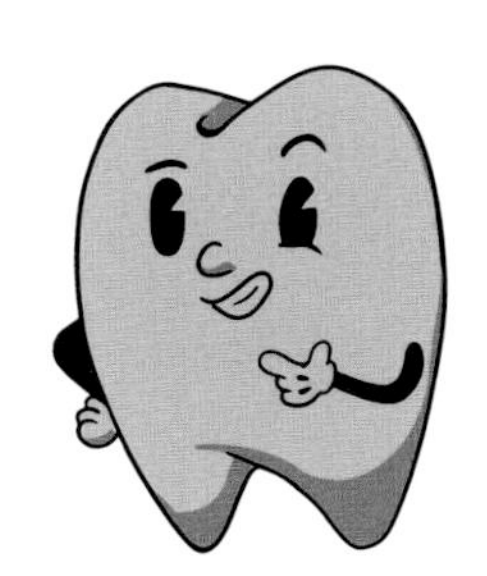

第6篇

磨針

Burs

Pearl 23

SINGLES Carbides and SINGLES Diamonds（Meisinger）

SINGLES Carbides（Meisinger）是個別包裝的「碳化鎢鑽針」（carbide burs），有各種大小、形狀可供選擇。每一盒裡面有 25 包單支包裝，其中 Cylinder 557 與 Pear 330 的 SINGLES Carbides 最常用。高切削效率，節省臨床時間。預先滅菌，拆開即可用。患者單一次使用，用後即丟，可避免交叉感染，以確保每一位患者都是使用全新的碳化鎢鑽針。

SINGLES Diamonds（Meisinger）是鍍上一層人工鑽，個別包裝的「鑽石磨針」（diamond burs）。鑽石砂礫大小有不同顏色標色，方便辨識與選擇。每一盒裡面有25包單支包裝，共有一百八十種形狀，五種鑽石砂礫粗細大小：Super-Coarse、Coarse、Medium、Fine，與Extra-Fine。鑽石砂礫粗細大小均勻，有很好的切削效率，修磨過的牙齒表面平滑。預先滅菌，拆開即可用。患者單一次使用，用後即丟，可避免交叉感染，以確保每一位患者都是使用全新的鑽石磨針。

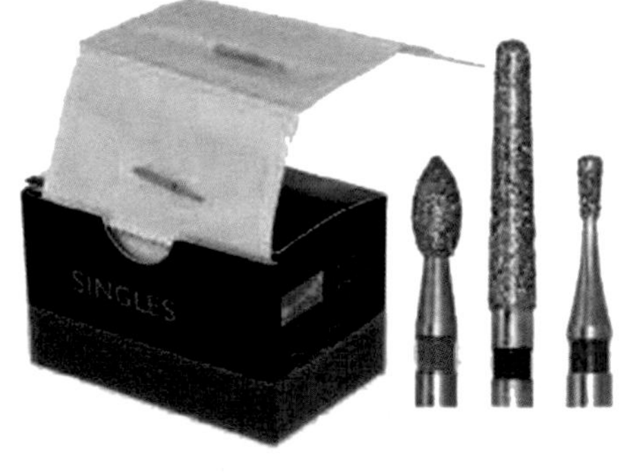

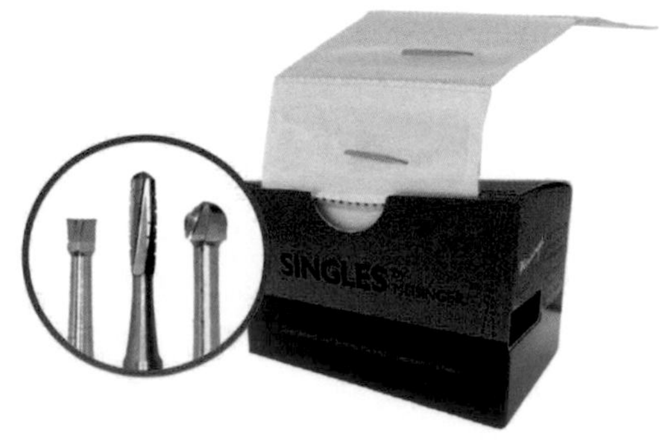

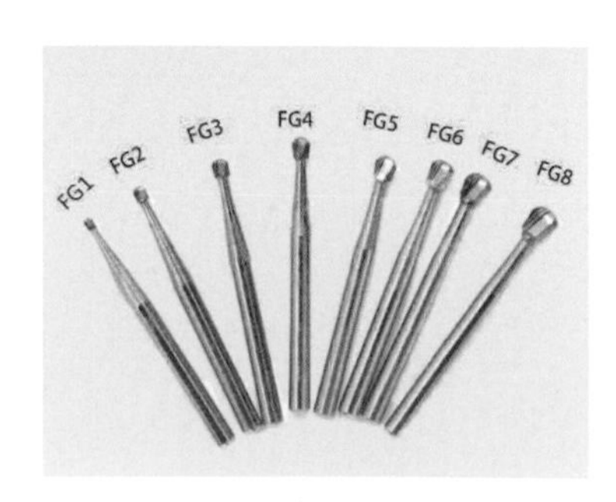

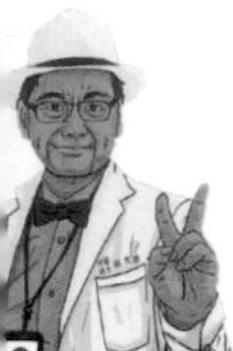

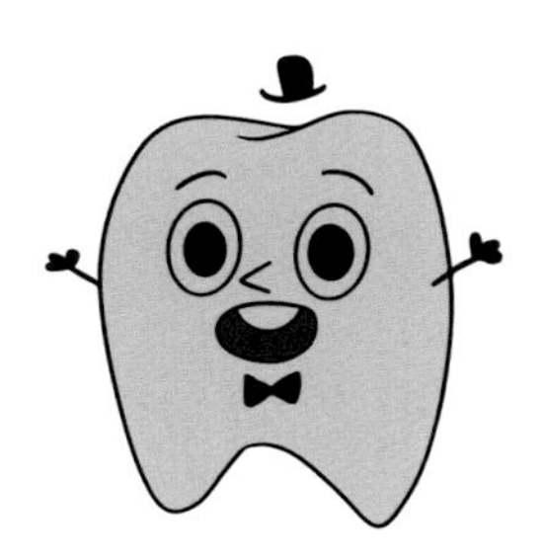

第7篇

齲齒檢測劑

Caries Detectors

Sable Seek and Seek Caries Indicator
（Ultradent）

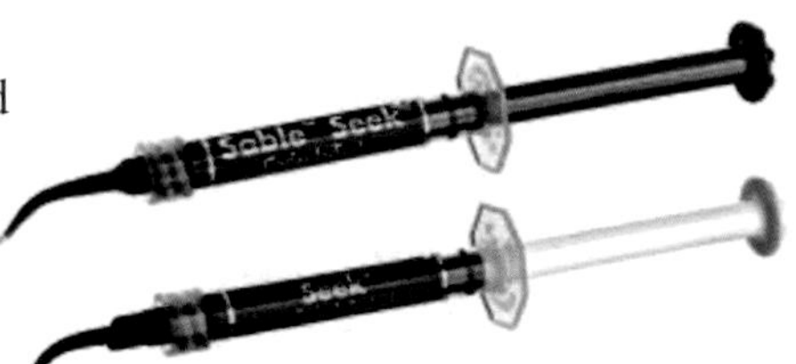

什麼是「受影響的牙本質」（affected dentin）與「已感染的牙本質」（infected dentin）？有何臨床意義？臨床如何辨識？

在窩洞復形前，應該去除所有「已感染的牙本質」。「受影響的牙本質」是指比正常的、完整的、硬的牙本質稍微軟些，但沒有受細菌感染，不應該去除。

在齲齒過程中，有一些副產物產生。「齲齒指示劑染料」（caries detector dyes），會和這些在牙本質裡「變性的膠原蛋白」（denatured collagen）結合，顯示顏色。在窩洞製備過程中，應盡早使用齲齒指示劑染料，避免磨除過多的牙齒構造。

齲齒指示劑染料也可以用來辨識「裂紋」（cracks），和局部鈣化牙髓組織的位置，尋找根管開口。另外，也可用來檢測是否有「窩溝齲齒」（pit and fissure caries）。

一般的染料多是紅色，容易與暴露牙髓的血液混淆，現在也有一些其他顏色的產品上市。齲齒指示劑染料 Sable Seek（Ultradent）是 90% 丙二醇溶液的紅色染料，Seek（Ultradent）是 70% 丙二醇溶液的暗綠色染料。使用「注射筒」（syringe）包裝輸送材料，容易沖洗乾淨。

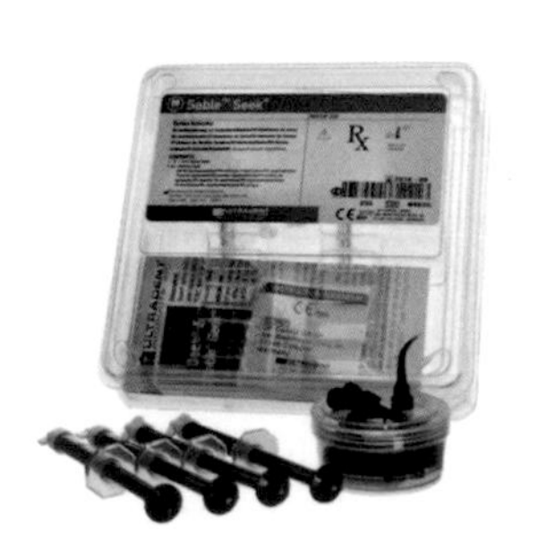

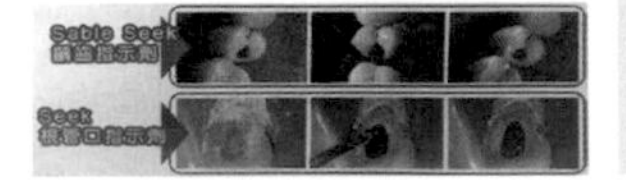

臨床使用 Sable Seek and Seek Caries Indicator 時，要謹慎小心，不要滴落衣服，或是沾到口腔裡其他復形體（尤其是邊緣不理想的假牙牙冠）。

Sable Seek and Seek Caries Indicator 臨床使用訣竅

1. 塗上齲齒指示劑染料，10 秒鐘過後，沖洗乾淨。
2. 使用低速磨牙機鑽針或手持「匙型挖掘器」（spoon excavator），將所有深染的牙齒構造清除乾淨。
3. 重複上述步驟，確保清除所有已感染的牙本質。

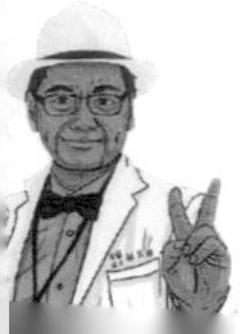

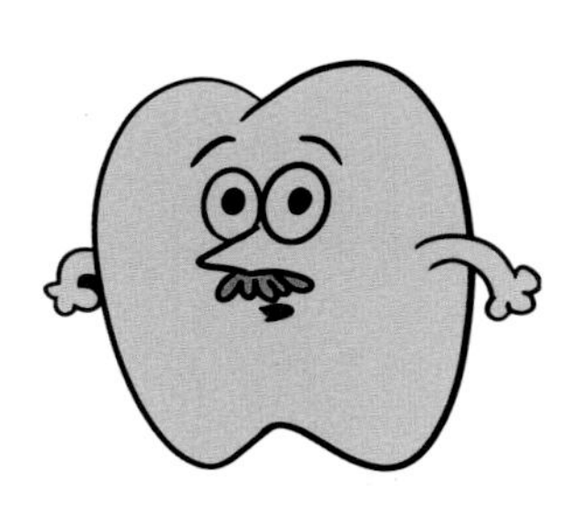

第 8 篇

窩洞清潔劑／消毒劑

Cavity Cleaners / Disinfectants

Pearl 25

Consepsis and Consepsis Scrub
（Ultradent）

牙齒要進行直接式復形或黏合間接式復形體之前，一般都會使用「浮石粉泥漿」（pumice slurry），即可達到很好的窩洞清潔效果。

引用傷口消毒的概念，牙齒表面若能清洗消毒，減少復形物底下細菌的成長，可以有效減少術後敏感問題的發生。窩洞消毒的觀念最早由 Brannstrom 提出，使用「苯扎氯銨」（benzalkonium chloride，簡稱「BAC」）與 EDTA 螯合劑混合，用來清潔消毒窩洞及去除部分的「塗抹層」（smear layer）。

現在常用的窩洞清潔消毒劑的活性成分是BAC或2%「葡萄糖酸氯己定」（chlorhexidine gluconate）溶液。而氯己定是經證實有效的消毒劑。

窩洞清潔消毒劑產品 Consepsis（Ultradent）是 2% 氯己定溶液，呈水色。Consepsis Scrub（Ultradent）則是含有 2% 氯己定溶液活性成分的粉碎玻璃研磨糊劑。使用 Consepsis 或 Consepsis Scrub，對黏著沒有不良影響，甚至稍有助益。

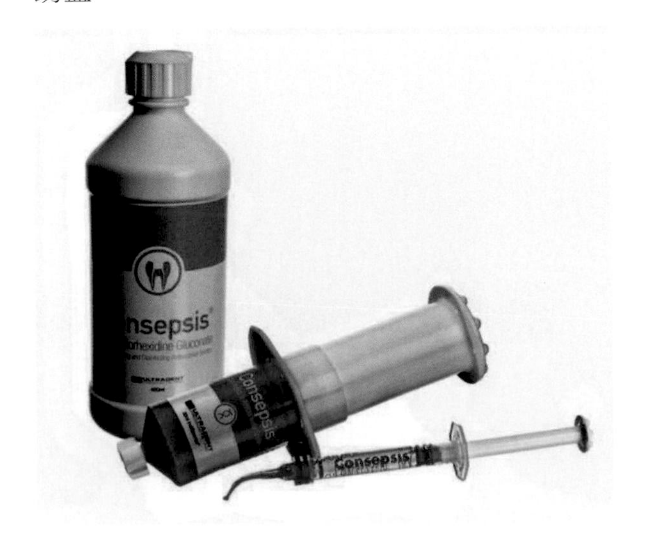

Consepsis 產品使用非常容易，只要推動注射筒包裝裡面的柱塞，將溶液濕潤 Dento-Infusor tip，同時做刷洗窩洞的動作。若是使用 Consepsis Scrub，將產品塗在牙面，再利用「潔牙杯」（prophy cup）做機械式刷洗的動作即可。

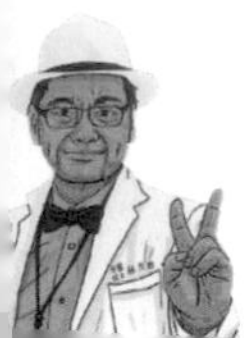

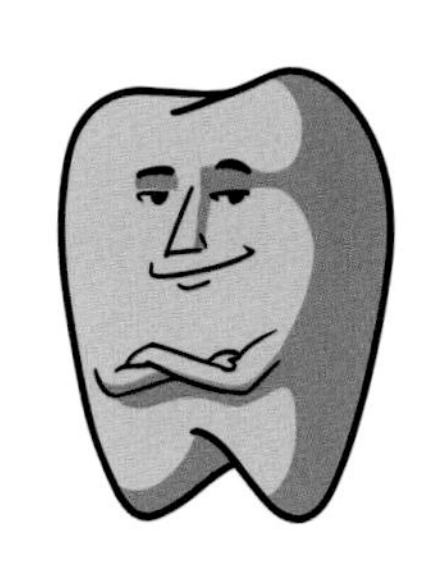

第 9 篇

窩洞底墊材料

Cavity Liners / Bases

Pearl 26

Ionosit Baseliner
（DMG）

窩洞復形時，長久以來都會在窩洞底部放置「窩洞底墊材」（cavity liners / bases），以保護牙髓，隔絕外來刺激。窩洞底墊材 Ionosit Baseliner（DMG）具有玻璃離子體材料特性，會釋出氟，與牙齒構造有很好的黏著，表現高硬度。無需調拌混合，使用起來非常方便。材料有很好的流動性，又不會溢流，並且具抗菌性質，保護牙髓，封閉牙本質小管，避免術後敏感性的發生。

使用 Ionosit Baseliner，牙本質表面無需預處理，塗佈厚度不要超過 2mm，光固化機照射 40 秒。且具有「微膨脹」（micro-expansion）特點，可以補償複合樹脂材料的「聚合收縮」（polymerization shrinkage）縫隙。大約有 1% 的微膨脹，拮抗複合樹脂的聚合收縮應力，對直接式復形特別有效。

至於間接式復形症例，則不建議使用 Ionosit Baseliner。

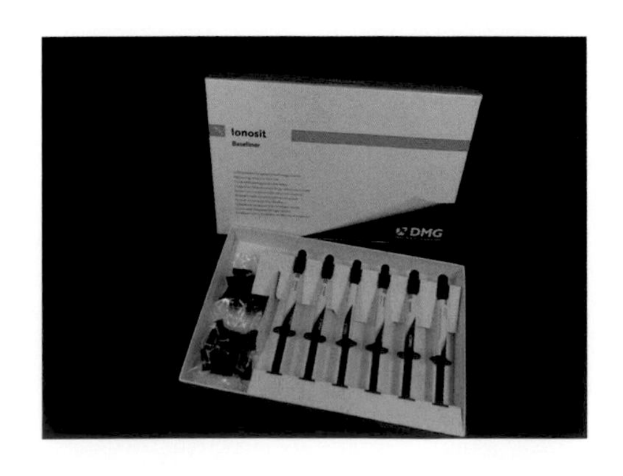

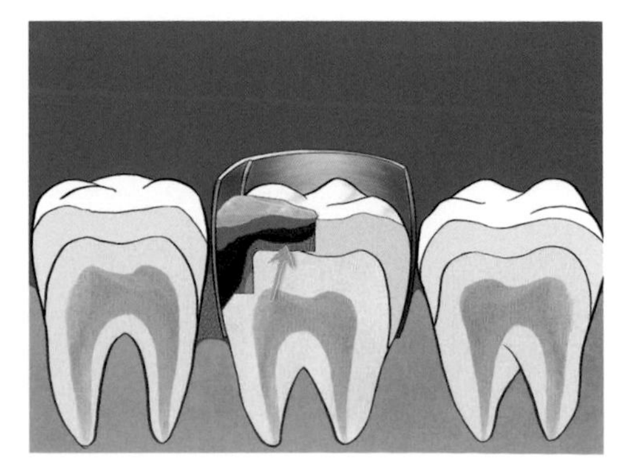

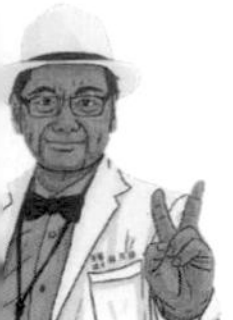

Pearl 27

TheraCal LC
(Bisco)

在過去，一些醫師習慣使用類似 Dycal 的產品，在窩洞底部當作牙髓保護材料。但 Dycal 強度不夠，過一段時間即會溶解，反而容易造成微滲漏、復形失敗等問題。

目前最佳的覆髓產品非 TheraCal LC（Bisco）莫屬，它是光固化的「樹脂強化矽酸鈣」（resin-reinforced calcium silicate）材料，預先混合、注射筒包裝輸送材料。可用於「直接／間接覆髓術」（direct / indirect pulp capping）與「窩洞底墊材」（liner / base）。容易操作與放置、光固化、很好的流動性、材料預先混合方便塗佈、減少術後敏感的發生。

TheraCal LC 材料呈鹼性，矽酸鈣顆粒會釋出鈣，刺激牙髓形成「羥基磷灰石晶體」（hydroxyapatite crystal）和「再生牙本質」（secondary dentin），保護牙髓。且光固化，無需調拌。塗佈後，使用光固化機照射、固化，即可進行復形的步驟。

TheraCal LC 材料本身的黏著性差，齒質表面應保持些許濕潤，以增加與齒質的黏著性。由於材料強度不夠，且呈現不透明白色，所以只要塗佈在關鍵區域，厚度僅需 1 毫米即可。

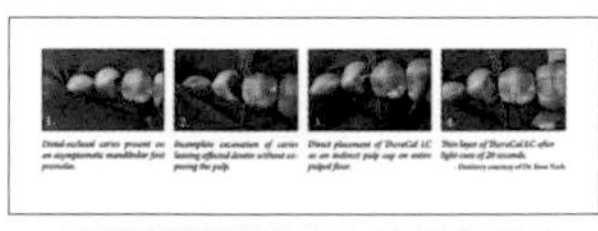

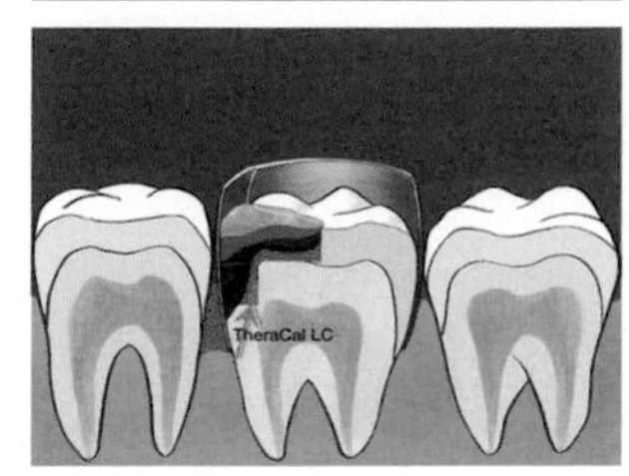

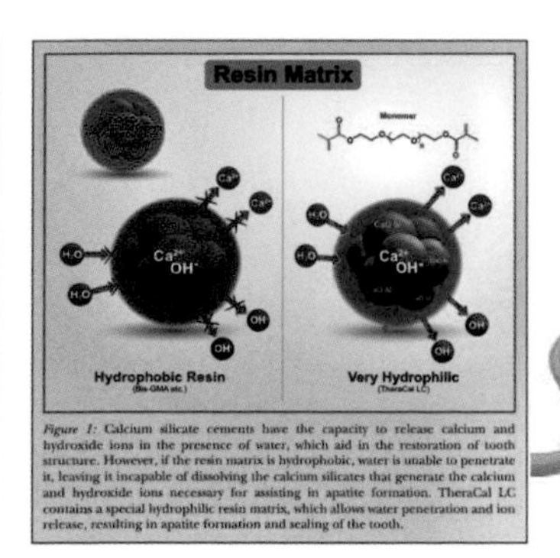

Figure 1: Calcium silicate cements have the capacity to release calcium and hydroxide ions in the presence of water, which aid in the restoration of tooth structure. However, if the resin matrix is hydrophobic, water is unable to penetrate it, leaving it incapable of dissolving the calcium silicates that generate the calcium and hydroxide ions necessary for assisting in apatite formation. TheraCal LC contains a special hydrophilic resin matrix, which allows water penetration and ion release, resulting in apatite formation and sealing of the tooth.

Pearl 28

Ultra-Blend Plus
(Ultradent)

窩洞復形時，選擇窩洞底墊材料（cavity liner）必須操作容易，與牙本質有黏著力。窩洞底墊材料 Ultra-Blend Plus（Ultradent）專利配方「親水性」（hydrophilicity），與牙齒構造可以「自黏」（self-adhering）。與牙本質發生黏著（5MPa），造成封閉效果，保護牙髓。

窩洞底墊材料 Ultra-Blend Plus 有很好的流動性、生物相容性、放射線阻透性。可搭配「牙科黏著劑」（bonding agents）使用，也可以直接使用 Ultra-Blend Plus。

窩洞底墊材料 Ultra-Blend Plus 光固化，無需調拌混合，不浪費，操作容易。即使在較深的齲齒窩洞，甚至牙髓暴露的症例，都可以使用窩洞底墊材料 Ultra-Blend Plus 保護牙髓，很少發生術後敏感的問題。

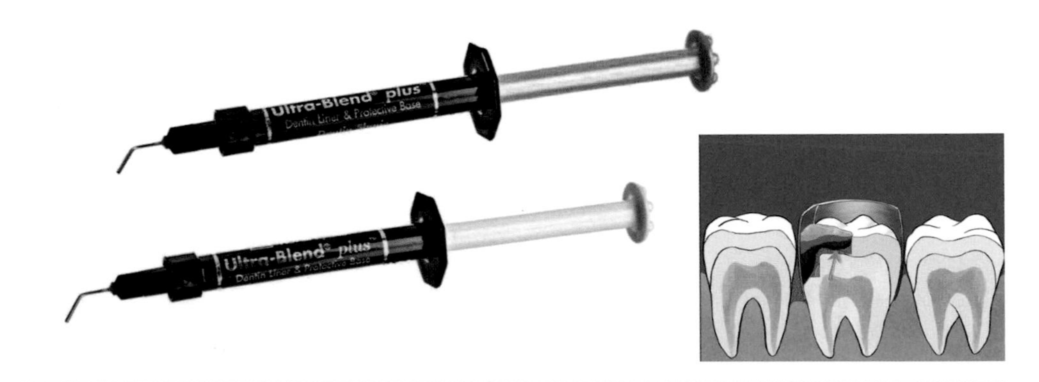

Ultra-Blend Plus 臨床使用訣竅

1. 使用前，窩洞壁「吸乾」（blot dry），但不可以過度乾燥。
2. 從 syringe 擠出 Ultra-Blend Plus，將材料塗佈在窩洞上（建議 1mm 的厚度）。
3. 光固化機照射 20 秒，即完成。

★遇到牙髓暴露症例，先使用「窩洞清潔 / 消毒劑」（cavity cleaners and disinfectants），例如 Consepsis 或 Consepsis Scrub（Ultradent）擦拭窩洞壁 60 秒後，輕輕吹乾或吸乾，不要沖洗。然後直接塗上 Ultra-Blend Plus。

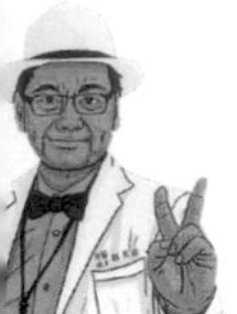

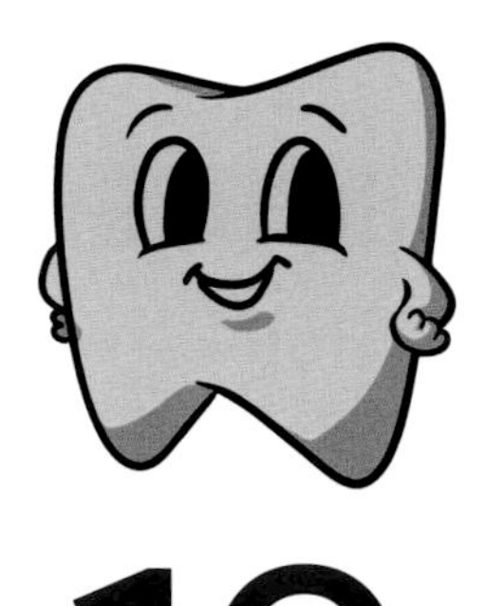

第10篇

永久性黏合劑

Cements, Permanent

Pearl 29

Calibra Universal and Calibra Veneer Resin Cement（Dentsply Sirona）

所有的間接式復形體都需要藉助「牙科黏合劑」（dental cement），黏合劑在復形體的臨床成功扮演著重要角色。

對黏合劑性質的了解，有助於產品的選擇與材料的操作。現在的患者多要求審美性復形，所以黏合劑的選擇也有所不同。傳統黏合劑材料中等審美性和低強度，但對濕氣（血液、唾液）忍受度高。樹脂黏合劑材料高審美性和高強度，但對濕氣敏感。臨床使用樹脂黏合劑的黏合過程，應保護牙齒，避免備牙受唾液、血液污染。

根據黏著強度與固化機轉的不同，樹脂黏合劑可以分為三大類：「自黏性樹脂黏合劑」（self-adhesive resin cement）、「黏著性樹脂黏合劑」（adhesive resin cements），與「審美性樹脂黏合劑」（esthetic resin cements）。Calibra Universal Self-Adhesive Resin Cement（Dentsply Sirona）屬於自黏性樹脂黏合劑；Calibra Veneer Esthetic Resin Cement（Dentsply Sirona）則是審美性樹脂黏合劑。

備牙的固位條件也會影響到黏合劑的選擇：

「固位性備牙」（retentive preparation）：備牙的高度大於 4 毫米，錐度小於 20 度，高強度的復形體可直接使用 Calibra Universal Self-Adhesive Resin Cement。

「非固位性備牙」（non- retentive preparation）：備牙的高度小於 3 毫米，錐度大於 20 度。建議 Calibra Universal Self-Adhesive Resin Cement 搭

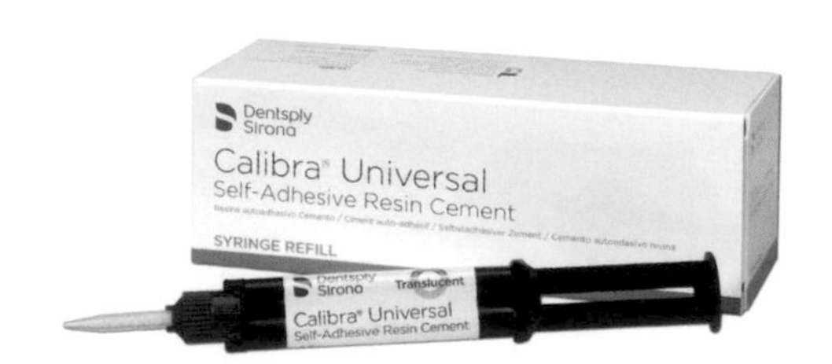

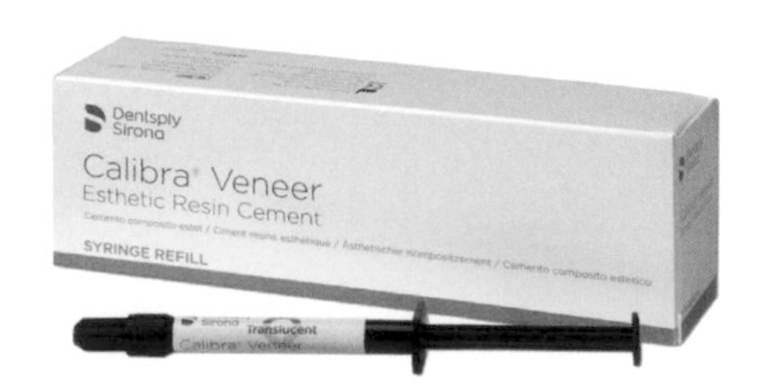

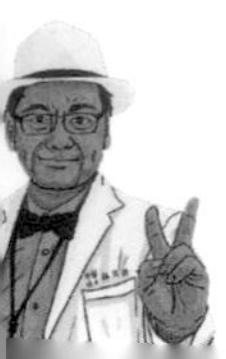

配 Spectrum Bond 一起使用，黏著強度高達 34.9MPa。

復形材料的種類也會影響黏合劑的選擇：

矽酸陶瓷（包括：長石、玻璃陶瓷、二矽酸鋰、氧化鋯強化矽酸鋰）具有較高的審美性與低的抗彎曲強度，使用 Calibra Universal Resin Cement 黏合劑的時候建議搭配牙科黏著劑。矽酸陶瓷材料 Celtra Duo（Dentsply Sirona, 370MPa）、Celtra Press（Dentsply Sirona, 500MPa）復形體，如果備牙固位條件足夠，也可以單獨使用 Calibra Universal Resin Cement 黏合劑來黏合。

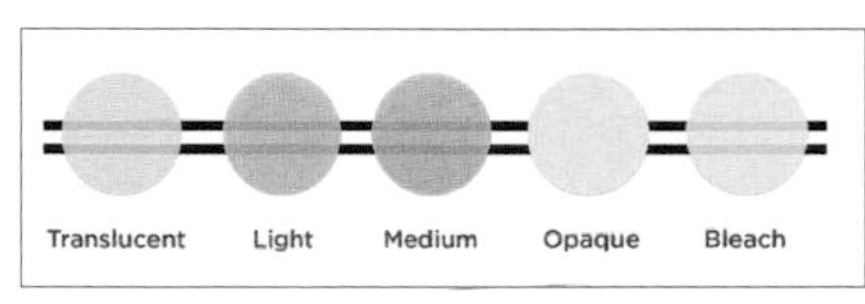

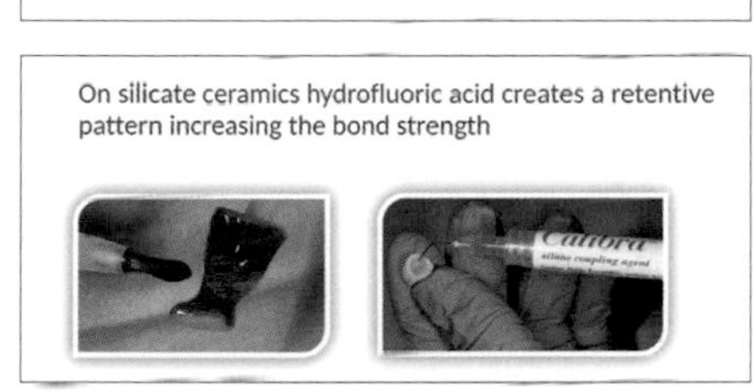

氧化物陶瓷（包括氧化鋯和氧化鋁）則是較低的審美性與高的抗彎曲強度，可以單獨使用 Calibra Universal Resin Cement 黏合劑，不需搭配牙科黏著劑。

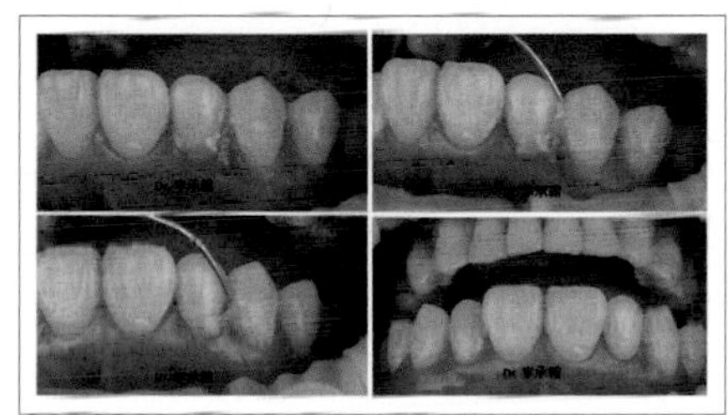

審美性嵌體／冠蓋體（inlay/onlay）與**全瓷前後牙冠**的透光性好，應使用 Calibra Veneer Resin Cement 搭配牙科黏著劑，光固化模式。

氧化鋯與 PFM 透光性較差，甚至不透光，應使用 Calibra Universal Resin Cement，材料雙固化。

瓷牙貼片的黏合，選用 Calibra Universal Resin Cement 搭配 Prime&Bond 牙科黏著劑，光固化模式。

矽酸陶瓷的黏著表面需用氫氟酸酸蝕，產生粗糙的表面，增加黏著強度。然後，再塗上陶瓷底劑「矽烷耦合劑」（silane

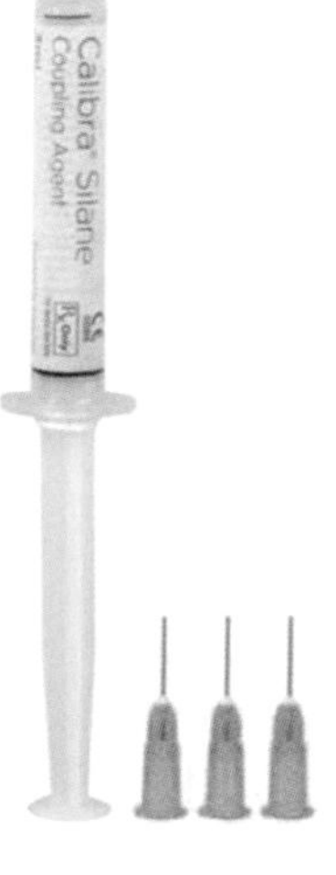

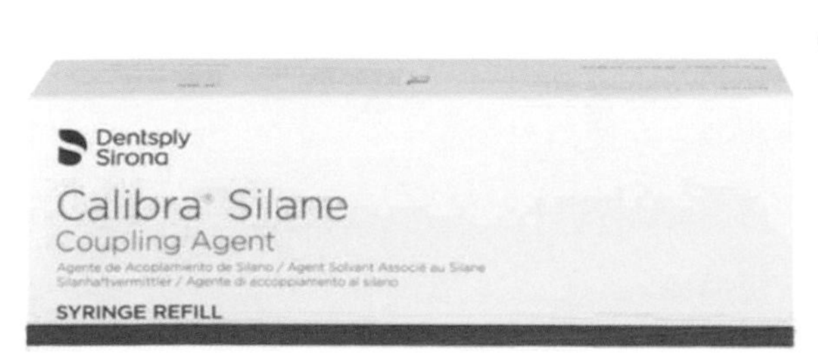

coupling agent），進一步增進瓷材與樹脂黏合劑之間的黏著強度。矽烷（silane）是用於鍵結樹脂基質與填料的化學物質，防止水分侵入，造成水解現象發生。Calibra Silane Coupling Agent（Dentsply Sirona）應用在陶瓷貼片的黏著表面，有很好的黏著表現。若是氧化鋯復形材料，要用噴砂表面處理。

Calibra Cement 產品最大特點就是延長「膠狀期」（gel phase）長達 1 分鐘，容易清除過多的黏合劑材料。大多數黏合劑產品的清除時間非常有限，黏合劑材料殘留在牙齒間隙的可能性增加，這會提高修復體失敗的機率。根據調查統計，高達 21% 的牙冠修復失敗，是因為二次齲齒，而其發生主因是黏合劑材料的殘留。Calibra Universal Self-Adhesive Resin Cement 適用多種類型復形體黏合，其最大優點是 tack cure，短暫光照約 10 秒（頰側 5 秒＋舌側 5 秒），cement 仍處於膠狀期（gel phase），持續長達 1 分鐘，能為醫師爭取較多的時間彈性。需要比較長時間的黏合工作，Calibra 的 tack cure 緩衝處理時間特性，就能在臨床幫助醫師許多。

Calibra Universal 採用 Shade Stable Technology，消除了隨著時間所產生的顏色變化。產品提供五個顏色選擇，包含：Light、Medium、Translucent、Opaque、Bleach。Opaque 屬於暖白，用來輔助植體金屬 abutment 遮色，效果顯著。

Calibra Veneer Esthetic Resin Cement 產品光固化（light-cured），除了擁有 Calibra Universal Self-Adhesive Resin Cement 的特點外，有和 cement paste 顏色相對應的 Try-in Paste，配色精準，提供醫師及患者在 final delivery 前，進行呈色參考。

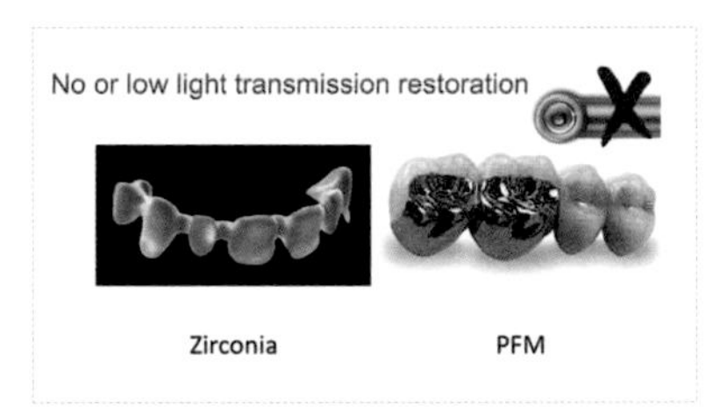

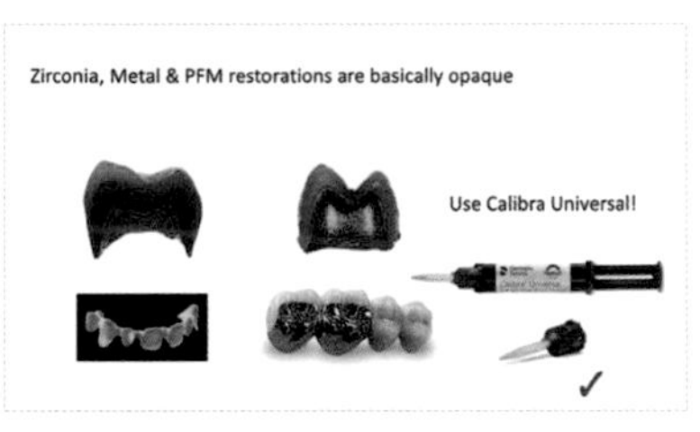

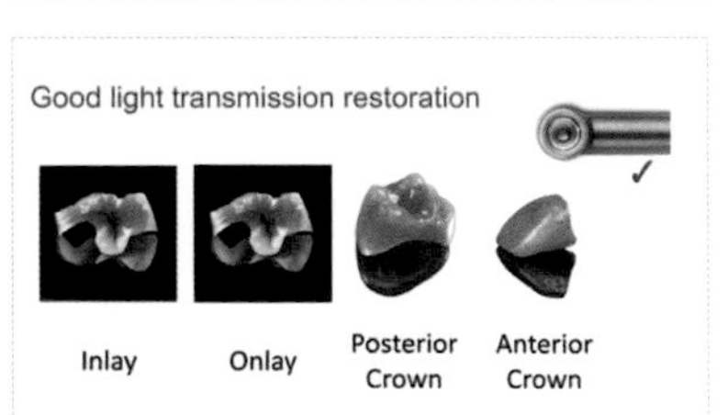

影響黏合劑選擇三項關鍵因素

1. 口腔的情況（包括備牙的條件）
2. 復形的類型（包括復形材料的種類）
3. 黏合劑的性質

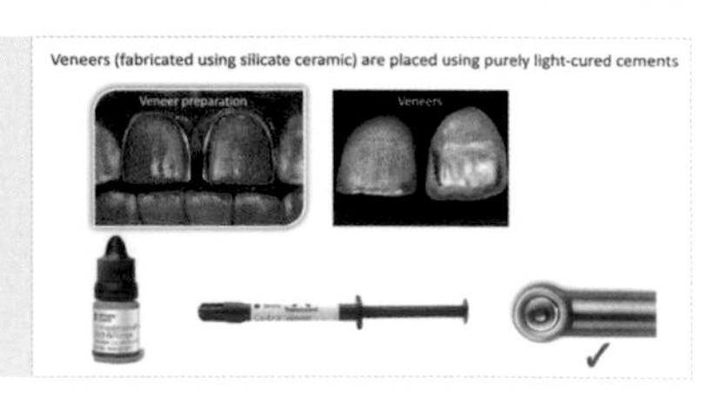

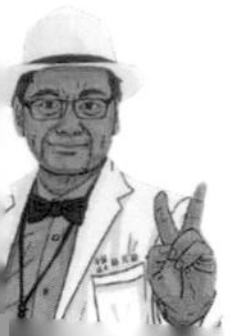

Pearl 30

ESTECEM Plus Adhesive Resin Cement
(TOKUYAMA)

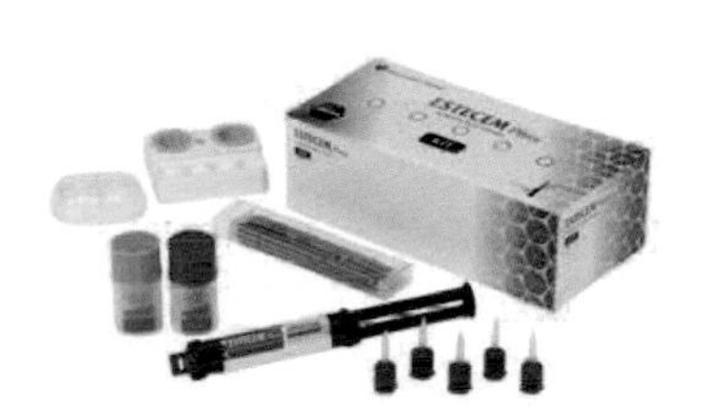

黏著性樹脂黏合劑產品 ESTECEM Plus Adhesive Resin Cement（TOKUYAMA）搭配 PALFIQUE Universal Bond（TOKUYAMA）牙科黏著劑使用，可以提升牙齒構造與所有復形材料之間的黏著，不需要額外使用「底劑」（primer）或「自固化激活劑」（self-cure activator），簡化操作步驟。

PALFIQUE Universal Bond 採用「黏著性單體」（adhesive monomer）與 BoSE 技術（硼酸起始劑），提供牙齒與復形材料之間可信賴的黏著。牙齒的黏著劑和復形體黏著表面的表面處理「底劑」（primer），都同樣使用 PALFIQUE Universal Bond 的 A+B 混合物，超級方便。

使用 ESTECEM Plus Adhesive Resin Cement 黏合劑，無論是採用「全酸蝕」（etch and rinse）、「自酸蝕」（self-etch）或「選擇性酸蝕」（selective etch）技術，「自固化」（self-cured）或「光固化」（light-cured）模式，皆

ESTECEM Plus Adhesive Resin Cement 臨床使用訣竅與適應症

ESTECEM Plus Adhesive Resin Cement 採用「自固化」模式時，過多的黏合劑材料在 1 分鐘到 4 分鐘期間（從黏合劑材料置入牙冠裡算起），可容易地清除。若是採用「光固化」模式，過多的黏合劑材料 2 分鐘起（從黏合劑材料放入牙冠內開始計算），可容易地清除。

ESTECEM Plus Adhesive Resin Cement 適應症如下：

1. 牙冠／牙橋、嵌體、冠蓋體的黏合（與各種贗復材料皆相容）、瓷牙（PFM 或 all-ceramic）復形體破裂的修復、「貼片」（veneer）的黏合
2. 「黏著性牙橋」（adhesion bridge）的黏合
3. 「冠心建立材料」（core build-up materials）的黏合（金屬或複合樹脂材料皆相容）
4. 「根柱」（posts）的黏合（金屬或玻璃纖維皆相容）

可獲得很好的黏著力。ESTECEM Plus Adhesive Resin Cement 適用各種不同類型的復形材料（包括：陶瓷、氧化鋯、貴金屬、賤金屬、間接式複合樹脂復形體），都能獲得很好且可預期的黏著效果。PALFIQUE Universal Bond 材料自固化，不需使用 LED 光固化機照射，吹乾即可黏著，不需等待。

ESTECEM Plus Adhesive Resin Cement 有以下四種顏色可供選擇：

Universal：適用大多數的審美症例。

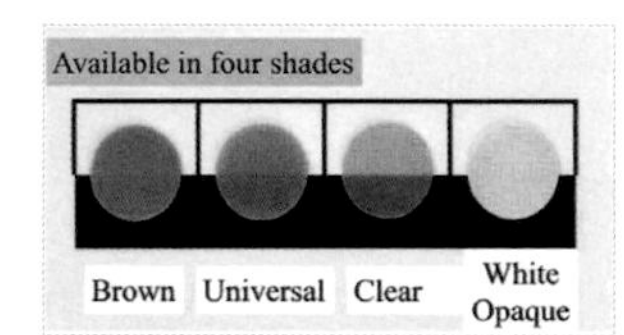

Clear：透明、無色，適用審美性牙冠或瓷牙貼片（當底下的牙齒構造顏色合適）。

White Opaque：白色不透明，適用瓷牙貼片及有需要遮蔽底下牙齒構造顏色的情況。

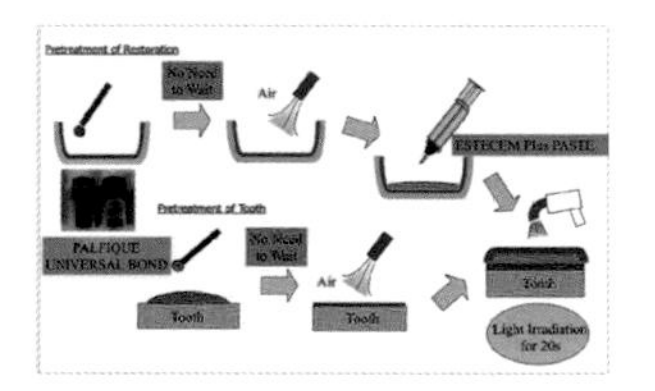

Brown：牙本質顏色，適用於瓷牙或複合樹脂牙冠。

ESTECEM Plus Adhesive Resin Cement 有很好的顏色穩定性，低吸水性、低水溶性、高的抗彎曲強度，審美性與操作性佳，PALFIQUE Universal Bond 也可以用在復形體的黏著表面當作表面處理劑（底劑），複雜的黏著步驟變得簡單多了。

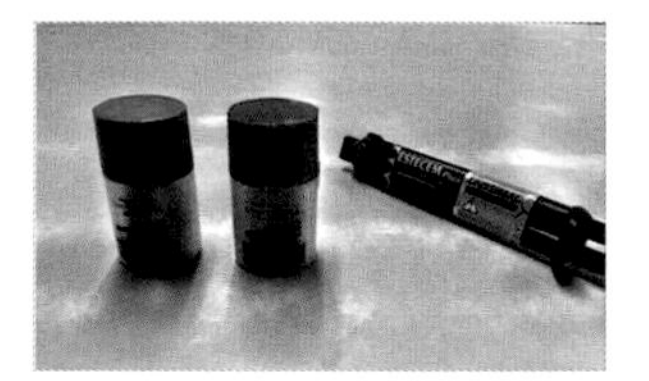

ESTECEM Plus Adhesive Resin Cement 臨床操作及特別注意事項

ESTECEM Plus Adhesive Resin Cement 臨床操作步驟如下：

1. 將 PALFIQUE Universal Bond A+B 兩劑調拌混合。
2. 將調拌好的 ESTECEM Plus Paste 塗抹到復形體的黏著表面。
3. 將裝好黏合劑的牙冠放在支台齒上，定位後，用光固化機照射 20 秒即完成。

另外，使用 ESTECEM Plus Adhesive Resin Cement 也有一些需要特別注意的地方：

1. 要與 PALFIQUE Universal Bond 搭配使用，不可以用其他品牌的「底劑」（primer）塗抹在復形體黏著表面，以免影響黏著力。
2. 確保 A 劑和 B 劑等量，才能聚合完全。
3. 調拌混合好的 Paste，只能塗佈在經過 PALFIQUE Universal Bond 處理過的復形體黏著表面，以避免復形體定位不精準。若是將 Paste 塗在牙齒表面，PALFIQUE Universal Bond 會加速 ESTECEM Plus 的凝固硬化（因為口腔裡面的溫度為 37 度）。
4. 建議使用光固化機照射，以確保黏合劑聚合固化完全。陶瓷或複合樹脂半透明材料製作的復形體，使用光固化機照射 20 秒以上。若是復形體面積太大，應重複照射。使用光固化機的功率若是太低的話，應延長照射時間。

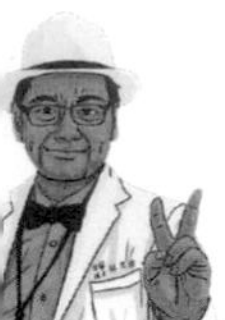

Pearl 31

GC FujiCEM 2
（GC）

「樹脂強化玻璃離子體」材料（resin-modified glass ionomer，簡稱 RMGI）是用途最廣，使用最多的「永久性黏合劑」（permanent cement），適用於很多類型的贋復材料，容易調拌使用，又可以釋出氟化物。

GC FujiCEM 2（GC）是第二代的 RMGI 永久性黏合劑產品，成分有「可彎曲長鏈單體」（flexible long-chain monomer），提供材料較高的抗彎曲強度及類似「減震作用」（shock absorber），可以較有效抵抗咬合負荷。

GC FujiCEM 2 材料自調拌混合，有 2 分鐘的口腔外操作時間。材料流動性很好，只有 10 微米的「薄膜厚度」（film thickness），很容易就可將牙冠定位。約 3 分鐘後，即可將過多黏合劑材料清除乾淨。約 4.5 分鐘後，材料接近完全固化。

臨床若要有更佳效果，可以使用 Fuji Plus Conditioner（GC）擦拭備牙 20秒（這步驟可省略），然後沖洗吹乾，但仍應保持有點濕潤。產品「自固化」（self-cured），無需再使用光固化機照射。

GC FujiCEM 2 材料呈淡黃色，甚至有點象牙白。適用所有的贋復材料製作的牙冠牙橋，但「長石陶瓷」（feldspathic porcelains）和「玻璃陶瓷」（glass ceramics）除外，應改用強度較高的樹脂黏合劑產品。前牙審美要求較嚴謹的症例，並不建議使用 FujiCEM 2，應改用審美性較高的樹脂黏合劑產品。

臨床經驗，GC FujiCEM 2 很少遇到術後敏感問題發生，是黏合一般牙冠牙橋極佳的選擇。

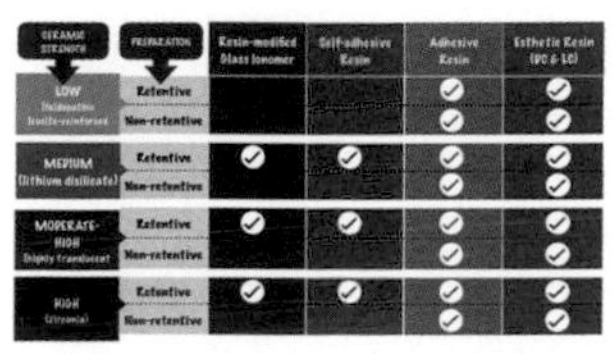

(Dental Advisor)

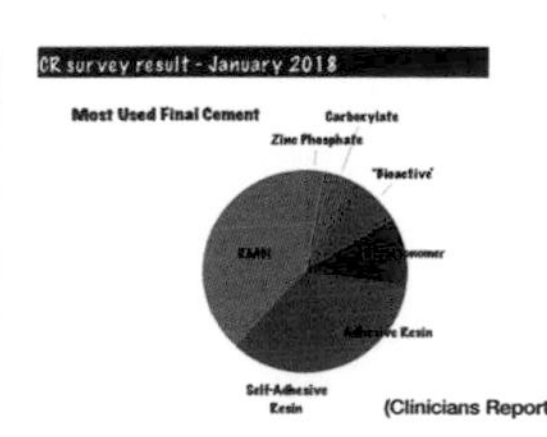

(Clinicians Report)

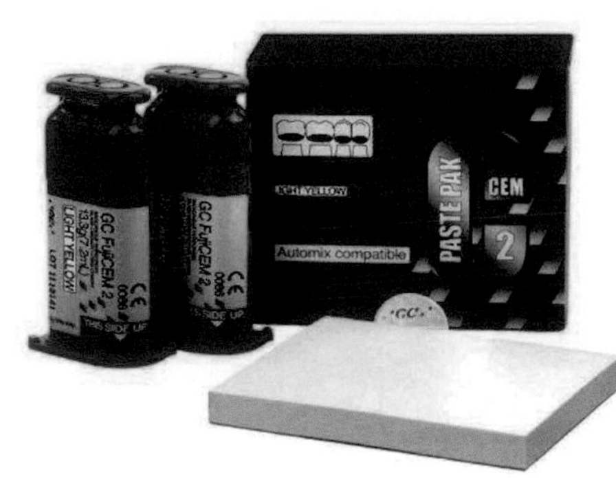

Pearl 32

G-CEM LinkForce
（GC）

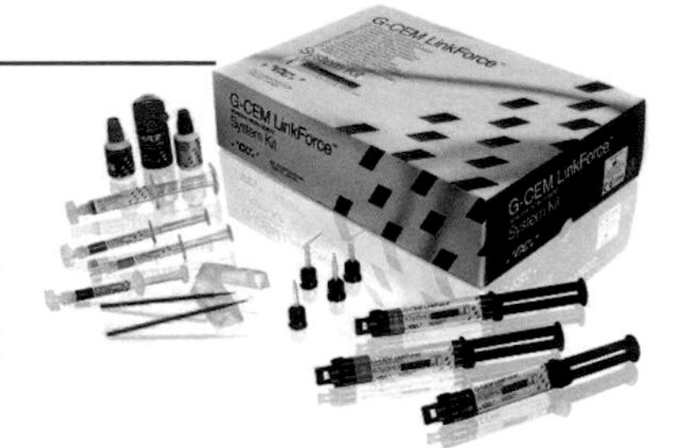

「黏著性樹脂黏合劑」（adhesive resin cement）G-CEM LinkForce（GC）為一套完整的黏合劑系統，可以用來黏合「長石陶瓷」（feldspathic porcelain）、「白雲石強化陶瓷」（leucite-reinforced porcelain，例如IPS Empress）、「二矽酸鋰」（lithium disilicate）、「氧化鋁」（alumina）、「氧化鋯」（zirconia）、貴金屬、賤金屬、「玻璃纖維根柱」（glass fiber posts）等各種不同復形材料製作的間接式復形體。

「雙固化」（dual-cured）的G-CEM LinkForce黏合劑盒組包括三項主要產品：G-Multi PRIMER、G-Premio BOND、G-CEM LinkForce。

G-Multi PRIMER材料內含MDP、MDTP，當作復形材料的表面處理劑（底劑primer），提升黏著力。

G-Premio BOND牙科黏著劑塗在牙齒表面，適用「全酸蝕」（etch and rinse）、「自酸蝕」（self-etch）、與「選擇性酸蝕」（selective-etch）三種酸蝕模式。牙齒表面塗上G-Premio BOND後，用光固化機照射10秒，即完成黏著步驟。若採用牙科黏著劑「自固化」（self-cured）模式，等量的G-Premio BOND和G-Premio BOND DCA調拌混合後，塗在牙齒上，吹乾5秒，等待20秒，即完成黏著步驟。採用G-Premio BOND自固化模式，可以確保固化完全，尤其是在光無法照到的區域（例如：根柱空間）。黏著性樹脂黏合劑G-CEM LinkForce有三種顏色選擇：A2、Translucent、Opaque。

G-CEM LinkForce 臨床使用訣竅

自黏合劑材料調拌混合起，有3分鐘的操作時間。

1. 在復形物的黏著表面裝填混合好的黏合劑材料。
2. 定位完成後，先用光固化機短暫照射1至2秒（tack cure），以利清除溢出的過多材料。
3. 再用光固化機繼續照射每個表面20秒，完成固化。如果沒有使用光固化機照射，材料要等待4分鐘，才能完成自固化。

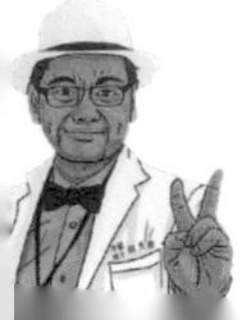

Pearl 33

Panavia SA Cement Universal
(Kuraray)

Panavia 家族（第一代 Panavia SA Cement；第二代 Panavia SA Cement Plus）的第三代產品 Panavia SA Cement Universal（Kuraray）是「自黏性樹脂黏合劑」（self-adhesive resin cement），可以用來黏合牙冠／牙橋、嵌體／冠蓋體、根柱等症例。

Panavia SA Cement Universal 採用新的、獨特的 LCSI 技術，內含「矽烷耦合劑」（silane coupling agent），不需再用 silane 表面處理劑（porcelain primer），即可對長石陶瓷、二矽酸鋰、複合樹脂材料產生強的化學鍵結。材料內含 MDP 成分，對二氧化鋯、金屬合金、牙齒構造也有化學鍵結。

幾乎所有的復形材料（甚至包括二矽酸鋰）Panavia SA Cement Universal 都可以黏合，單一步驟，復形體無需另外使用表面處理劑（底劑），過多的黏合劑殘餘容易清除，產品存放在室溫環境即可。

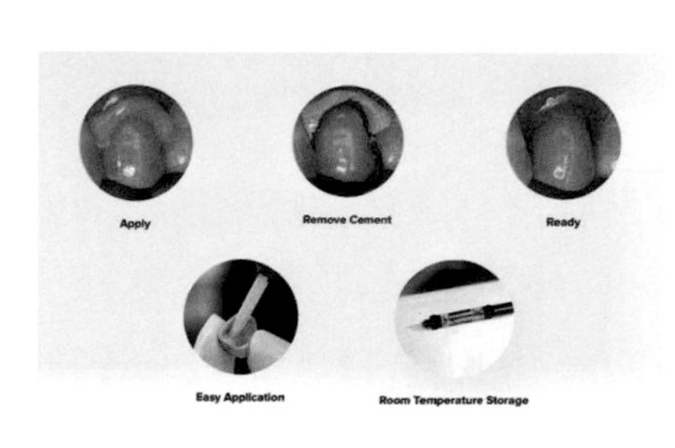

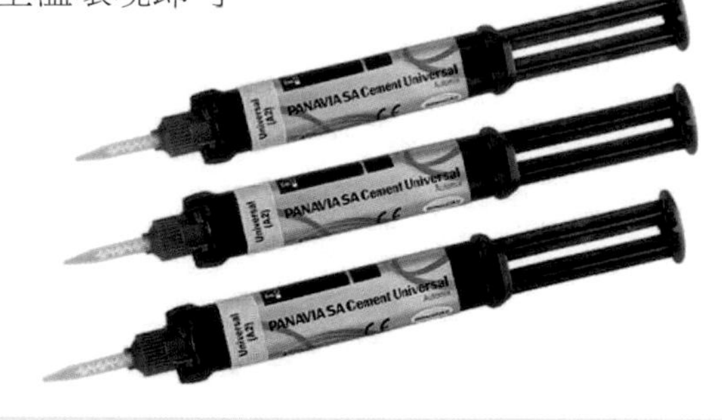

Panavia SA Cement Universal 臨床使用訣竅

1. 先將調拌混合好的材料塗到牙冠內面，確保沿著牙冠邊緣皆有材料覆蓋著。
2. 再將牙冠定位在修形好的牙齒上，用牙線穿越鄰接面接觸區域。
3. 最後再用光固化機在頰側、舌側各照 5 秒鐘（tack cure），清除過多殘留的黏合劑材料。
4. 再繼續光照，完成材料固化。

★如果備牙的固位條件不是那麼理想，需要較高固位強度的症例，可以先在牙齒表面使用 CLEARFIL Universal Bond Quick（Kuraray）牙科黏著劑。

Pearl 34

PANAVIA V5
(Kuraray)

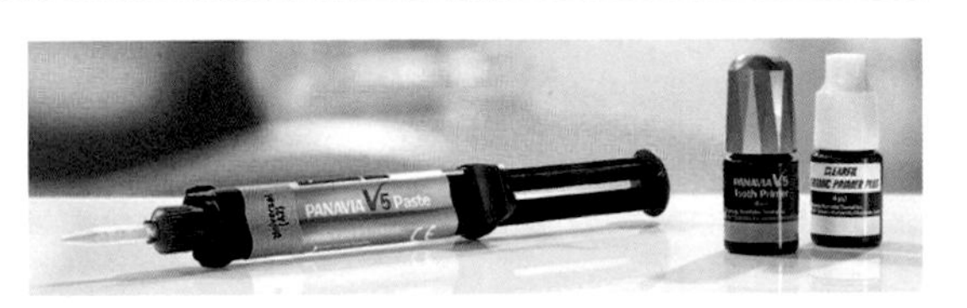

PANAVIA V5(Kuraray)是「黏著性樹脂黏合劑」(adhesive resin cement)PANAVIA 家族的最新成員,同時也是最佳產品,是一套完整、可靠的黏合劑系統,很少有復形體脫落或術後敏感的問題發生。

材料「雙固化」(dual-cured)、「不含胺」(amine-free),不必擔心將來材料變黃的問題,「瓷牙貼片」(porcelain veneer)的黏合也適用。盒組搭配 Try-in Paste,顏色與 cement paste 相配。

這套產品主要包括三項材料:PANAVIA V5 Tooth Primer、Clearfil Ceramic Primer Plus、PANAVIA V5 Paste。

PANAVIA V5 Tooth Primer 塗佈在備牙表面,輕輕攪動 20 秒,吹乾、吹薄,即完成牙齒的黏著步驟,無需使用光固化機照射。若備牙有 uncut enamel,可先用磷酸酸蝕牙釉質,沖洗吹乾,再塗上 PANAVIA V5 Tooth Primer,只要一個步驟即完成黏著工作。

Clearfil Ceramic Primer Plus 為復形體黏著表面的預處理劑(底劑 primer),適用各種不同復形材料的表面預處理,減少瓶瓶罐罐的庫存壓力。

PANAVIA V5 Paste 有五種顏色選擇(Clear、Universal A2、Opaque、Brown A4、White),還有相對應的 Try-in Paste。兩種 mixing tips 可供選用,傳統直徑較大的 tips,適用將黏合劑輸送到牙冠內面;直徑較細小的 tips,適用輸送材料到「根柱空間」(post holes)。PANAVIA V5 Paste 操作時間 2 分鐘。材料的流動性/黏稠度適中,復形體定位容易。

復形物定位完全後,使用光固化機短暫照射(tack cure),清除過多的黏合劑材料,再用光固化機繼續照射,即可加速材料凝結固化。

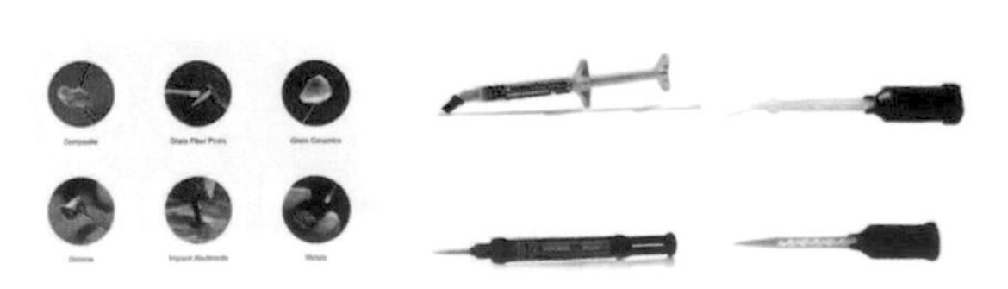

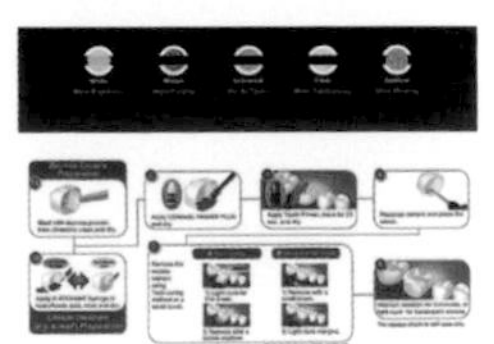

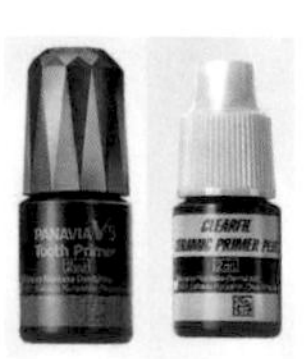

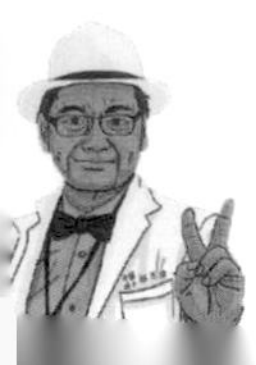

PermaCem 2.0
(DMG)

「永久性黏合劑」(permanent cements)可歸納為二大類:「傳統黏合劑」(traditional cements)與「樹脂黏合劑」(resin cements)。

傳統黏合劑主要依賴黏合劑材料與備牙之間的「顯微機械性固位」(micromechanical retention),提供黏合效果。最常用的傳統黏合劑是「樹脂強化玻璃離子體黏合劑」(resin-modified glass ionomer,簡稱 RMGI)。

樹脂黏合劑又分為三類:「自黏性樹脂黏合劑」(self-adhesive resin cements)、「黏著性樹脂黏合劑」(adhesive resin cements),與「審美性樹脂黏合劑」(esthetic resin cements)。樹脂黏合劑依賴「顯微機械性固位」與「化學黏著」(chemical bonding),提供高強度、高審美性、低溶解度的優點。

要如何選擇最合適的黏合劑產品?主要是根據備牙的固位條件與瓷牙材料本身的強度來決定。若是高強度的二氧化鋯瓷牙,備牙有很好的固位條件,選擇 RMGI 或「自黏性樹脂黏合劑」(self-adhesive resin cements)即可。

「自黏性樹脂黏合劑」使用容易,材料與牙齒構造間有中、低程度的黏著強度(4 ~ 16MPa)。不需要額外使用酸蝕或「黏著劑」(bonding agents)產品。但若搭配使用相容的牙科黏著劑,可以稍稍增加黏著強度。使用自黏性樹脂黏合劑,技術敏感性與術後敏感性皆低。

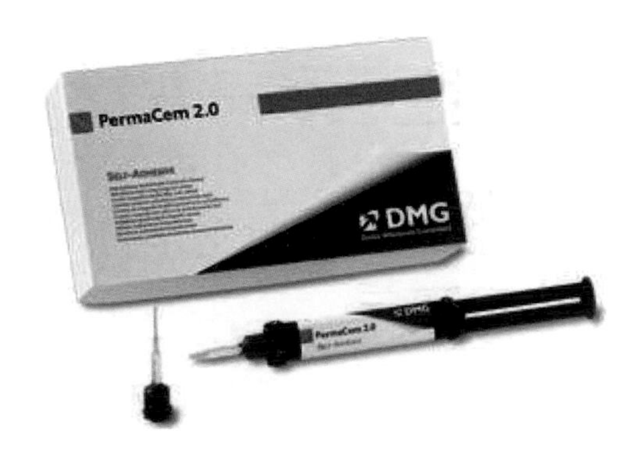

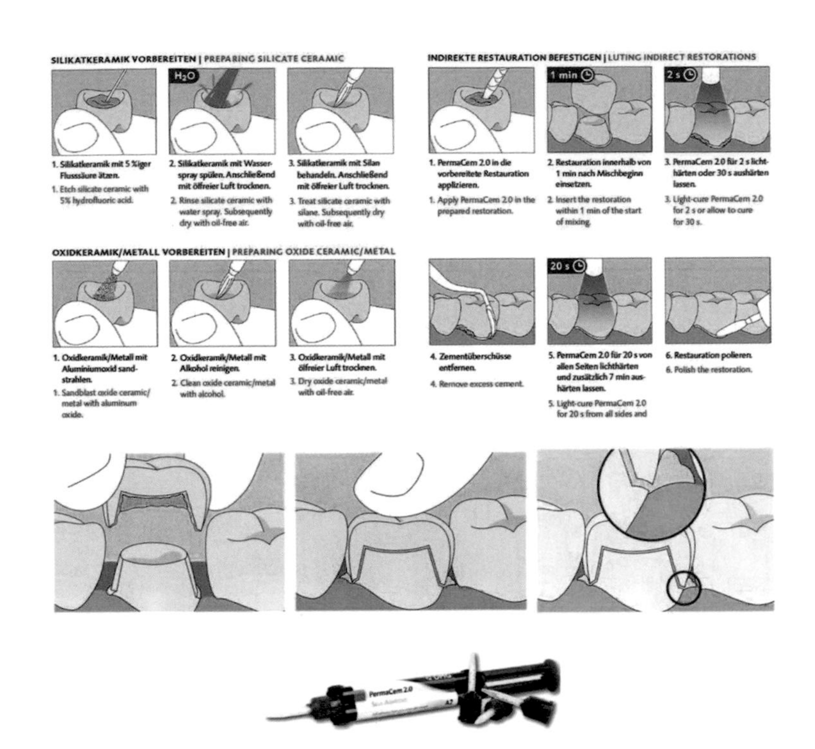

「雙固化」（dual-cured）、「自黏性樹脂黏合劑」產品 PermaCem 2.0（DMG）對氧化鋯牙冠有絕佳的黏著效果。填料顆粒平均大小 0.02 至 3.0 微米，填料含量 69%（以重量計），薄膜厚度 20 微米。有三個顏色選擇：A2 Universal、A3 Opaque、Transparent。

PermaCem 2.0 材料自動調拌混合，呈均勻奶油狀。剛剛好的流動性，但又不會過稀而溢流。口腔外操作時間 1 分鐘（自開始調拌混合起）。若採「自固化」（self-cured）模式，3 分鐘即應清除過多黏合劑材料。大約 6 分鐘，黏合劑材料即變堅硬。1 分鐘的口腔外操作時間，如果同時要黏合多顆牙冠，建議應另外再調拌混合新的材料。

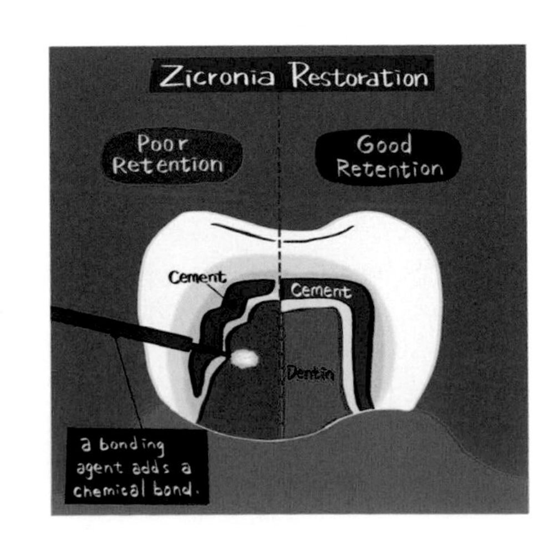

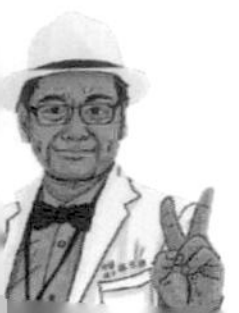

Pearl 36

Premier Implant Cement
（Premier Dental Products）

植體牙冠黏合劑的選擇，首要考量：容易調拌混合使用、固位性好、容易清除、必要時要能夠拆下來。

Premier Implant Cement（Premier Dental Products）是「不含丁香油」（eugenol-free）的「彈性聚合體黏合劑」（elastic polymer cement），特別適用植體牙冠的黏合（因為將來可能要拆下來），以及較長期的臨時冠橋黏合。

材料固化過程獨特，分成二個階段：材料調拌混合後2.5分鐘，發展出「初期凝膠相」（initial gel phase），容易清除過多的黏合劑材料。然後，再繼續「最終固化」（final cure）。植牙專用（臨時／永久）的黏合劑 Premier Implant Cement 流動性很好，牙冠容易完全定位。材料的固位性很好，如果希望將來牙冠較好拿下，可在調拌混合過程加入水溶性潤滑劑，例如 KY 軟膏。

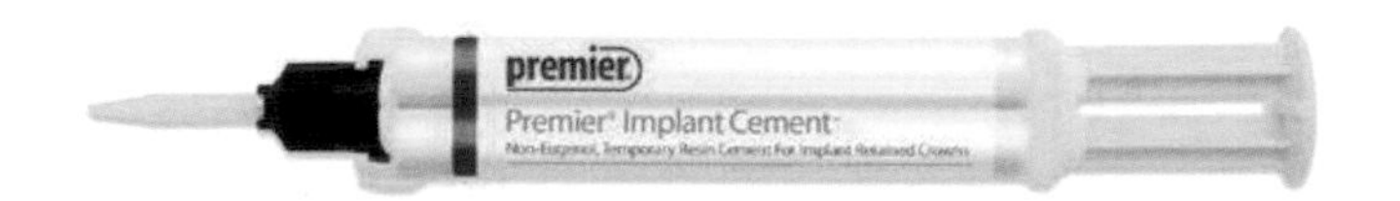

Premier Implant Cement 臨床操作步驟

1. 先試戴牙冠，確認咬合及齒間接觸點是否合適，完成所有修正程序。
2. 將「植體支台齒」（implant abutment）吹乾並隔離。並不需要完全吹乾，但應避免將其玷污（contamination）。
3. 確認修復體內部的清潔乾燥。在「植體支台齒」（implant abutment）表面塗抹薄薄一層的水性（water-based）潤滑劑（例如 KY 軟膏），以協助日後修復物的拆除。
4. 裝上黏合劑注嘴（dispensing tip）前，先擠出一點黏合劑，以利黏合劑的聚合。在黏合劑雙夾管上裝入新的注嘴，再擠出一點黏合劑，以確保黏合劑基底劑（base paste）及催化劑（catalyst paste）的流動性。直接將一層薄薄的、混合好的黏合劑材料塗抹在修復體內表面。工作時間約 45 ～ 60 秒。
5. 穩定地置入牙冠並使用棉捲，讓患者輕咬牙冠，直到黏合劑材料初期的聚合。約 2 ～ 2.5 分鐘後，至完全聚合前，可使用 Premier 植牙專用牙刮清除多餘黏合劑材料。
6. 視情況而定，大約 4 ～ 5 分鐘後，黏合劑材料會完全聚合。

Pearl 37

RelyX U200 Self-Adhesive Resin Cement（3M ESPE）

「樹脂強化玻璃離子體」（RMGI）材料與牙齒構造有化學性黏著、釋出氟、很少發生術後敏感，是最廣為使用的黏合劑。但是 RMGI 材料只有中等強度，有些情況（例如：較短小或錐度較大的備牙）需要使用較高強度的樹脂黏合劑。

樹脂黏合劑產品多是瓶瓶罐罐、許多步驟、技術敏感性高，又容易有術後敏感性發生。「自黏性樹脂黏合劑」（self-adhesive resin cement）將「自酸蝕底劑」（self-etching primer，簡稱 SEP）加到黏合劑材料裡。使用自黏性樹脂黏合劑（SA resin cement），牙齒不需要另外的酸蝕或黏著，簡化操作步驟，技術敏感性低。材料 automix 調拌混合容易，「雙固化」容易清除過多黏合劑材料。

如果要尋找一種「樹脂黏合劑」（resin cement）產品，具有「自黏性」（self-adhesive）、不需要 bonding、有較長的操作時間、自動調拌、牙冠定位容易，推薦 RelyX U200（3M ESPE），使用後，很少發生脫落或術後敏感的問題。

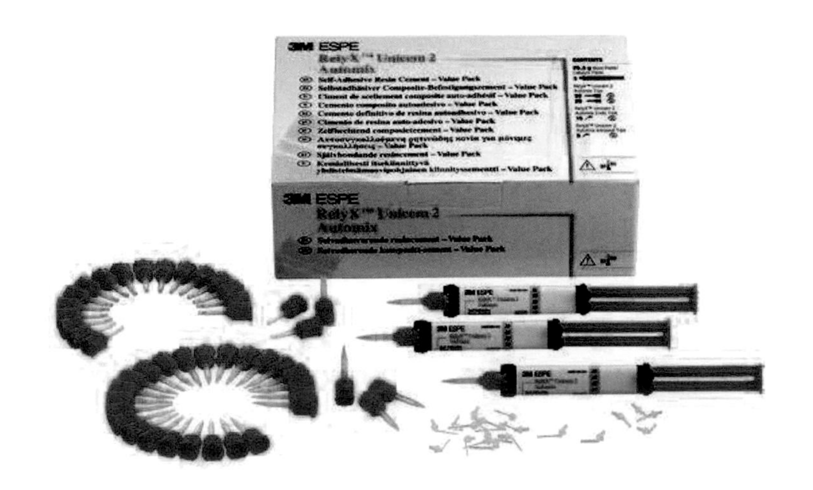

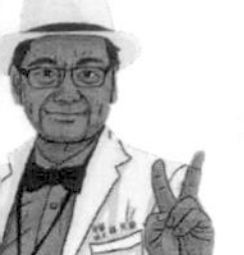

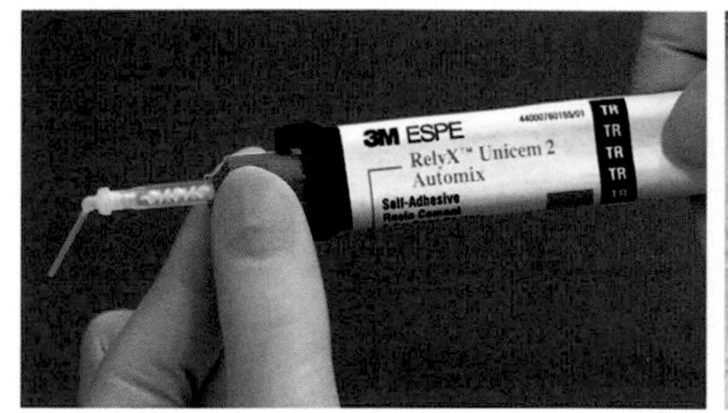

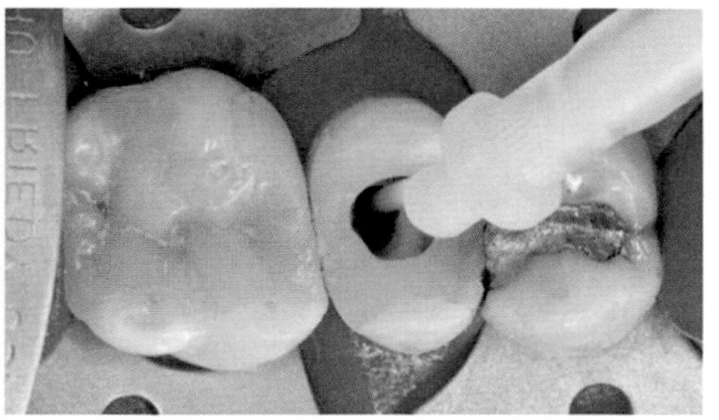

Dr. Barbara Cerny, Germany

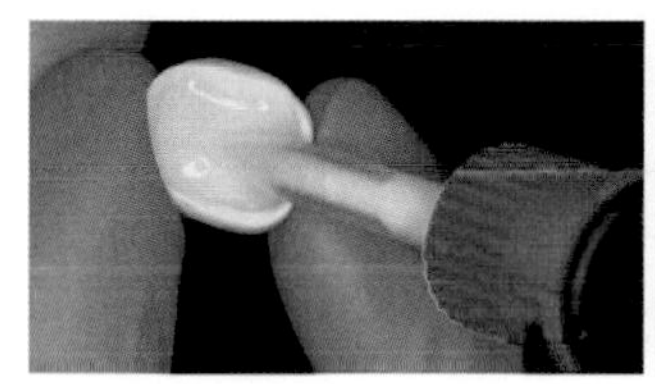

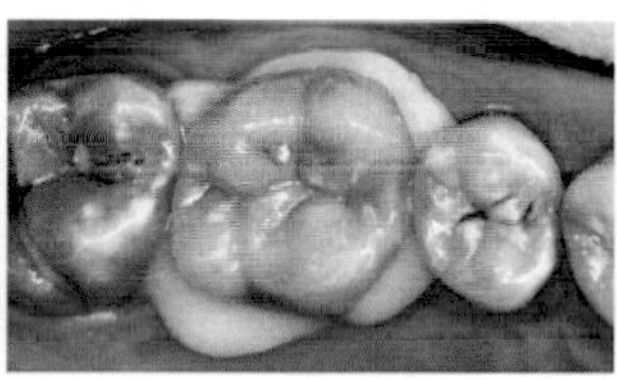

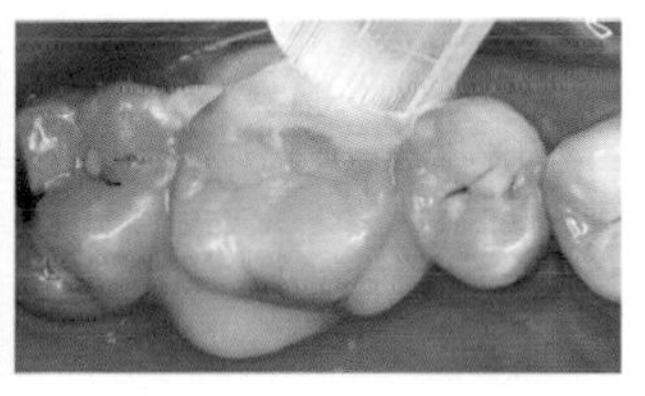

Courtesy of Dr. Gunnar Reich, Germany

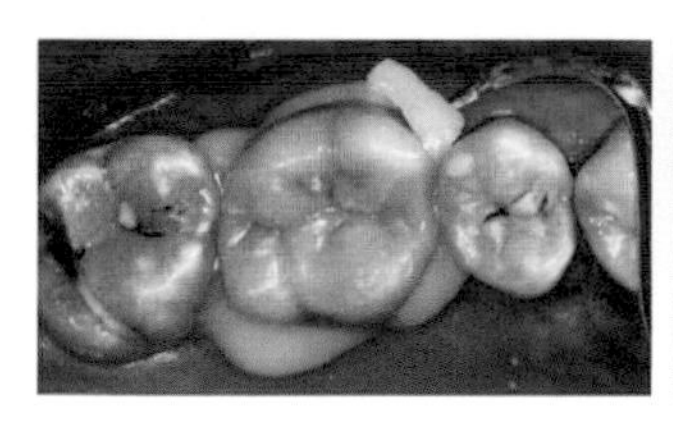

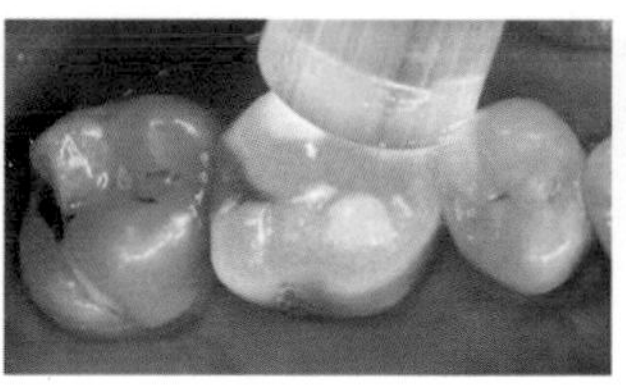

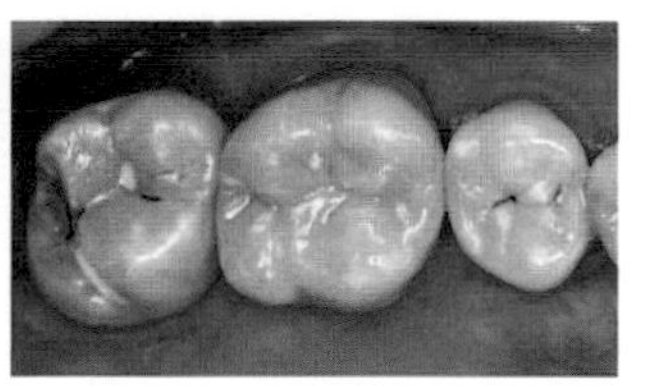

Courtesy of Dr. Gunnar Reich, Germany

除了自動調拌的功能外，RelyX U200 材料裡添加了一些單體與「改良劑」（modifier），可提高機械力與黏著力。共有三種顏色（A2 Universal、A3 Opaque、Translucent）和兩種 mixing tips 選用，操作容易，使用方便。

2 分鐘的操作時間，對較繁複的黏合症例，綽綽有餘。材料「雙固化」（dual-cured），復形體定位後，先用光固化機在唇頰側和舌側短暫照射 1 至 2 秒（tack cure），很容易就可將過多殘餘的黏合劑材料清除。

牙冠黏合前，牙齒表面應保持有點濕潤。材料在口腔裡凝結固化時間較長（6 至 10 分鐘），需特別注意。產品自鋁箔袋內撕開取出，應在 6 個月內使用完畢。

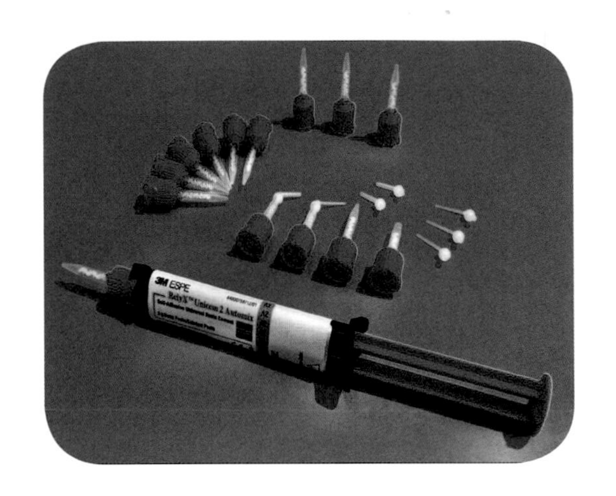

RelyX™ Ultimate Clicker™
Adhesive Resin Cement

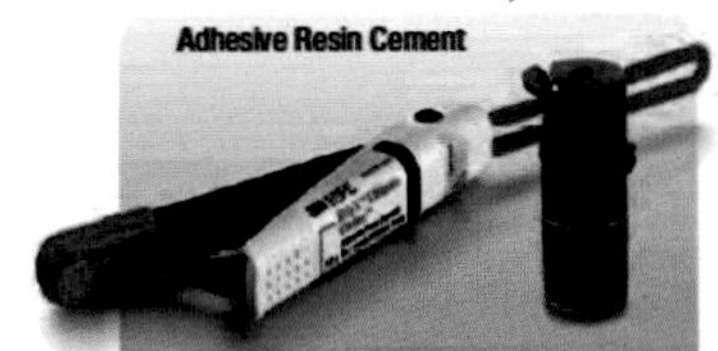

RelyX™ U200
Self-Adhesive Resin Cement

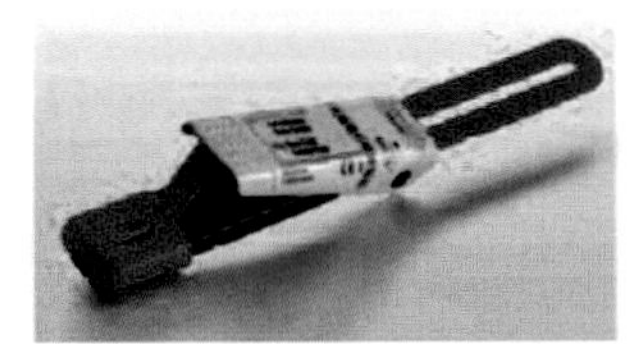

RelyX™ Luting 2
Resin Modified Glass Ionomer Cement

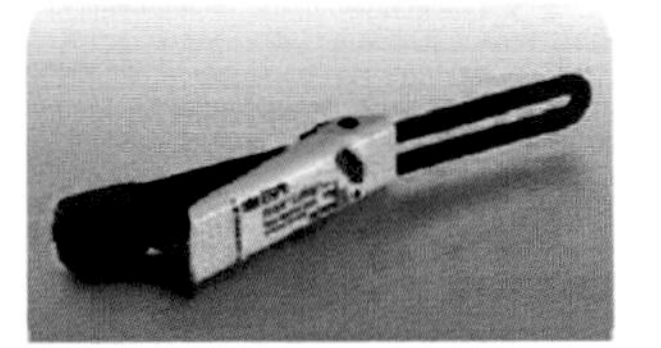

自黏性樹脂黏合劑操作訣竅

1. 固位性不足，需要較高強度黏合劑的症例，建議改用「黏著性樹脂黏合劑」（adhesive resin cements）。這些情況包括嵌體／冠蓋體的黏著和支台齒較短、錐度較大的情況。
2. 使用自黏性樹脂黏合劑，若要增加黏著強度，復形體的黏著表面要依材質不同，進行不同的表面處理。氧化鋯噴砂後，塗上「氧化鋯底劑」（zirconia primer）。玻璃陶瓷經 HF 酸蝕後，塗上「矽烷耦合劑」（silane coupling agent）。
3. 復形體定位後，使用光固化機短暫照射（tack cure）「邊緣」（margins），便利清除過多黏合劑材料。Tack cure 每側 2 至 5 秒左右，時間長短依據黏合劑產品和光固化機功率而定（請依照廠商指示操作）。然後再從各個表面照射，完成固化。
4. 口腔操作區域要隔濕，避免唾液、血液、硫酸鐵止血劑污染牙齒表面。
5. 將自黏性樹脂黏合劑產品存放冰箱，以延長保存期限，維持化學性質。
6. 黏合之前應選擇配合復形體顏色的產品，不要依賴黏合劑材料的顏色來補償、改善復形體的顏色。
7. 若有需要，可以在黏合前，在牙齒表面塗上「脫敏劑」（desensitizers）。
8. 有些自黏性樹脂黏合劑產品，在黏合前，牙齒表面若有塗上「牙科黏著劑」（bonding agents），可以提升黏著力。

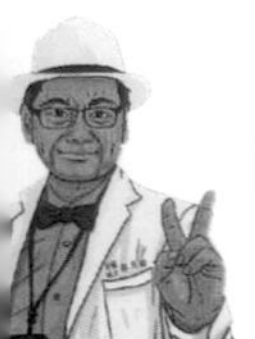

Pearl 38

RelyX Ultimate Adhesive Resin Cement
（3M ESPE）

「黏著性樹脂黏合劑」（adhesive resin cement）產品 RelyX Ultimate（3M ESPE），材料「雙固化」（dual-cured），「自動調拌注射筒」（automix syringe）包裝，適用於間接式復形體的「黏著性黏合」（adhesive cementation）。

搭配第八代牙科黏著劑 Single Bond Universal（簡稱 SBU，3M ESPE），可採「全酸蝕」（etch and rinse）、「自酸蝕」（self-etch）、「選擇性酸蝕」（selective-etch）模式。用來黏合全瓷、奈米陶瓷複合樹脂、金屬、氧化鋯等材料製作的各類型固定式復形體。

Single Bond Universal 含有 silane 與 MDP 成分，用在牙齒表面，也可以塗抹在二矽酸鋰和氧化鋯的表面，作表面處理「底劑」（primer）。若是要提升較多的黏著強度，建議還是使用專用的復形體表面處理劑 ceramic primer（含有 silane）或 zirconia primer（含有 MDP）。

這系統還有一瓶「雙固化激活劑」（Dual Cure Activator, DCA），供 Single Bond Universal 使用，另有 Try-in Paste 選購。

RelyX Ultimate 產品提供 2.5 分鐘的操作時間，每個表面使用光固化機照射 20 秒，材料固化。若要「自固化」（self-cured），則要等到 6 分鐘。

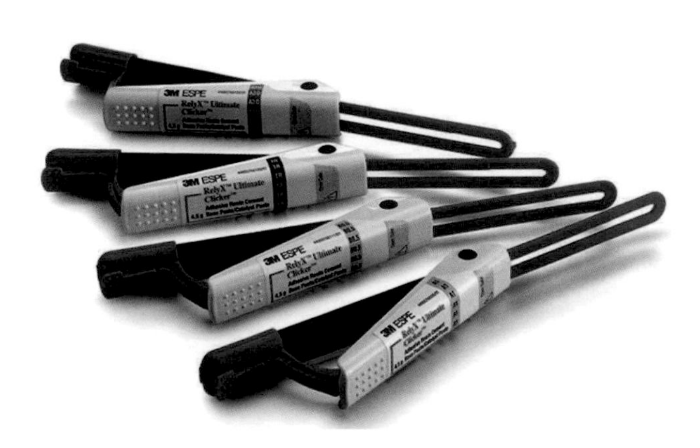

使用 SBU 處理復形體的黏著表面後，應用光罩遮蔽以保護復形體。臨床黏合時，應等到黏合劑材料「自固化」到達「凝膠相」（gel phase）期間，清除過多黏合劑材料。或是每個表面用光固化機短暫照射 1 至 2 秒（tack cure），再清除過多黏合劑材料。

RelyX Ultimate 產品最大特點就是一個系統，提供全部所需的材料。Single Bond Universal 可同時作用在牙齒表面與復形體的黏著表面，適用各類型的復形材料。器材簡化，臨床操作失誤也就減少。

RelyX Ultimate 產品共有五種顏色選擇：A1 / Light、A3 / Opaque、Yellow Opaque、B0.5 / White、Translucent。

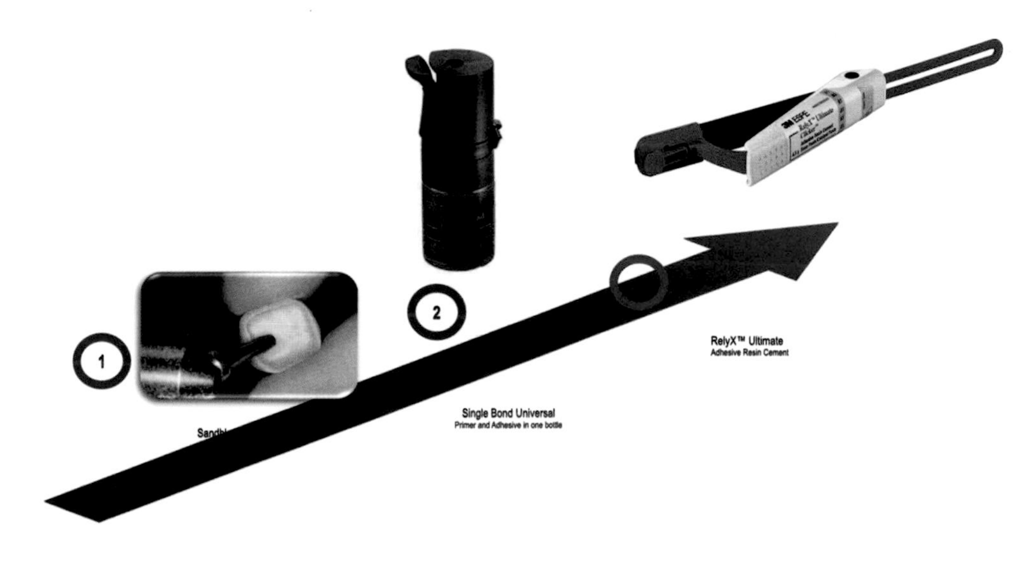

	Scotchbond™ Universal Adhesive
Vitrebond™ Copolymer • Provides more consistent bond performance to dentin under varying moisture levels	MDP Phosphate Monomer
MDP monomer instead of MHP • Monomer that provides the self-etching properties • Higher enamel bond strength • Higher bond strength to zirconia, alumina, metals • Higher hydrolytic stability—no refrigeration needed	Dimethacrylate resins
	HEMA
	Vitrebond™ Copolymer
	Filler
	Ethanol
Silane • Allows the adhesive to chemically bond to glass ceramic surfaces without using a separate ceramic primer	Water
	Initiators
	Silane

Properties	RelyX™ Ultimate (lc)
Flexural strength [MPa]	98
Compressive strength [MPa]	262
Modulus of elasticity [GPa]	7.7
Surface hardness (HV 0.2)	40
Film thickness [μm]	12
Water sorption [μg/mm³]	21
Solubility [μg/mm³]	0
Expansion after 1 month [%]	0.5

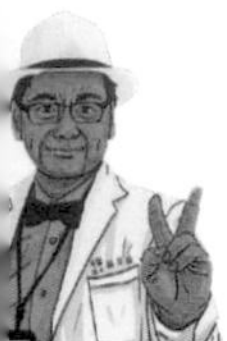

Pearl 39

Variolink Esthetic DC and LC
(Ivoclar Vivadent)

用來黏合「玻璃陶瓷」(glass ceramics)與「複合樹脂」(composite resins)等材料製作的間接式復形體(例如：嵌體／冠蓋體、貼片、牙冠)的黏合劑，主要的選擇考量在於黏合劑材料本身的強度、黏着性與審美性。因此，審美性樹脂黏合劑(esthetic resin cements)是最佳選擇。

審美性樹脂黏合劑經典產品 Variolink II(Ivoclar Vivadent)與 Variolink Veneer(Ivoclar Vivadent)一向頗受牙醫師喜愛。其系列產品：「雙固化」(dual-cured)的 Variolink Esthetic DC(Ivoclar Vivadent)，與「光固化」(light-cured)的 Variolink Esthetic LC(Ivoclar Vivadent)，材料中的「光引發劑」(light initiator)是專利配方 Ivocerin，「不含胺」(amine-free)，可以加強顏色穩定性。

Variolink Esthetic 的流動性表現很好，復形物容易定位完成。黏合劑材料固化以後，顏色沒有改變，而且保持很好的色彩穩定性。

Variolink Esthetic LC 產品適用於玻璃陶瓷、二矽酸鋰、複合樹脂材料製作的「嵌體／冠蓋

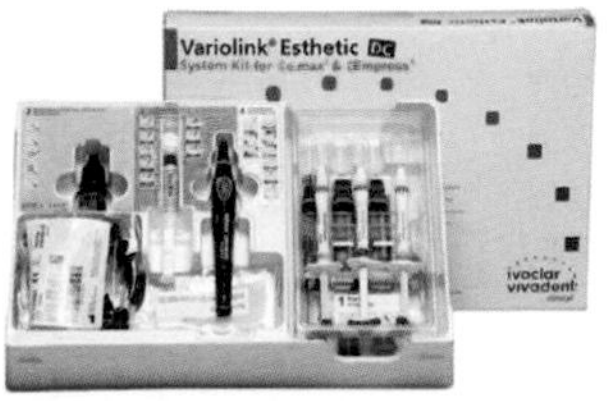

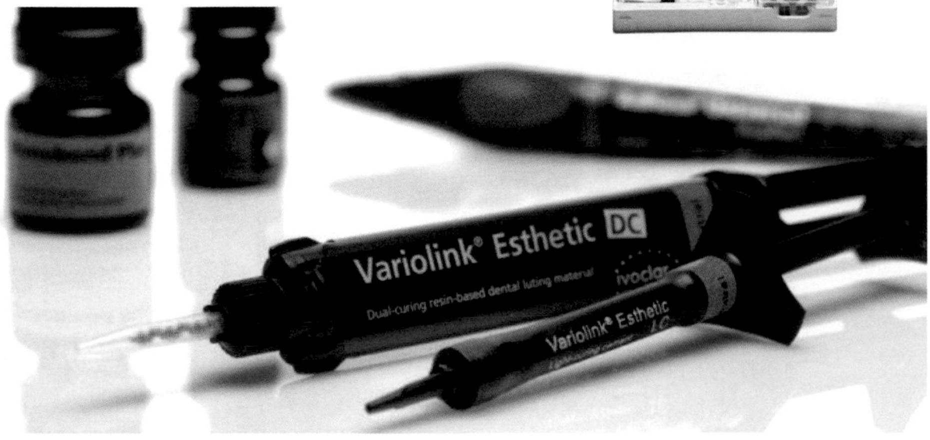

體」（inlay/onlay）、「貼片」（veneer），厚度不超過 2mm，可以讓光固化機的光透射。Variolink Esthetic DC 則適用於光固化機的光無法透射的所有間接式復形體的黏合。

Variolink Esthetic 有五種色調可以提供選擇：Light+、Light、Neutral、Warm、Warm+。色調系統是根據黏合劑材料可否讓復形材料的顏色變淡、不變或變深。

審美性樹脂黏合劑 Variolink Esthetic 盒組內包含整個黏合過程所需的全部組件，包含：Try-in Paste 試戴糊劑、酸蝕凝膠、AdheSE Universal 牙科黏著劑、Monobond Plus 萬用復形材料表面處理劑，以及 Liquid Strip（一種甘油凝膠，避免樹脂材料表面形成氧化抑制層）。

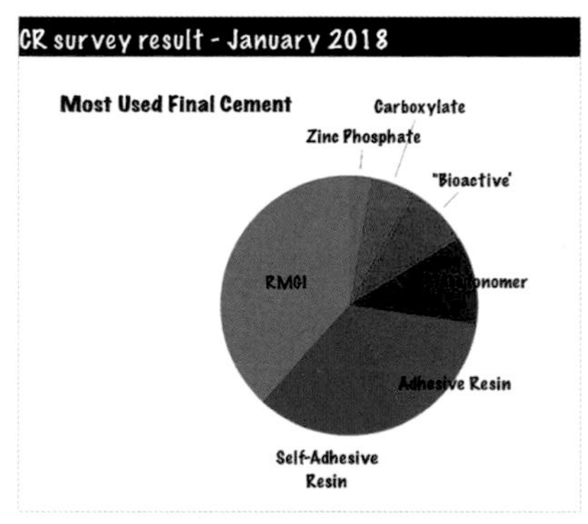

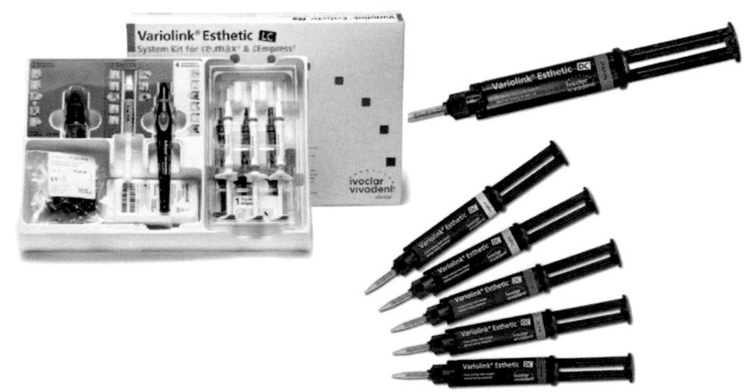

CERAMIC STRENGTH	PREPARATION	Resin-modified Glass Ionomer	Self-adhesive Resin	Adhesive Resin	Esthetic Resin (DC & LC)
LOW (feldspathic leucite-reinforced)	Retentive			✓	✓
	Non-retentive			✓	✓
MEDIUM (lithium disilicate)	Retentive	✓	✓	✓	✓
	Non-retentive			✓	✓
MODERATE-HIGH (highly translucent	Retentive	✓	✓	✓	✓
	Non-retentive			✓	✓
HIGH (zirconia)	Retentive	✓	✓	✓	✓
	Non-retentive			✓	✓

(Dental Advisor)

Resin cements can be classified into 3 categories

	Self-adhesive	Adhesive Resin	Esthetic Resin
Etchant for teeth	None	Self-etch, Total-etch	Self-etch, Total-etch
Polymerization mode	Dual-cure	Dual-cure	Dual-cure, Light-cure
Bond strength	Low-medium	Medium-high	High
Multiple esthetic shades with try-in pastes			✔

(Dental Advisor)

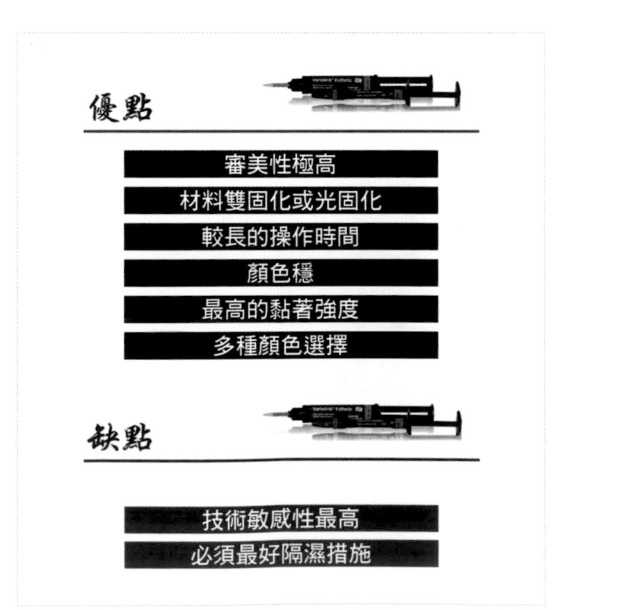

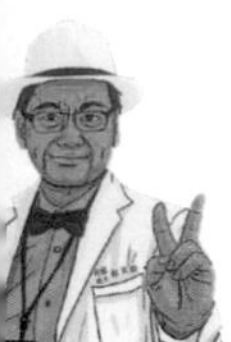

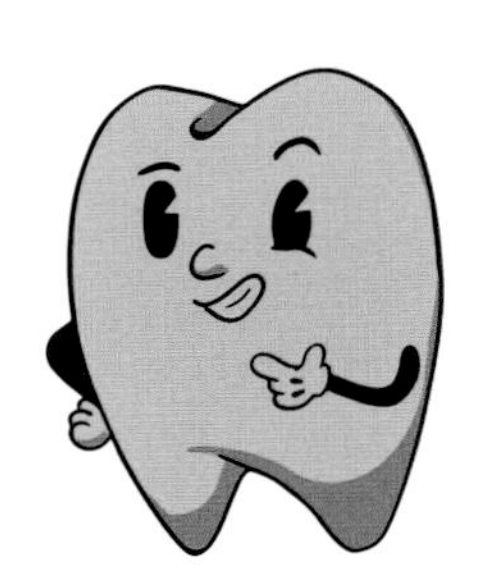

第11篇

暫時性黏合劑

Cements, Temporary

Pearl 40

Cavex Temporary Cement
（Cavex）

在一些較簡單的症例，使用氧化鋅暫時性黏合劑是可以接受的。不含丁香油的氧化鋅（non-eugenol zinc oxide）暫時性黏合劑，強度類似氧化鋅丁香油酚（zinc oxide-eugenol）黏合劑，沒有味道，但較容易造成敏感性牙齒的問題。臨時性間接式嵌體／冠蓋體，因為清除困難，最好不要使用暫時性黏合劑，此時可以使用改良樹脂材料製作臨時復形體，不需使用黏合劑。在臨時貼片的症例，最好使用透明樹脂暫時性黏合劑。

暫時性樹脂黏合劑擁有高強度、高固位性、較佳的審美性，但是微滲漏、變色、氣味的發生率高。氧化鋅丁香油酚（zinc oxide-engenol）暫時性黏合劑雖然可以減少術後敏感性發生率，抗菌效果極佳，但會危害永久性樹脂黏合劑的黏著強度。而不含丁香油的氧化鋅暫時性黏合劑與樹脂臨時冠橋材料及永久性樹脂黏合劑材料皆相容，卻對牙髓沒有鎮靜效果。用來黏合臨時牙冠牙橋的暫時性黏合劑 Cavex Temporary Cement（Cavex）是不含丁香油的氧

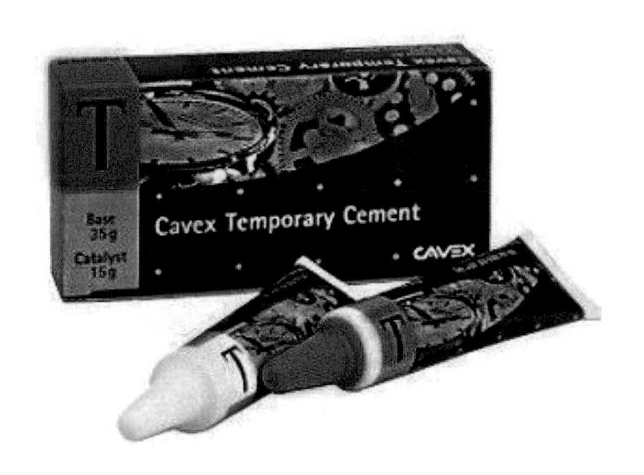

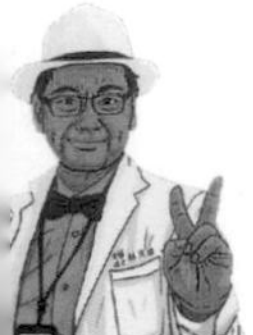

化鋅（zinc oxide），不會影響永久性樹脂黏合劑的聚合，容易使用，與複合樹脂相容（因為不含丁香油）、快速凝結硬化、封閉效果很好、低溶解度、材料呈淡黃色（容易偵測）、容易拆下。使用暫時性黏合劑，強度與黏著性質要有平衡考量，需要高強度、又要容易拆掉臨時冠橋。

Cavex Temporary Cement 材料很容易調拌成均勻稠狀混合物，容許較多時間可以臨床操作。牙冠黏合後，等待 1.5 分鐘再清理過多的黏合劑材料，比較容易。淡黃色方便辨識，可以清除過多黏合劑材料。除非是很薄的前牙區臨時牙冠，否則接近中性的顏色不易透出顯現在外。容易拆下臨時牙冠，備牙上的黏合劑材料也很容易清理乾淨。臨床應用 Cavex Temporary Cement，如果黏合劑的厚度太厚，容易破裂，造成臨時性冠橋過早脫落。

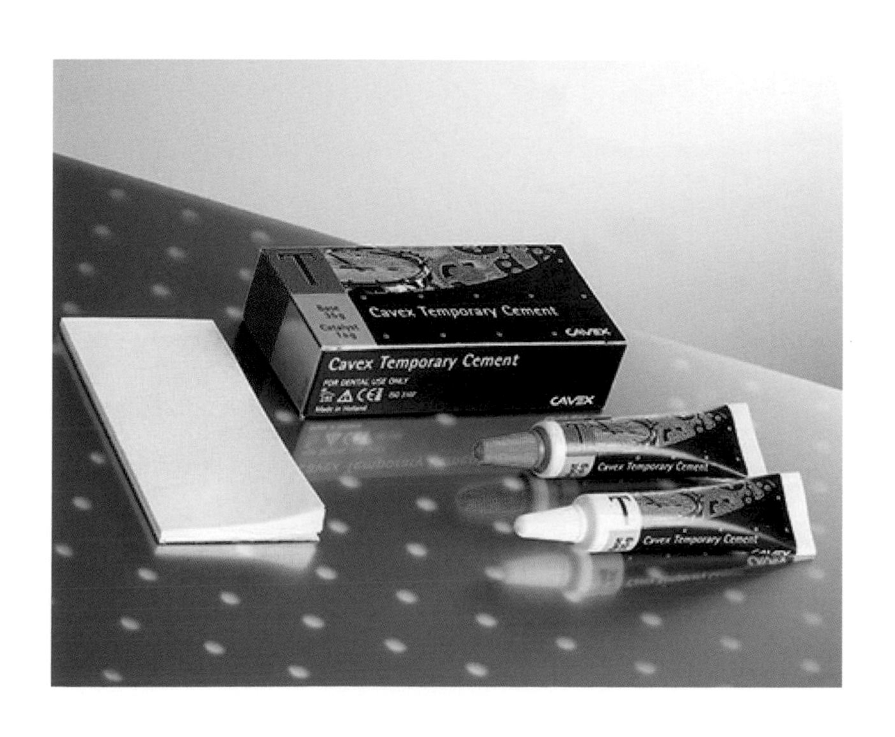

Pearl 41

Provicol QM Plus
（VOCO）

不含丁香油的「氧化鋅」（zinc oxide）暫時性黏合劑 Provicol QM Plus（VOCO），具有放射線阻透性。材料最大特點就是含有「氫氧化鈣」（calcium hydroxide），可以促進「第三級牙本質」（tertiary dentin）形成，可以抑制細菌的活性，很少有術後敏感的問題發生。「注射筒」（syringe）包裝，自動調拌混合。材料有很好的流動性，放在牙冠內，又不會亂流。

與前一代產品 Provicol QM（VOCO）比較，進階版的 Provicol QM Plus 提供較高的強度，黏著力增加 51%。只要備牙的固位條件好，使用 Provicol QM Plus，很少有臨床牙冠脫落的問題發生。臨時牙套拿下來後，大多數的黏合劑材料都在牙套內，很容易清除。

Provicol QM Plus 有 1 分鐘的操作時間，放置在口腔裡，再 1 分鐘凝膠化，可以很容易穩定臨時牙冠，清除過多的黏合劑材料。兩階段式的材料固化過程，使用便利。4 分鐘固化後，即很難清除過多的材料。

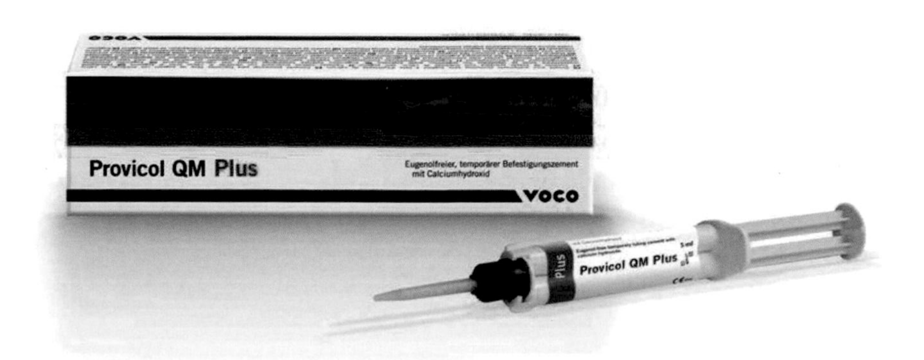

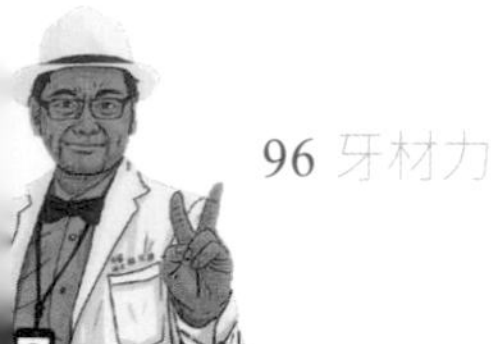

Temp-Bond / Temp-Bond NE and Temp-Bond Clear（Kerr）

黏合「臨時牙冠」（provisionals）常遇見以下兩種情況：不該掉的時候，過早掉落；要拆下的時候，拆不下來。「暫時性黏合劑」（provisional cements）要有點黏，又不會太黏，處在一個雙輸的位置。

有些臨床症例，臨時牙冠需要較長期的使用。可選擇性質介於「暫時性」與「永久性」之間的黏合劑產品，例如：polycarboxylate。

暫時性黏合劑材料除了要有好的固位強度，以及將來容易拆下來，固化後多餘的材料容易清除，備牙容易清潔乾淨，不影響將來的黏著。

目前暫時性黏合劑依材料組成不同，主要分兩大類：「氧化鋅」（zinc oxide-based）與「樹脂」（resin-based）。氧化鋅暫時性黏合劑呈不透明白色；樹脂暫時性黏合劑呈無色，顏色不會從前牙區域、薄的臨時牙冠透出來。但如果備牙本身是暗黑色，使用樹脂暫時性黏合劑，暗黑的顏色還是有可能會透出來。

Temp-Bond / Temp-Bond NE（Kerr）是最經典的氧化鋅暫時性黏合劑，低黏稠度，調拌容易。高流動性，容易裝填入牙冠裡。提供中高等固位強度。材料呈現不透明白色。有 2 分鐘的操作時間，在口腔內大約 4 分鐘後

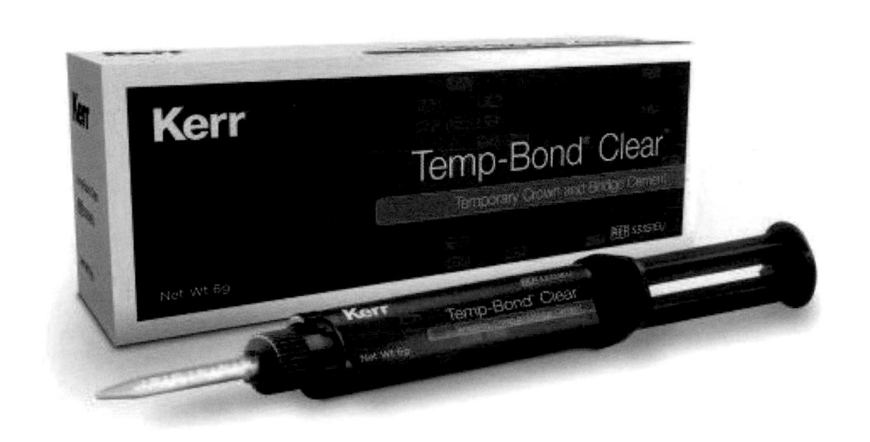

（從材料開始調拌混合算起），即可將多餘的黏合劑材料清除。由於 Temp-Bond / Temp Bond NE 對黏著稍有不良影響，因此進行黏著前，應將備牙徹底清乾淨。將來臨時牙冠拆下時，Temp-Bond NE 會隨著臨時牙冠一起脫落，而任何在備牙上殘餘的黏合劑材料，也可以很迅速容易地清除。

Temp-Bond Clear（Kerr）是「雙固化」（dual-cured）、自動調拌的「暫時性樹脂黏合劑」（provisional resin cement）。材料呈現高度半透明性，含有「三氯沙」（triclosan）抗菌劑，中等黏稠度，容易裝填到牙冠裡。牙冠定位後，用光固化機照射，即可迅速容易清除過多黏合劑材料。Temp-Bond Clear 材料有大約 2 分鐘的操作時間，在口腔內用光固化機照射，20 秒固化。若採「自固化」（self-cured）模式，要等 4.5 分鐘。

Temp-Bond Clear 幾乎無色，小心不要有殘餘黏合劑材料留在牙齦下，另外，如果備牙是暗黑色，有可能透過薄的臨時牙冠，顯現在外。

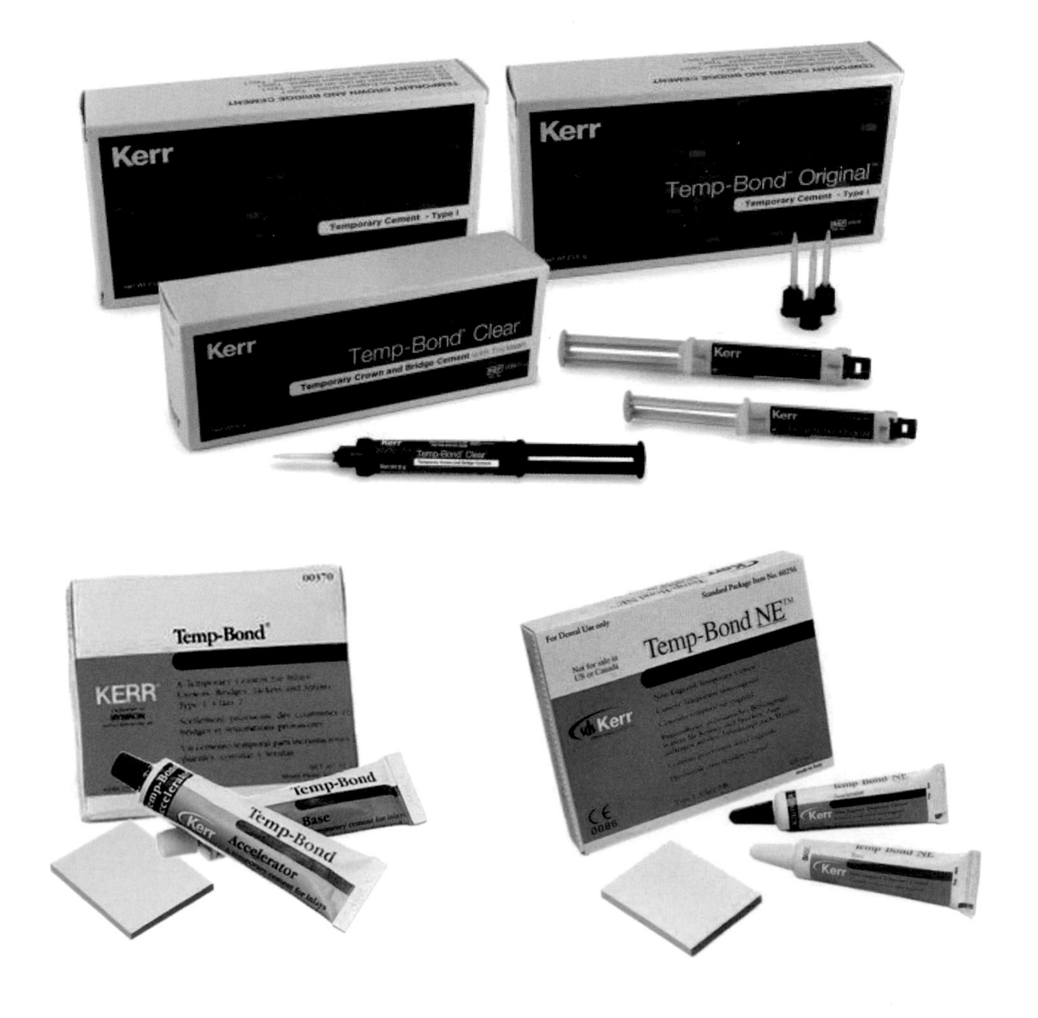

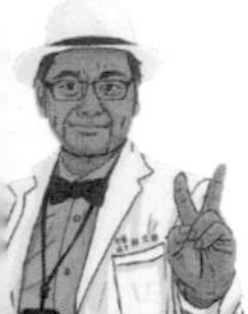

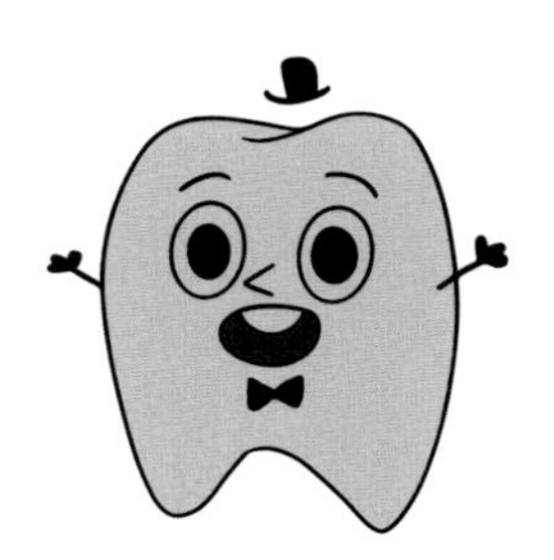

第12篇

複合體

Compomers

Pearl 43

Dyract XP and Dyract flow

（Dentsply Sirona）

光固化的「聚酸改良複合樹脂」（polyacid-modified resin-based composites）又稱為「複合體」（compomers），組成有類似玻璃離子體材料的「玻璃填料」（glass fillers）和「聚酸」（polyacid）成分。材料最大的特點是「氟釋出」（fluoride release）。與「樹脂離子體」（resin ionomer）材料類似，複合體材料凝結固化過程會進行酸鹼反應。通常樹脂離子體是粉／液包裝，液體裡面含有水的成分。而複合體材料則是光固化的單一糊劑，不含水，使用光固化機照射之後，材料會凝結硬化，再藉由外部的濕氣（水），啟動材料的酸鹼反應。

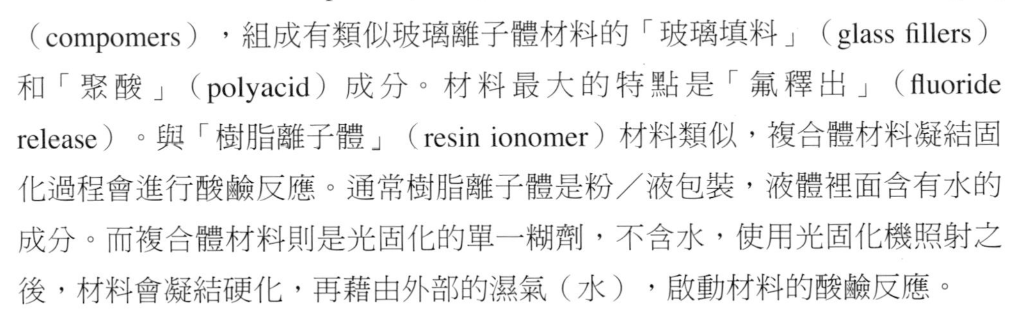

與樹脂離子體材料比較，複合體材料不必調拌混合，操作容易，審美性與表面光澤度較高。但黏稠度無法改變，氟釋出較少。若與一般「復形用複合樹脂」（restorative composite resins）材料比較，複合體材料則釋出較多的氟，但顏色選擇較少，表面光澤度與強度稍差些。

新一代複合體材料 Dyract XP（Dentsply Sirona）與所有的光固化牙科黏著劑皆相容，材料的黏稠度可雕刻、不塌陷，有多種顏色選擇，表現很好的螢光性和變色龍效應，表面光澤度與審美性大有改善。

Dyract XP 逐層填補，每層厚度不要超過 2 毫米，使用光固化機照射 10 秒。建議搭配牙科黏著劑（bonding agents）使用，與「全酸蝕」、「自酸蝕」、「選擇性酸蝕」的牙科黏著劑產品皆相容。而「流動性複合體」（flowable compomer）產品 Dyract flow（Dentsply Sirona），材料高流動性，容易流入 Class II 窩洞的「鄰接面盒型區域」（proximal box）底部，不易形成氣泡。與所有的「流動性複合樹脂」（flowable composites）材料比較， Dyract flow「微滲漏測試」（microleakage test）表現最佳，材料具放射線阻透性。由於 Dyract flow 流動性太好了，不適用 Class V 窩洞復形。但對 Class II 窩洞的鄰接面盒型區域底部，Dyract flow 則是復形材料首選。

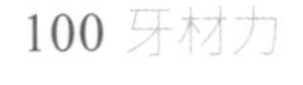

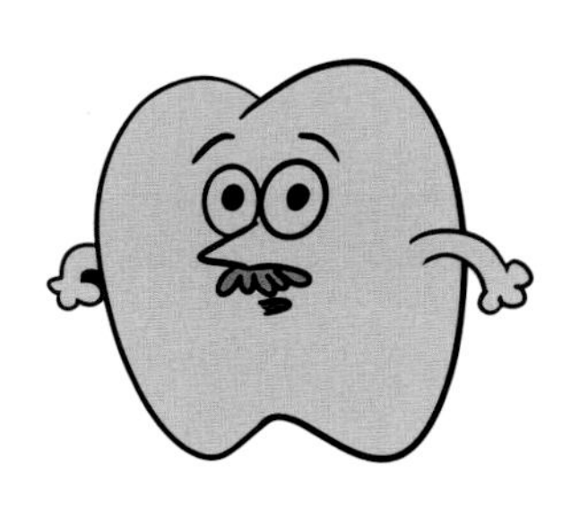

第13篇

複合樹脂附件

Composite Accessories

Pearl 44

Composite DrV
(Paradise Dental Technologies)

美國 Paradise Dental Technologies 生產製造的牙科器械，專注創新設計，符合人體工學的握柄，與高品質冶金技術。PDT 牙科器械不僅增進病患舒適度與治療結果，還能保護醫師健康，減少肌骨頭的毛病。最有名的特色器械包括：R138 Montana Jack Scaler、T005A FlipTop Cassette 'A' Style、T705 7-Position Adjustable Scapel Handle 與 R900 Wingrove Titanium Implant 'Go-To' Set。

PDT 公司製造牙科復形過程所需的全套器械—— Gold Line Composite Sculpting System 器械，有獨特的「氮化鈦塗層」（titanium nitride coating），避免材料的沾黏，更容易操作，一套八支，是牙體復形必備利器。

PDT 器械採用美國 440A 醫療級不鏽鋼製作，獨特的專業熱處理技術，堅固耐用。人體工學設計，避免職業傷害。刀鋒銳利、堅韌，可輕易刮除異物。磨耗較低，器械壽命延長，節省成本。其獨特的熱樹脂握柄，耐高溫、超輕質，防滑顆粒菱格紋，給予絕佳操控性，而滾花表面設計，改善觸感，增進舒適感，減少握力，省力設計粗握柄，輕巧操作不疲勞。還以顏色區分，快速便利使用。

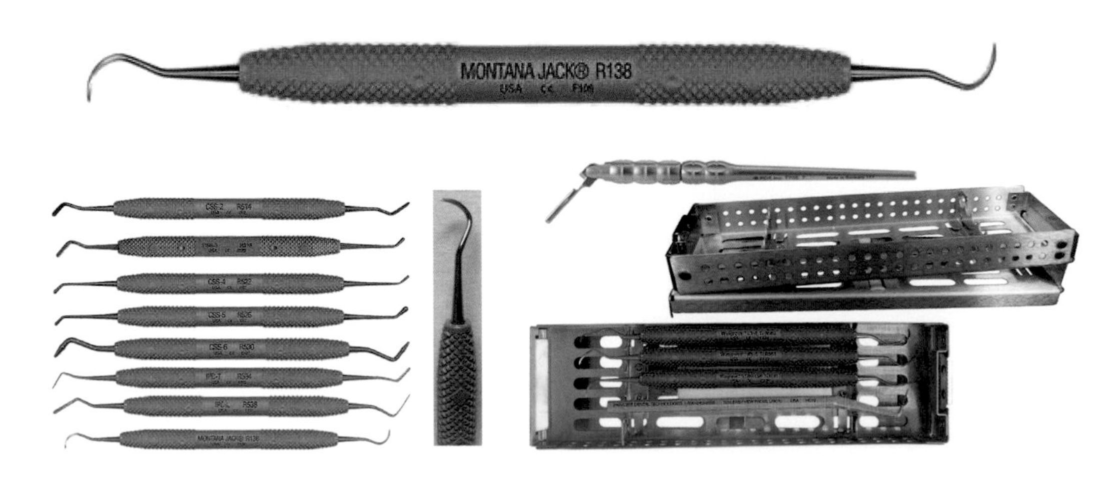

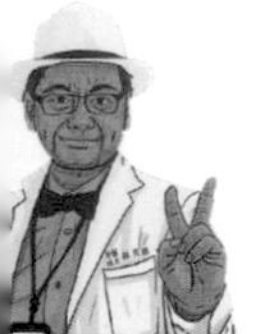

Composite Wetting Resin
（Ultradent）

使用器械操作複合樹脂材料，或多或少會有一些「沾黏」（stickiness）的問題，造成操作困難。有些醫師喜歡用酒精當作「潤滑劑」（lubricants），殊不知酒精是「親水的」（hydrophilic），會影響材料的黏著。有些醫師則會使用牙科黏著劑（bonding agents）當作潤滑劑。牙科黏著劑內容物可能含酒精、丙酮、水，這些都是親水的，得待其揮發，否則對複合樹脂材料與材料間的黏著會有影響。

而複合樹脂專用濕潤劑 Composite Wetting Resin（Ultradent）是含有 45% 填料的液態樹脂、不含親水的溶劑成分、不含塑化劑。Syringe 包裝，材料流動性好，可以使用毛刷，或器械沾濕。使用 Composite Wetting Resin，復形材料不易沾黏器械，可避免材料逐層填補間的氣泡形成。

Composite Wetting Resin 具光固化、高流動性，可以製造出複合樹脂推疊時所需要的氧化抑制層，或是提供樹脂材料與材料間的黏著效果。而其 45% 高填料比例，可以降低複合樹脂填料的稀釋影響，在使用過後依然維持原有複合樹脂的強度。同時具放射線阻透性，顯影時不會出現空洞。其獨特非混合式的輸送系統，可以控制流量、容易操作且可以直接放置於所需的區域。使用 Composite Wetting Resin，不影響材料的顏色與黏著，是複合樹脂復形步驟的最佳利器。

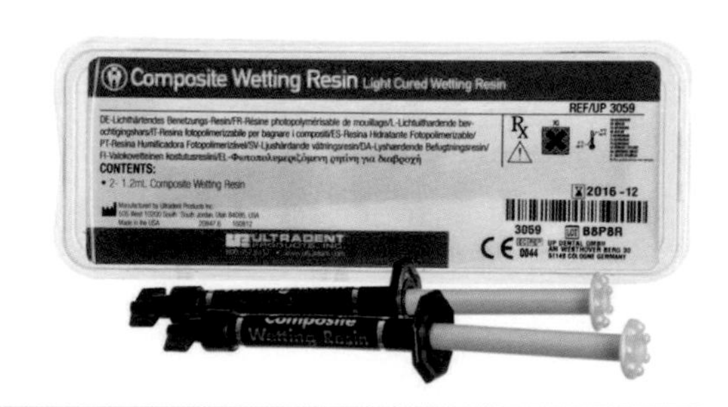

臨床使用複合樹脂專用濕潤劑步驟

1. 擠出一滴濕潤劑。
2. 使用樹脂雕修刀沾取少量濕潤劑，可增加樹脂雕修效果。
3. 或可使用毛刷沾取少量濕潤劑，均勻塗佈於需要的部位。

Pearl 46

Dr. Ronald Jordan Composite Instrument Series（Clinicians Choice）

Dr. Ronald Jordan Composite Instrument Series（Clinicians Choice）全套器械總共有八支：三支後牙用器械、四支前牙用器械，以及一支前後牙用器械，是由一種可以耐高溫的特殊樹脂材料Radel所製成的圓形握柄。器械握柄上有人字形、握感好、不易滑脫。材料摸起來像樹脂，重複多次使用，也不會變色。

與傳統金屬器械比較，Dr. Ronald Jordan Composite Instrument Series 相當輕。不鏽鋼製的末端，有鍍鈦處理，不易沾黏樹脂材料，還可以放進超音波洗淨槽清洗，高溫高壓滅菌。

Dr. Ronald Jordan
Composite Instrument Series

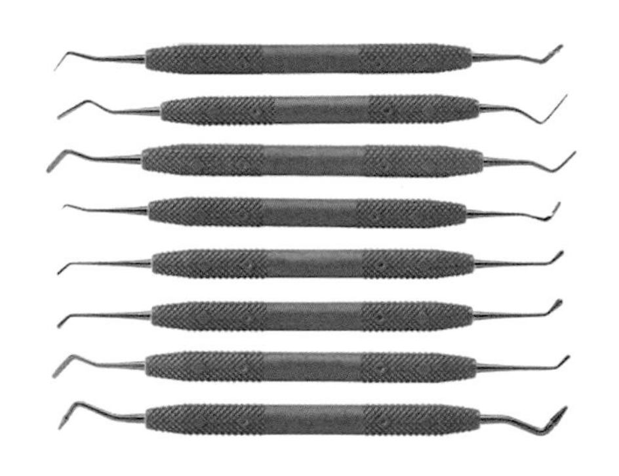

Anterior Instruments:

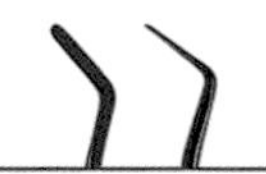

REJ #01
Superior flexibility makes this perfect for labial, lingual, and gingival sculpting. This instrument features both a "hockey stick" shaped blade as well as a "beaver tail" shaped blade allowing for the placement of material in a more delicate manner.

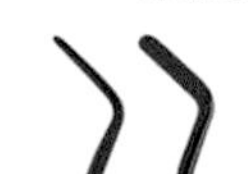

REJ #02
Designed for initial labial compaction and sculpting, the blades of the REJ #02 are slightly longer and wider than those of the REJ #01. While not designed for fine detailing, the blades are perfect for initial increment shaping.

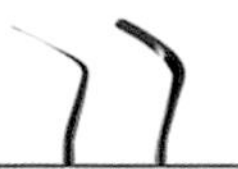

REJ #03
An excellent choice for working interproximally or for packing retraction cord. The thin, highly flexible blade reaches under margins to hone and sculpt. It is also perfect when you need to delicately place composite in any critical location.

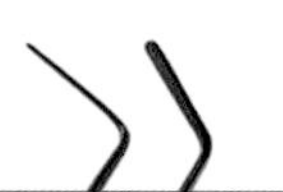

REJ #04
Designed for interproximal shaping, it is ideal for shaping composites and embrasure areas of diastema closure restorations (it is not designed for packing composites).

Anterior/Posterior Instrument:

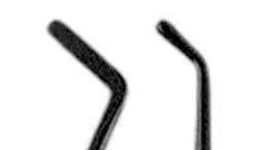

REJ #10
Features a paddle end and a condenser end and is specifically designed for condensing into box preparations and carrying syringe material to the preparation site. The REJ #10 blade is slightly longer and wider than the REJ #02 blade. It is also excellent for contouring.

Posterior Instruments:
Rounded tips spread composite material better and prevent pull back from sharp internal line angles.

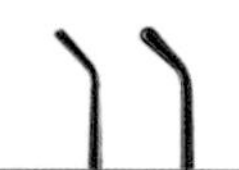

REJ #20
A double-ended condenser, this instrument is perfect for condensing material in all box form preparations, and if you apply composite via compule. The instrument features two sizes of condenser (large and small) to facilitate macro and micro packing techniques.

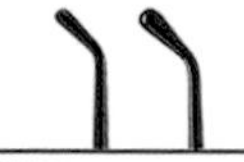

REJ #21
This is a double-ended condenser. Often after the composite has been inserted into the tooth, a change in instruments is required as the width of the cavity changes from the depth of the box into an extension of one of the fissures. Having this instrument on hand eliminates the need to search for another separate instrument.

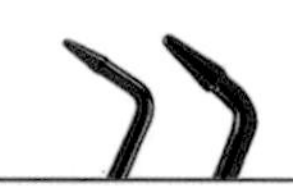

REJ #22
Designed for use on the occlusal anatomy, the rounded ends of the REJ #22 are ideal for sculpting composites and for pulling excess composite away from the cavo surface margin. Its pointed ends allow for delicate shaping of the inclines.

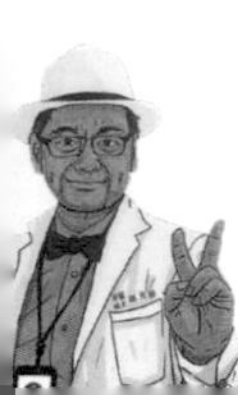

Pearl 47

G-Coat Plus
(GC)

G-Coat Plus（GC）是含有二氧化矽「奈米填料」（nano fillers）「保護塗層」（protective coatings）的產品，提供高耐磨度，避免復形物的磨耗與變色。材料含有「自黏性單體」（self-adhesive monomer）、「磷酯單體」（phosphoric ester monomer），使用前不需另外酸蝕與黏著的步驟，可與牙齒牙釉質、牙本質、玻璃離子體、樹脂離子體、臨時冠橋材料黏著。臨床適用在直接式或間接式複合樹脂復形、臨時冠橋、壓克力裝置等的表面上釉和復形體邊緣的封閉。各種類型的光固化機皆適用，有些許壓克力樹脂（丙烯酸樹脂）的氣味。產品平時不使用的時候，應存放在冰箱裡。

使用很簡單，復形體外形經修整、精加工、拋光完成後，沖洗、吹乾，塗上 G-Coat Plus 後，不可以氣吹，直接使用 LED 光固化機照射 20 秒即完成。若是舊的復形體症例，先在復形物表面用細緻的精加工鑽針（finishing diamonds）弄粗糙，再塗上 G-Coat Plus 即可。

如果復形體的邊緣有「未經修磨過的牙釉質」（unprepared enamel），建議先塗上磷酸酸蝕劑，酸蝕牙釉質後，再沖洗、吹乾，塗上 G-Coat Plus，效果較佳。

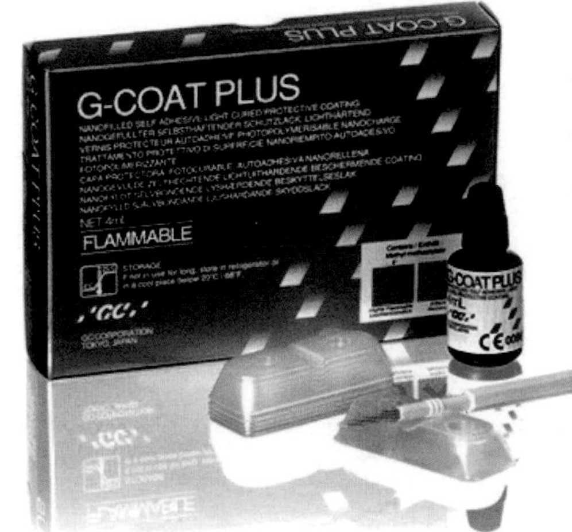

G-Coat Plus 可以在口腔內、外使用，很好的流動性，不會改變復形物與牙齒的型態，也不會形成「氧化抑制層」（air-inhibited layer），表面不會有黏黏、軟軟的未固化層。固化後的 G-Coat Plus，表面光澤持久。

Pearl 48

HeatSync Composite Warmer
（BIOCLEAR Matrix Systems）

根據研究報告指示，經過加熱的複合樹脂材料，有更好的聚合度。然而當復形用複合樹脂材料填料含量增加，會導致材料較黏稠，不易操作。樹脂加熱器 HeatSync Composite Warmer（BIOCLEAR Matrix Systems）流線形設計，有一陽極氧化鋁傳熱板，可將復形用複合樹脂材料迅速加熱至容易操作的溫度攝氏 68 度，增加材料的流動性與操作性，讓複合樹脂材料與窩洞壁有更好的密貼性，材料裡也不易有氣泡。

樹脂加熱器可以容納子彈裝和注射筒裝的複合樹脂材料，以及複合樹脂槍（composite dispensing guns）。

在復形步驟開始之前，先打開加熱器開關加熱樹脂材料。若是使用複合樹脂槍，記得要將樹脂槍自加熱器拿出，等待 10 ～ 15 秒，待複合樹脂槍稍微冷卻再操作，以免燙傷病患。

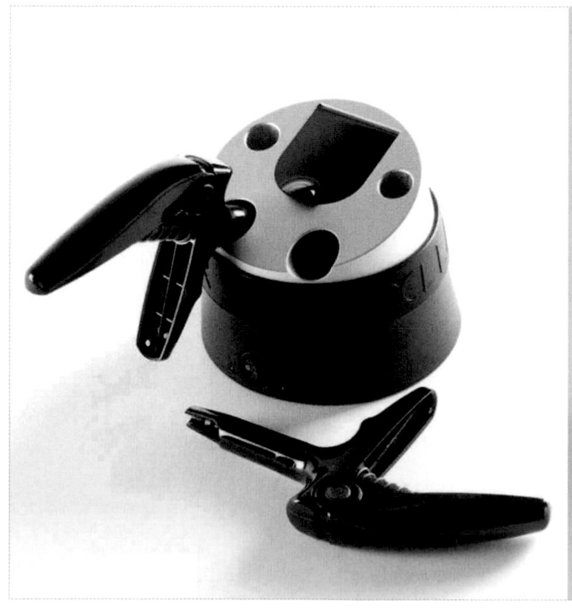

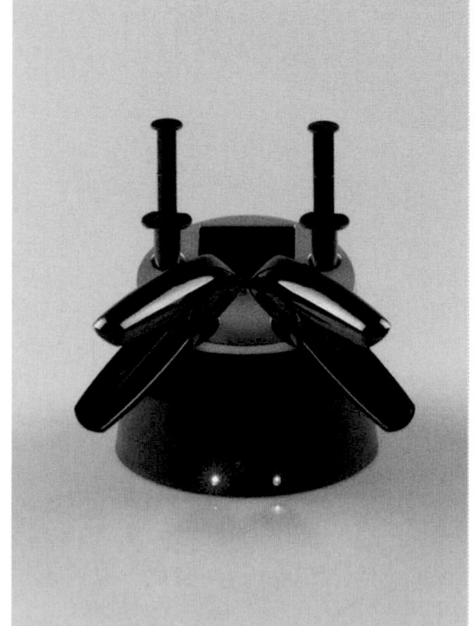

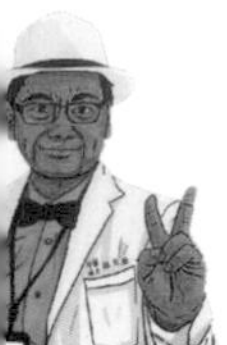

Pearl 49

InterGuard and STARbrush
(Ultradent)

鄰接面齲齒窩洞的製備和清潔是一項非常有挑戰性的工作。齒間隔離片 InterGuard（Ultradent）是大口徑的不鏽鋼材料，16mm 長度，兩端捲曲。其中一端有一個小孔，可以穿過牙線，以防止萬一脫落，吞入喉嚨。高度有 4.0mm 和 5.5mm 兩種選擇。InterGuard 容易使用，插入兩顆鄰牙中間，使用旋轉式鑽針製備鄰接面窩洞時，齒間隔離片可保護鄰牙，避免鄰牙受到磨損傷害。

設計簡單的冠內迷你刷 STARbrush（Ultradent）則用來清潔製備的窩洞和矯正器周圍的細縫，是清潔窩洞的好幫手。可高溫高壓滅菌，重複使用。搭配低速角機（low speed contra-angle）使用的冠內迷你刷 STARbrush，尼龍鬃毛末端有經過圓滑處理，以避免傷害到軟組織。針對鄰接面窩洞的侷限區域、矯正器周圍的細縫、窩溝封閉劑充填前的清潔，特別有用。

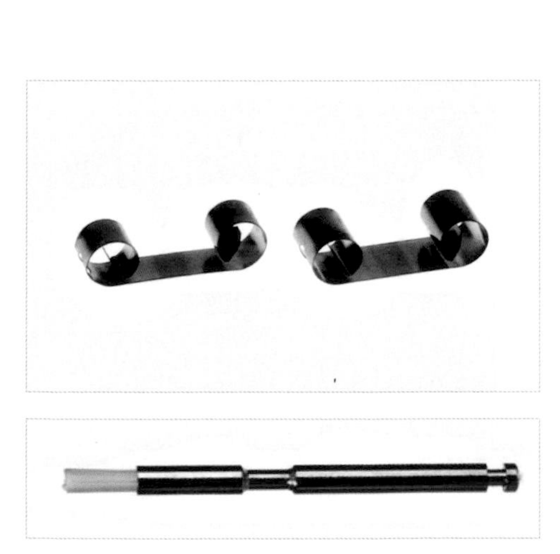

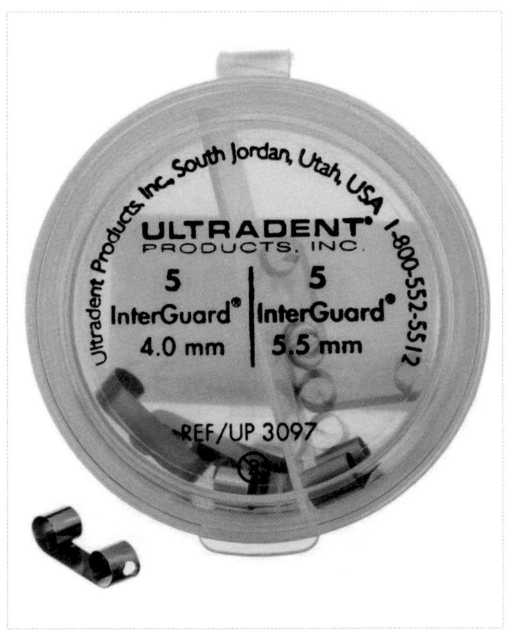

Pearl 50

Multi-Function Universal Composite Instrument（Garrison Dental Solution）

臨床填補複合樹脂時，常常需要用到很多器械，如果一支器械同時具有很多功能，可以省去更換器械的時間，就便利多了。

Multi-Function Universal Composite Instrument（Garrison Dental Solution）一支器械，兩端皆有多功能的工作末端。其中一個末端有兩支薄的葉片狀工作端，有類似 interproximal carver 的功能，可用來雕刻鄰接面，非常好用。另外一端，有二支「填充器」（pluggers），一窄一寬，以及二支「拋光器」（burnishers），一個橡子形狀，一個圓形。

Multi-Function Universal Composite Instrument 器械是不鏽鋼材料製成，末端有鍍鈦處理，不太會沾黏複合樹脂材料。直徑 9.5 毫米的圓形把柄，末端有人字形，可減少器械操作過程發生滑脫現象。但臨床使用，需要多多練習。另外，因角落與縫隙清洗困難，需多加留意。

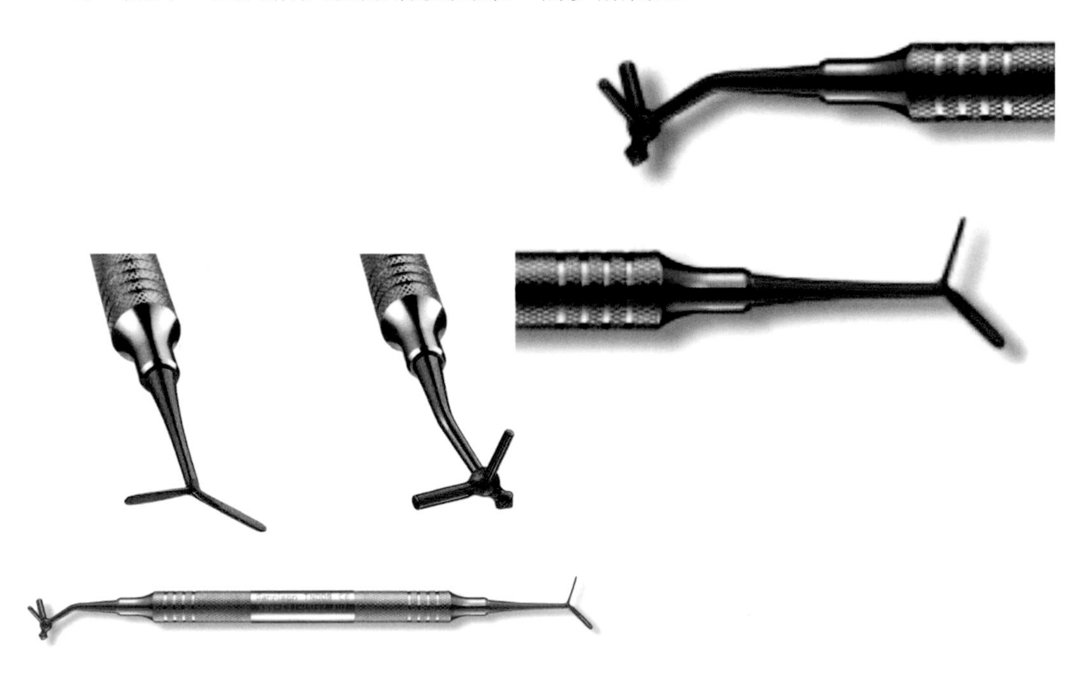

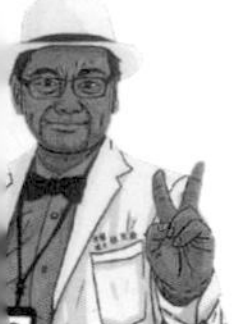

Pearl 51

Palodent V3 Sectional Matrix System
(Dentsply Sirona)

齲齒侵犯到鄰接面，窩洞復形時，應先有一個暫時性的保護牆壁，以重建鄰接面「解剖性輪廓」（anatomic contours）以及「接觸區域」（contact areas）。

使用銀粉（amalgam）當作 Class II 窩洞復形材料，由於材料的可塑性，可以填壓至鄰接面窩洞，產生緊的鄰接面接觸，「環周式成型環帶」（circumferential matrix band）即可提供很好功能。Tofflemire matrix band 系統是由 matrix band、matrix retainer、wedge 三個組成。

使用複合樹脂材料復形窩洞，由於材料本身對填壓的抗性較差，若是使用傳統式的環周式成型環帶 circumferential bands / retainer matrix systems，無法建立理想的鄰接面輪廓與接觸。

目前製造商已發展出「分段式成型片系統」（sectional matrix systems），由三個組件合成，容易建立可預期的鄰接面接觸：

1. Pre-contoured small sectional band：用來建立適合的鄰接面接觸。

2. Wedge：用來封閉牙齦邊緣，幫助牙齒分離。

3. Separating Ring：用來幫助 band 和 wedge 的定位，牙齒的分離。

複合樹脂復形時，窩洞修磨前，首先要在牙齒鄰接面間插入「楔子」（wedge），牙齒間的分隔較大，提供較多的空間容納復形材料，以獲得較緊的鄰接面接觸，這稱為 pre-wedging。

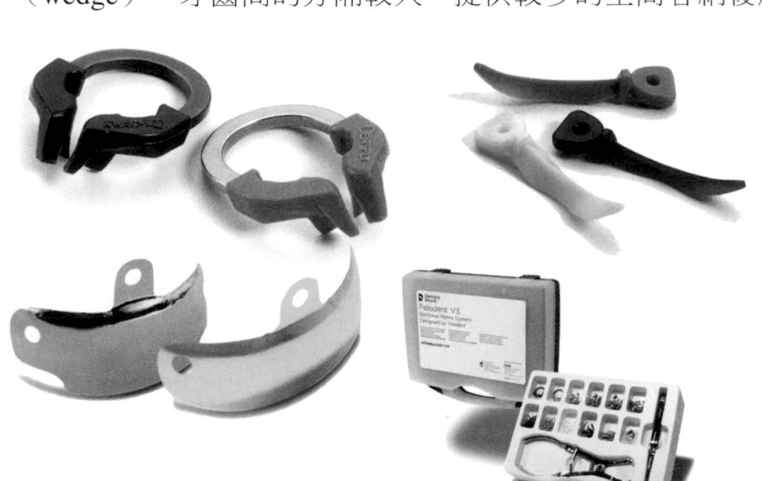

分段式成型環帶產品 Palodent V3 Sectional Matrix System（Dentsply Sirona）Introductory Kit 盒組內容物完整，適用大多數臨床症例，容易建立理想的鄰接面解剖性輪廓與接觸。

Palodent V3 Matrix「分段式成型環帶」（sectional matrix band），30 微米厚度，呈腎臟型，有五種高度選擇：3.5mm、4.5mm、5.5mm、6.5mm、7.5mm。咬合端有「垂片」（tab）設計，方便 band 的放置。兩側有「孔洞」（pinholes）設計，方便利用 Pin-Tweezers 鑷子裝上、拿下。

Palodent V3 Ring「固位環」（retainer ring）由鎳鈦合金材料製成，增加張力，建立完整的「鄰接面接觸」（proximal contact），重複使用一段期間後，仍能保有彈性。Palodent V3 Ring 有兩種大小選擇：淺藍色 Universal Retainer（直徑 17.1mm）、深藍色 Narrow Retainer（直徑 16.5mm，適用較小的牙齒）。末端有「強化玻璃纖維」（reinforced glass fiber）製成的「V」字形「尖齒」（tine），配合後牙頰側與舌側外形輪廓，避免因為「鄰接面盒型」（proximal box）太寬，造成 ring 塌陷入窩洞裡。

塑膠製的 Wedge 有彈性翼設計，底下有孔洞以容納牙齦乳頭。不同大小的 Wedge，有不同顏色標示，可以貼適牙齒的鄰接面間隙，非常有用。

便利的 Forceps 器械類似橡皮障夾持器，用來夾持 Palodent V3 Ring。特殊溝槽設計以及鎖定設計，能協助恢復鎳鈦環彈性、使夾環動作更穩固。

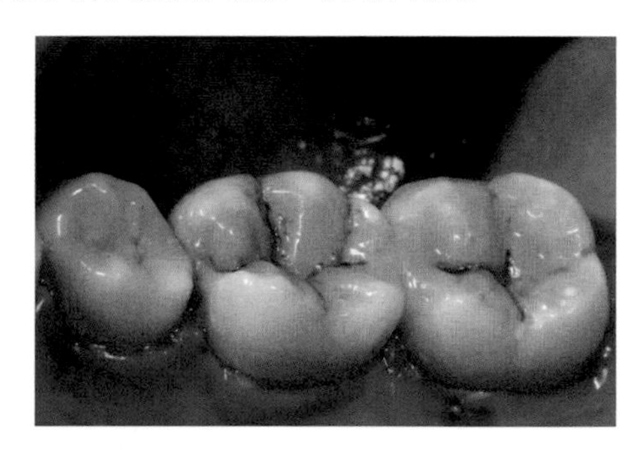

特殊的 Pin-Tweezers 器械類似棉花鑷子，針對 Palodent V3 Matrix 與 Wedge 特殊孔洞設計，拿取、放置、移除操作更容易。

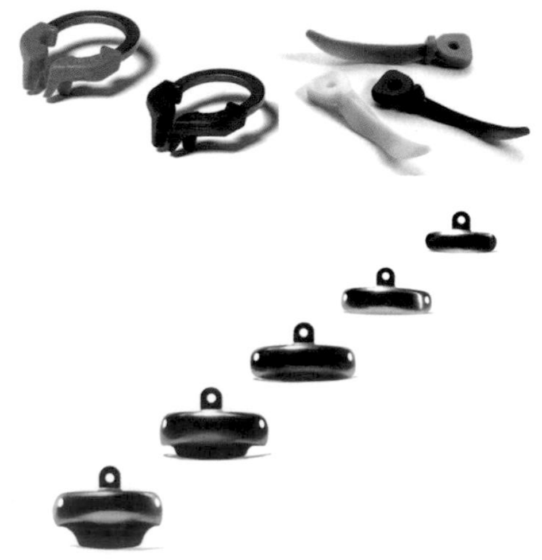

Palodent V3 Matrix 的輪廓設計佳；Palodent V3 Ring 的張力，再加上強化玻璃纖維製成的尖齒構造，可將 Palodent V3 Matrix 貼適到牙齒鄰接面輪廓，減少填補過多復形材料的可能。使用 Palodent V3，很容易獲得到可預期的、緊的鄰接面接觸。

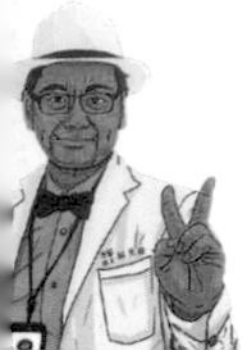

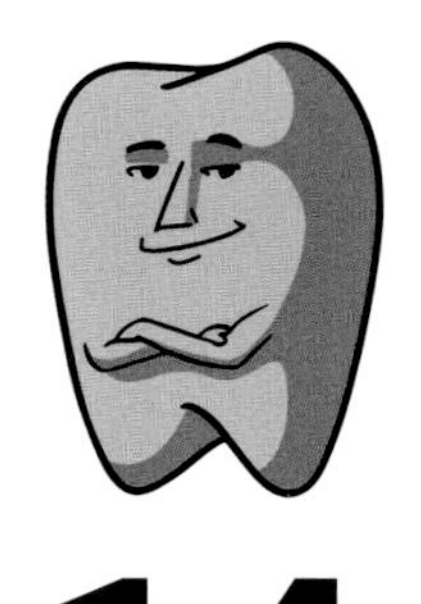

第14篇

流動性複合樹脂

Composites, Flowable

Pearl 52

CLEARFIL MATESTY ES Flow
(Kuraray)

「通用型流動性複合樹脂」(universal flowable composite) 產品 CLEARFIL MATESTY ES Flow (Kuraray)「奈米混合型」(nanohybrid),適用各類型窩洞的復形。高填料含量 75%(以重量計),其中包括經「矽烷耦合劑」(silane coupling agent) 處理過的次微米填料顆粒。材料 2.7 公克注射筒包裝,共有十種顏色選擇:A1、A2、A3、A3.5、A4、KA6、B1、B2、XW、W。

CLEARFIL MAJESTY ES Flow 螢光性與自然牙構造相配,有「變色龍效應」(chameleon effect) ,可以與周圍的牙齒構造有很好的融合效果。顏色選擇分配很好,可以拋光至高光澤表面,並具放射線阻透性,極少氣泡生成,操作性與黏稠度極佳。注射筒的柱塞沒有繼續推擠時,材料即停止流動,不會跑出來。臨床使用時,建議將注射筒尖端埋在推擠出來的材料裡頭,以避免氣泡陷入。

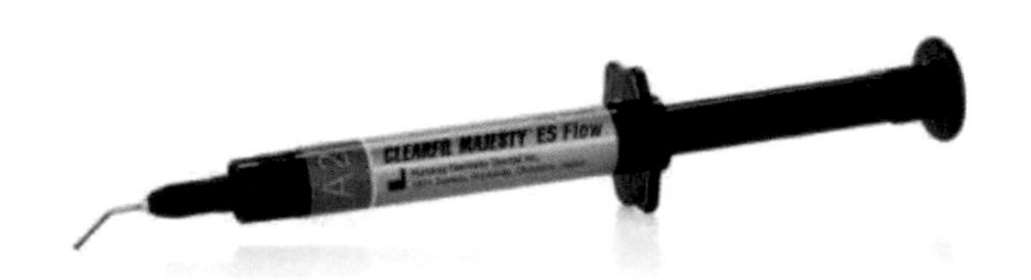

CLEARFIL MATESTY ES Flow 臨床操作關鍵技巧

1. 先在「鄰接面盒型」(proximal box) 底部的材料,用光固化機照射 20 秒,固化完全。
2. 再逐層填補,每層 2 毫米厚度,使用光固化機照射 10 秒。
3. 填補完成後,使用酒精紗布或酒精棉花擦拭復形體表面,將未固化的「氧化抑制層」(oxygen-inhibited layer) 去除,輕易達到光澤的拋光表面。

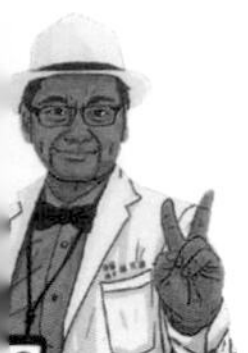

Pearl 53

Filtek Z350 XT Flowable Restorative
(3M ESPE)

流動性「奈米複合樹脂」(nanocomposites)產品Filtek Z350 XT Flowable Restorative(3M ESPE),注射筒包裝,材料的流動性很好,具有放射線阻透性,一共有八種顏色選擇,與Filtek Z350 XT Universal Restorative(3M ESPE)產品的顏色相對應。

Filtek Z350 XT Flowable Restorative材料裡面的樹脂基質有BisGMA、BisGMA analog(降低聚合收縮率)、TEGDMA(增加流動性)、rheological modifier(觸變添加劑)成分。填料含量46%(以體積計),包括氧化鋯與矽的「奈米團簇」(nanocluster)、矽的奈米級顆粒、氟化鐿(ytterbium trifluoride,用以增強放射線阻透性)。

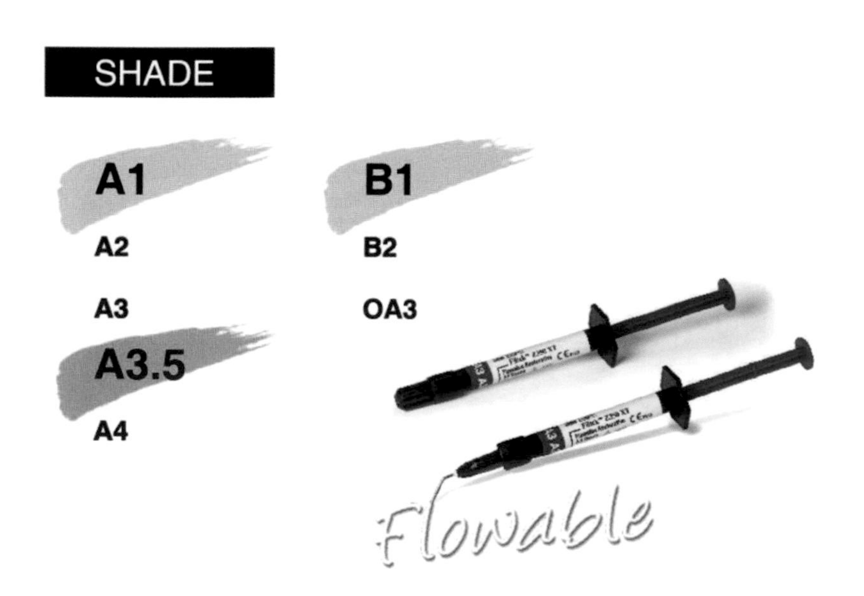

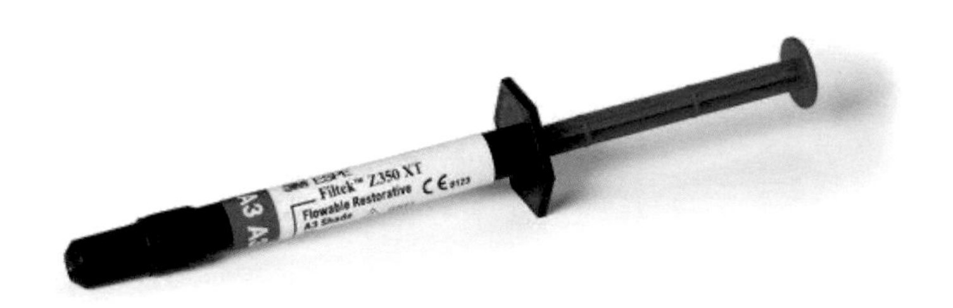

Filtek Z350 XT Flowable Restorative材料有很明顯的「按需流動」(flow on demand)操作特性，在承受壓力時，表現出很好的流動性，即使沒有承受壓力，堆積性也很好。使用時要慢慢地從注射筒推擠出來，否則容易形成氣泡，或導致材料突然噴出來。

適用Class III與Class V窩洞復形、微創窩洞復形、窩溝封閉劑、窩洞底墊材料、臨時假牙的修復等。

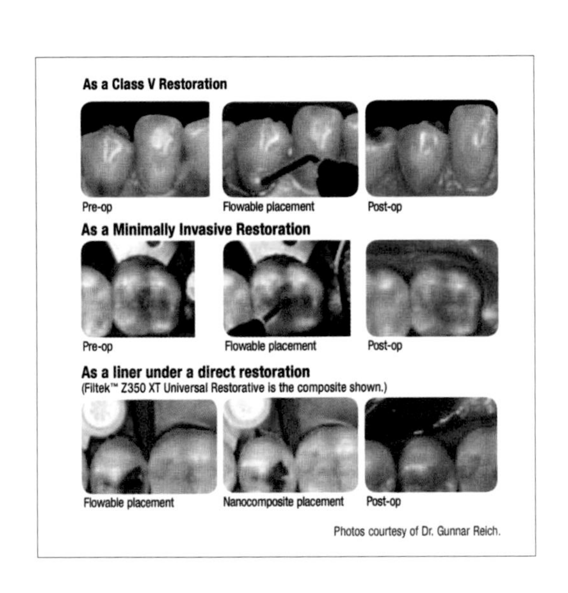

Pearl 54

G-aenial Universal Flo and G-aenial Universal Injectable（GC）

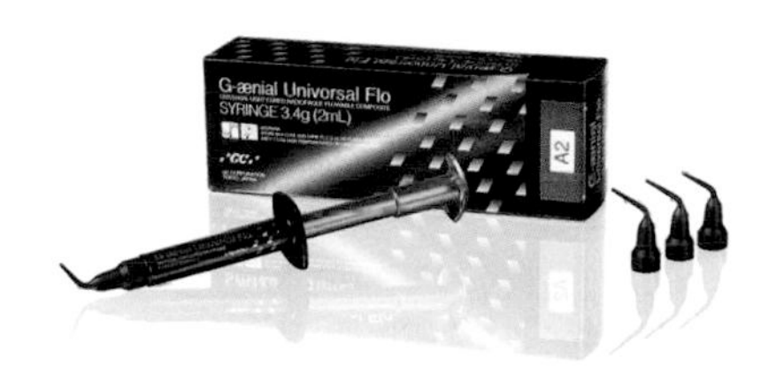

G-aenial Universal Flo（GC），不似傳統的流動性複合樹脂（flowable composites）臨床適應症有限。G-aenial Universal Flo 流動性雖然較 G-aenial Flo 差，但材料仍可用「注射筒」（syringe）擠出。G-aenial Universal Flo 提供極佳的審美性與強度，適用於 Class I 至 Class V 窩洞的直接式復形、窩溝封閉劑、窩洞底墊材、臨時冠橋的修復等臨床證例。

G-aenial Universal Injectable（GC）則是高填料含量的流動性複合樹脂，擁有很好的流動性，可與窩洞壁密貼很好，材料也可用「注射筒」（syringe）擠出。材料塗佈後，不易塌陷，容易塑型咬頭輪廓。適用於窩洞底墊材、直接式複合樹脂復形、修復臨時牙冠／牙橋等臨床症例。

臨床操作 G-aenial Universal Injectable 材料時，可用探針帶動材料流至細部，等待材料流至窩洞底部。使用包裝材料的 syringe tip，可建立復形的咬頭輪廓，大大減少材料「精加工」（finishing）與「拋光」（polishing）的時間，並且提供很好的拋光性與強度。

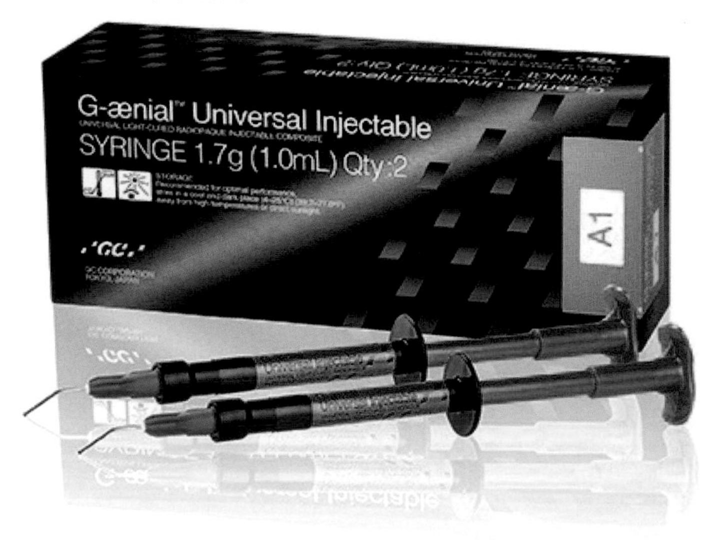

Pearl 55

SureFil SDR Plus Bulk Fill Flowable
（Dentsply Sirona）

SureFil SDR flow（Dentsply Sirona）是第一個上市的「大量填充」（bulk-fill）產品，「光固化深度」（depth of cure）4 毫米，聚合收縮應力小，適用「窩洞底墊材料」（cavity base），一次可以大量填充 4 毫米厚度。其最大特性為「自流平」（self-leveling），材料會自動流到窩洞的細部、底部。

其新一代的產品 SureFil SDR Plus Bulk Fill Flowable（Dentsply Sirona），改良了填料科技，增加「耐磨度」（wear resistance）與「放射線阻透性」（radiopacity）。除了有上一代產品 SureFil SDR flow 的 Universal 外，還新增加了 A1、A2、A3 三種顏色。材料供應有「子彈型」（compula tips）與「注射筒型」（Tuberculin-type syringes）兩種包裝型式 。

SureFil SDR Plus Bulk Fill Flowable 同樣具有「自流平」的特性。「固化深度」4 毫米，如果一次填補 2 毫米厚度，光固化機需照射 20 秒。如果一次填補 4 毫米厚度，則需使用光固化機照射 40 秒，才能固化完全。

SureFil SDR Plus Bulk Fill Flowable 除了有上一代產品當作窩洞底墊材料的功能外，還可適用保守性的 Class I 窩洞復形與較小的 Class III、Class V 窩洞復形。

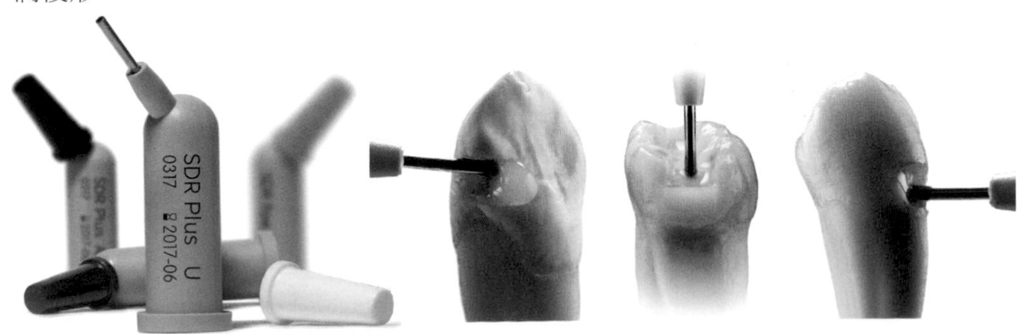

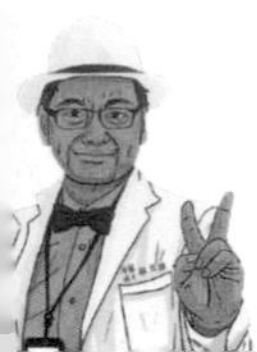

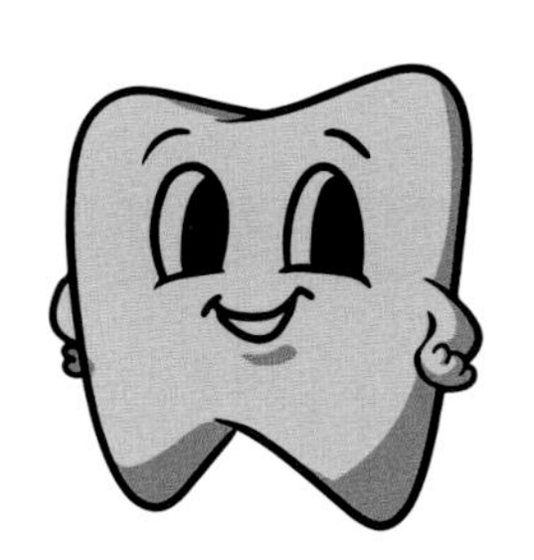

第15篇

雕塑性複合樹脂

Composites, Sculptable

Pearl 56

CLEARFIL AP-X
（Kuraray）

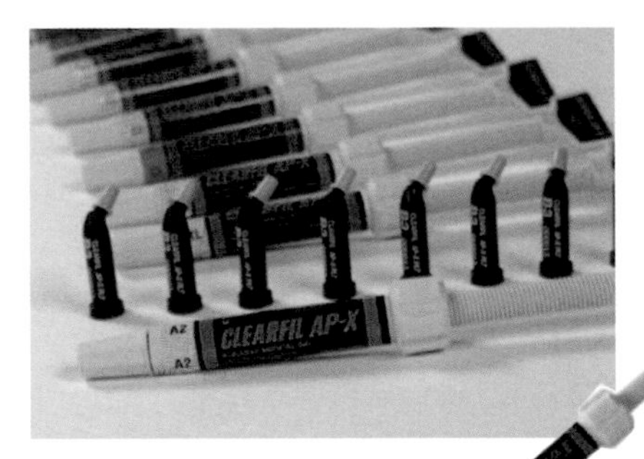

最早期的牙科複合樹脂材料有很大的「填料顆粒」（filler particles），無法模仿天然牙釉質的性質，容易磨耗。隨著科技演進，填料顆粒越來越小，現今大多數產品是「奈米混合」（nanohybrids），市面上供應以下三種主要類型的材料：

1. **Microfills**：含有極小的填料顆粒，材料呈現高拋光性質與類似牙釉質般的半透明度。但是強度不高，僅適合前牙美學使用。
2. **Microhybrids**：填料顆粒比 microfills 大，強度增加，但表面拋光性減少，呈現磨砂，而不是光澤的外觀。microhybrids 材料耐用，特別適用後牙復形。
3. **Nanohybrids**：結合了 microfills 和 microhybrids 兩種材料的優點，常被稱為「通用型複合樹脂」（universal composites），力與美的結合，適用前牙、後牙的復形。

光固化的「微混合型」（microhybrid）複合樹脂產品 CLEARFIL AP-X（Kuraray），適用前牙與後牙區域的復形，但若對前牙復形的審美性要求很高時，建議改用「奈米混合型」（nanohybrid）複合樹脂產品。

產品填料顆粒 3 微米大小，填料顆粒含量 86%（以重量計），聚合收縮 1.9%。產品「注射筒」（syringe）包裝。有十一個 Vita 顏色可選用，另外再加上二個「半透明色」（translucent）和一個「美白色」（bleach）。

CLEARFIL AP-X 有極佳的操作性與雕刻性，不會太堅硬，可以使用毛刷塑形，材料最少的塌陷，與窩洞壁濕潤性好，也可與周圍牙齒構造融合。

光固化深度 2 毫米，逐層填補與光照。填補深的「鄰接面盒型」（proximal box），使用 AP-X 材料，光固化機應照射 40 秒。操作時，不太會沾黏器械，表面硬度高，相當低的聚合收縮，非常低的氣泡發生，顏色與 Vita 比色板相配。

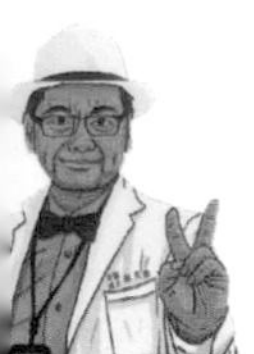

Pearl 57

Estelite Sigma Quick
（TOKUYAMA）

復形用複合樹脂 Estelite Sigma Quick（TOKUYAMA），同一產品可以用在前、後牙，材料不易沾黏器械，對環境光較不敏感，有雕塑性，多種顏色選擇，光固化前後的顏色差異極小，呈現平滑光澤的拋光表面，是一操作容易的審美性復形用複合樹脂。

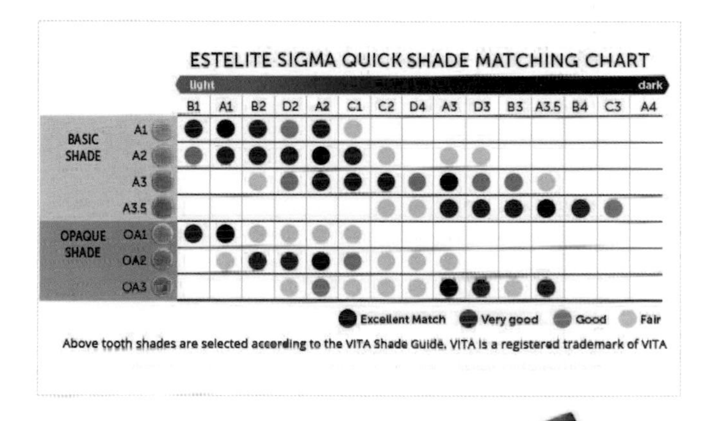

Estelite Sigma Quick 是「超奈米球形填料顆粒」（supra-nano spherical particles），呈現「變色龍效應」（chameleon effect），與周遭牙齒構造的顏色融合在一起，

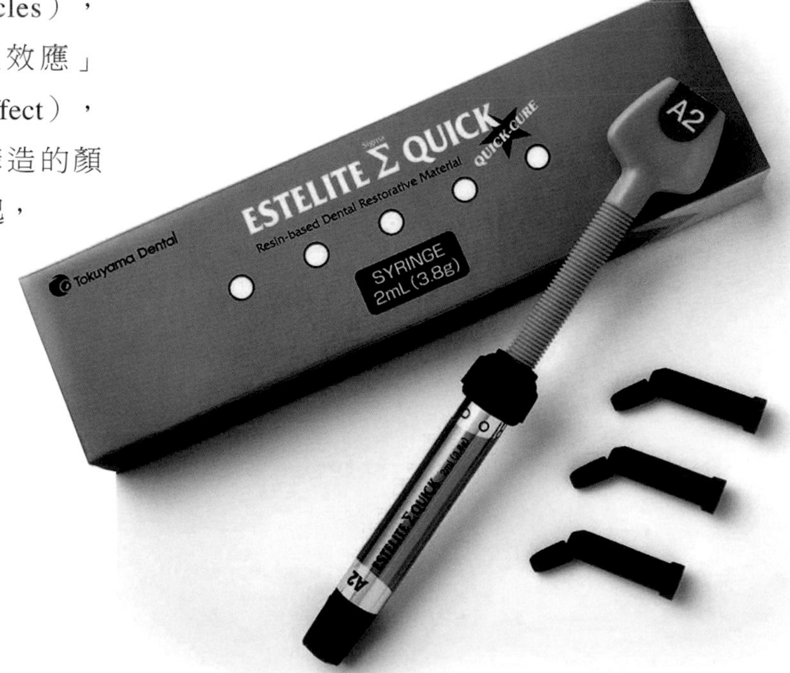

有很好的抛光審美性。填料顆粒含量 82%（以重量計），對大多數臨床症例，提供足夠強度。聚合收縮 1.5%，比起一般的復形用複合樹脂材料 2% 的聚合收縮還低。

Estelite Sigma Quick 採用「RAP 技術」（Radical-Amplified Photopolymerization），提供材料 90 秒的操作時間，但用光固化機照射，又可很快固化。「光固化深度」（depth of cure）2mm，以 2mm 的厚度逐層填補，光照固化。

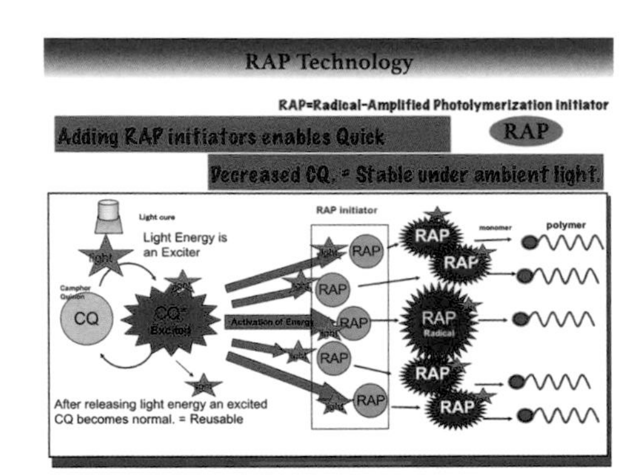

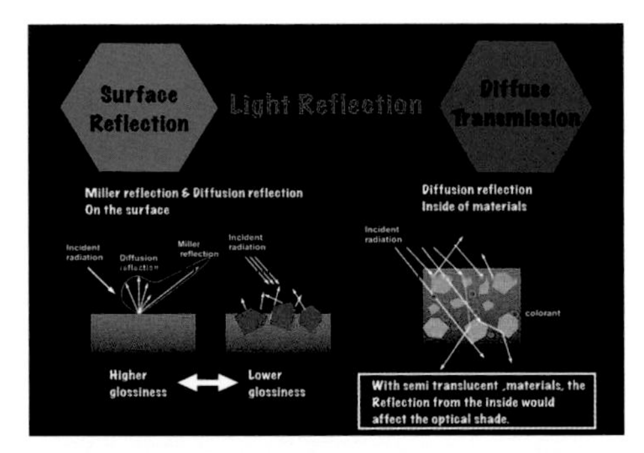

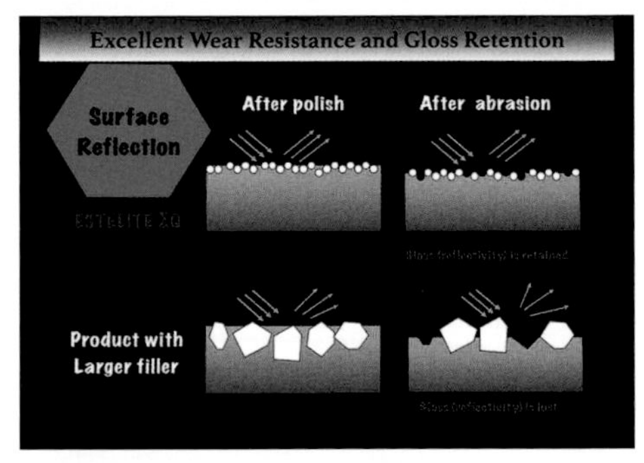

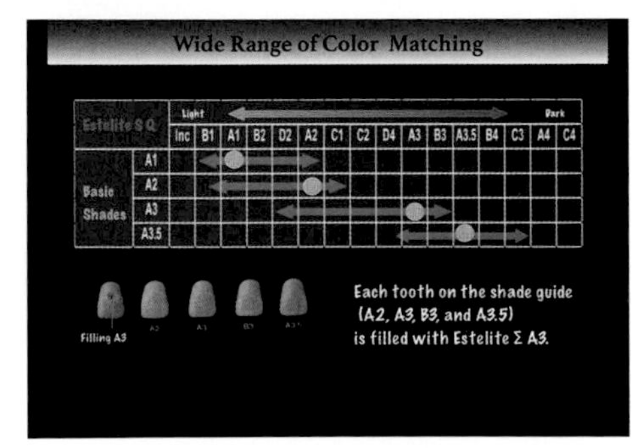

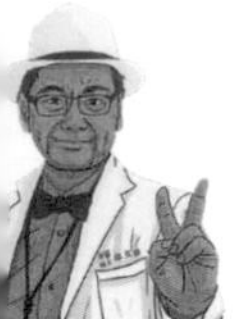

Pearl 58

Filtek Bulk Fill Posterior Restorative
（3M ESPE）

大多數光固化複合樹脂材料的「光固化深度」（depth of cure）大約是 2 毫米，逐層充填，逐層光照固化，以補償聚合收縮和減少聚合應力的發生。現在有很多複合樹脂產品，具有「大量填充」（bulk-fill）的特性，光固化深度可達 4 至 5 毫米，也減少聚合收縮現象。

運用「大量填充」複合樹脂材料填補，一次可以填充較深厚度，補牙過程變得快速容易。但可能另外產生一些問題：一次大量填充，不易控制，會有氣泡發生的可能；不易建立適當的鄰接面接觸，除非是使用「分段式成型牙隔片」（sectional matrices）；而且光固化機可能照射不到較深部位的材料，造成固化不足的現象，聚合應力的效應更明顯。

Filtek Bulk Fill Posterior Restorative（3M ESPE）大量填充，不需另外使用「覆蓋材料」（capping layer）。光固化深度 5 毫米，簡化操作步驟。材料組成含有兩種新的「甲基丙烯酸酯單體」（methacrylate monomer）AUDMA

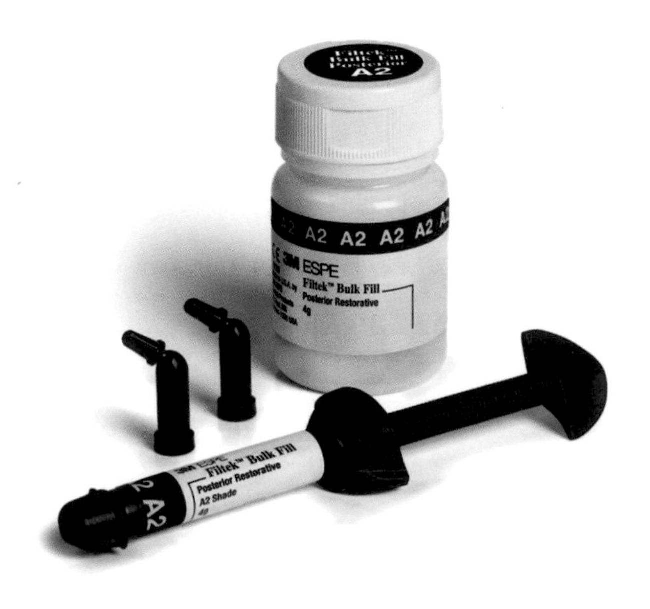

與AFM成分（addition fragmentation monomer），所謂的「應力緩解單體系統」（Stress Relieving Monomer System），以減少材料的聚合收縮應力。

奈米科技提供高耐磨度、低聚合收縮、材料好操作、易塑形。擁有高放射線阻透性，可以「大量填充」（bulk-fill）而不會犧牲材料的強度和耐磨度。共有五種顏色選擇：A1、A2、A3、B1、C2。

Filtek Bulk Fill Posterior Restorative 大量填充奈米複合樹脂最大特點是：材料的不透明度會隨著光固化機照射而增加，審美性增加，不會影響光聚合程度。而且材料很容易可以從子彈或注射筒推擠出來，並且能與窩洞壁密貼良好。

材料質地有點呈現蠟狀，雕刻塑形時，會有點沾黏器械，可以在器械上沾點複合樹脂專用濕潤劑 Composite Wetting Resin（Ultradent），操作會更加便利。

Filtek Bulk Fill Posterior Restorative 雖是專門設計用來填補後牙的，但臨床上前牙、後牙、直接式、間接式複合樹脂復形皆適用。

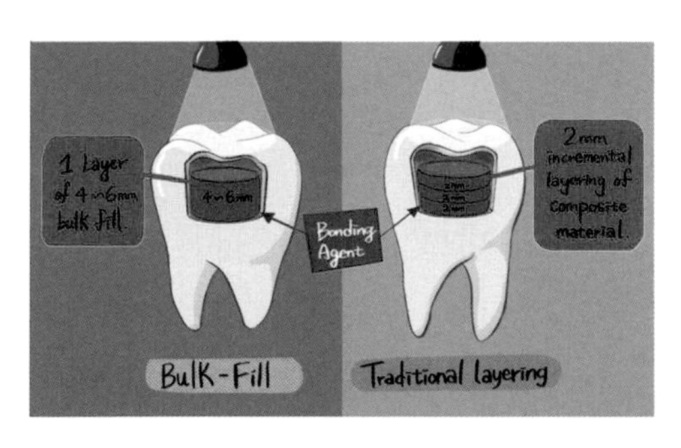

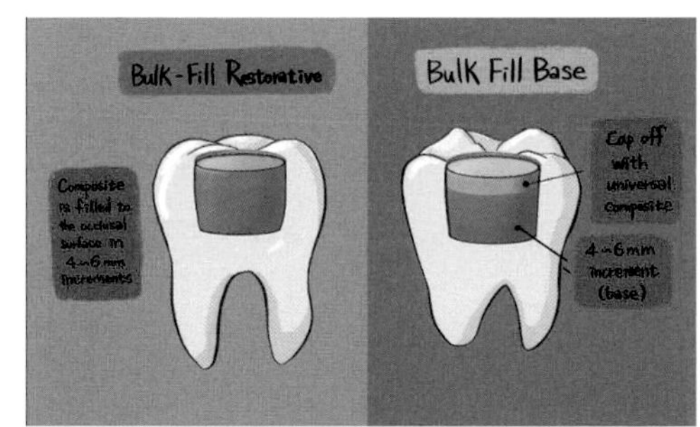

臨床運用大量填充複合樹脂材料的操作訣竅

1. 使用「分段式成型牙隔片」（sectional matrices）以建立合適的鄰接面接觸。
2. 光固化機的「功率」（power）要夠。
3. 使用高功率光固化機照射較長的時間，可能產生熱，傷害牙髓和其他組織。光照期間，使用氣鎗吹牙齒以冷卻。
4. 在「線角」（line angle）和層次之間易有氣泡陷入，應謹慎添加材料。如果是使用大量填充的流動性複合樹脂材料，當推擠材料時，syringe tips 應埋在推擠出來的材料裡面，而且使用 syringe tips 將材料帶動到線角的區域，才能避免氣泡形成。

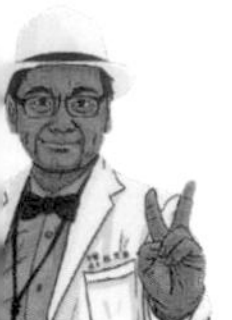

Filtek Z350 XT Universal Restorative
(3M ESPE)

前文已提及，早期的複合樹脂材料含有較大的填料顆粒，沒有模仿牙齒細緻構造，經過一段時間後，容易發生嚴重磨耗現象。現在技術改進，含有較小的填料顆粒。目前市面上有以下三種主要類型的複合樹脂產品：

1. **Microfills**：材料含有超小（0.02 ～ 0.04 μm）填料顆粒，具有高「保光度」（polish retention）和類似牙釉質般的半透明度。但缺少高強度，適用高審美性的前牙復形。
2. **Microhybrids**：材料含有較 Microfills 大的填料顆粒（0.4 ～ 1.0μm），導致材料高強度、低拋光度，適用後牙復形。
3. **Nanohybrids**：材料結合了 Microfills 與 Microhybrids 材料的優點，兼具「強度」與「美觀」，常被稱為「通用型複合樹脂」（universal composites），應用在前牙、後牙的復形。目前大多數的產品屬於這種「奈米混合型」（nanohybrids）複合樹脂。

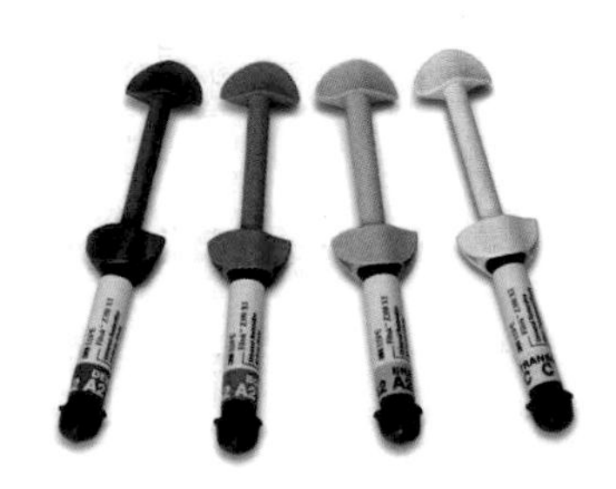

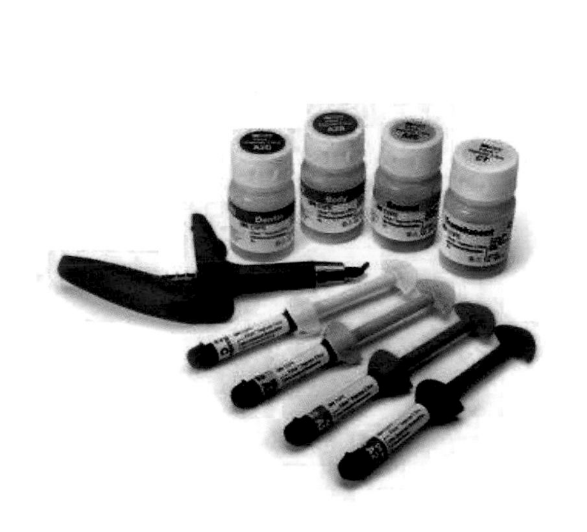

Filtek Z350 XT 4 Universal Restorative

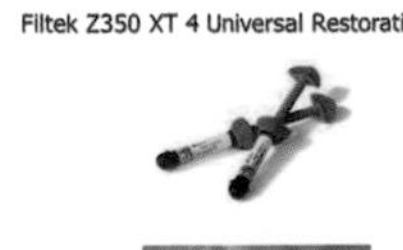

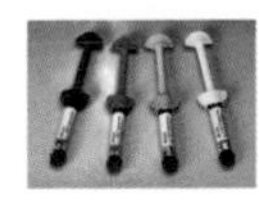

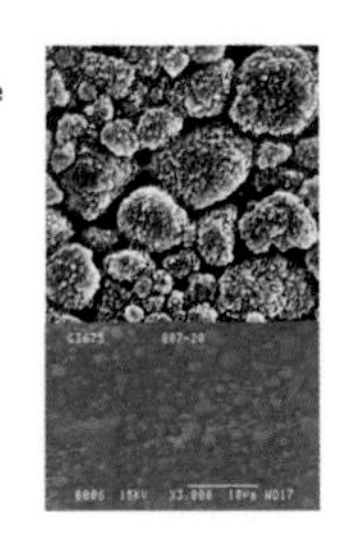

Filtek Z350 XT Universal Restorative（3M ESPE）專利的「奈米複合樹脂」（nanocomposite）技術，提供產品高強度、高耐磨度、高抛光性以及高審美性，適用前後牙各類型窩洞復形與冠心建立材。全奈米級的填料顆粒，填料含量 63%（以體積計），由 4 ～ 20 奈米大小的顆粒和 0.6 ～ 1.0 微米大小的「團簇」（clusters）所組成，內含「低應力單體」（low stress monomer），可幫助緩解聚合收縮所造成的應力。

產品有十九個顏色及四種不同的「不透明度」（opacity）: Translucent shades、Enamel shades、Body shades 與 Dentin shades，挑選容易。Natural Match Technologies 擁有變色龍效應，顏色可與周遭牙齒構造融合地非常好，達到絕佳審美效果。

高強度、高耐磨度與高抛光維持度，復形物很少發生邊緣變色和碎裂，且不沾黏、不塌陷，操作性極佳。產品有 4 公克「注射筒」（syringes）和 0.2 公克「子彈型」（capsules）包裝兩種。

臨床操作時，診療椅的頭燈要套上防藍光的遮蔽罩，以防止材料過早聚合，材料也不要過度操作。

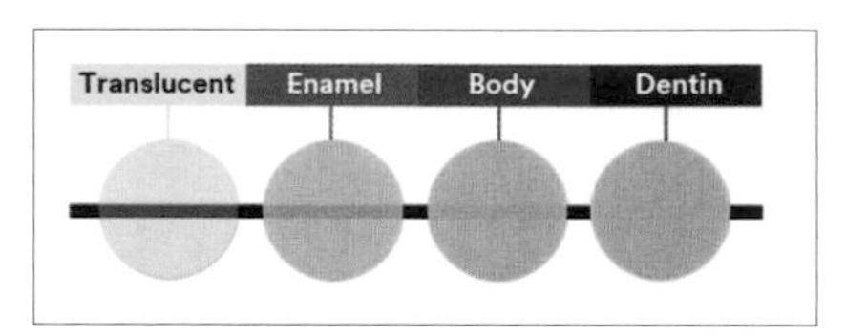

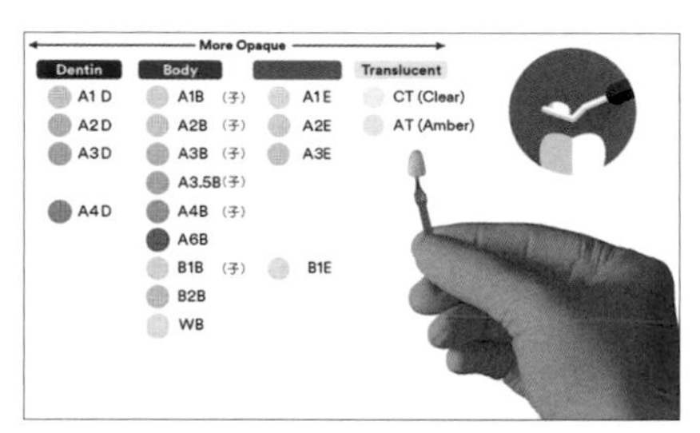

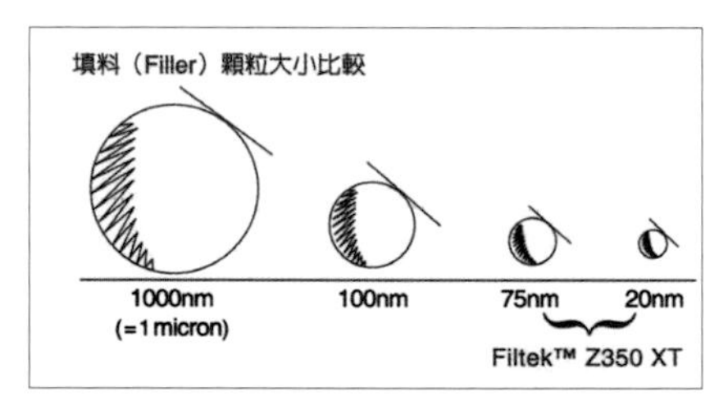

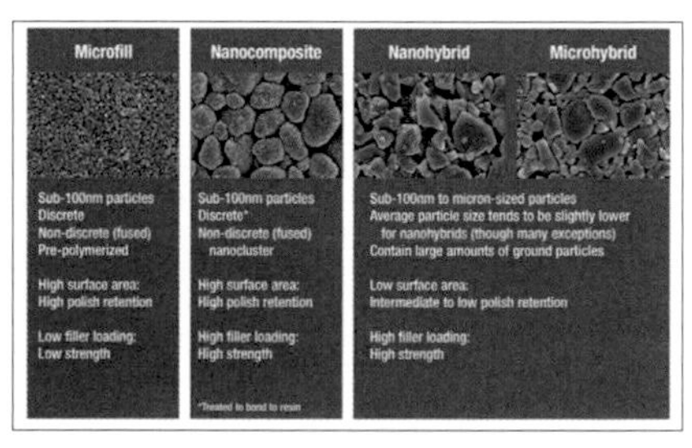

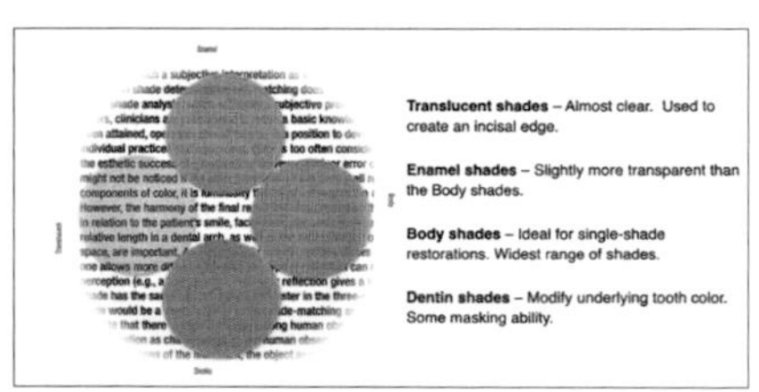

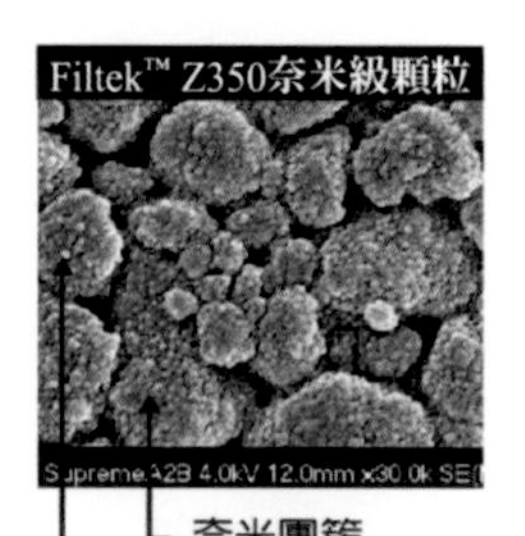

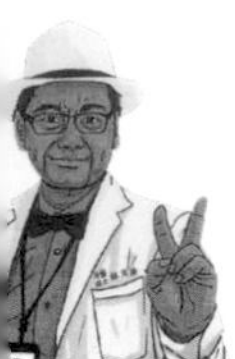

Pearl 60

OMNICHROMA
（TOKUYAMA）

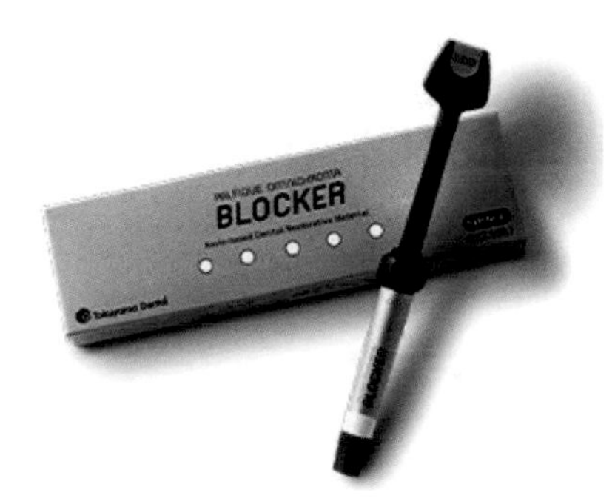

TOKUYAMA 公司推出革命性產品 OMNICHROMA，一個顏色即可匹配所有牙齒和所有的患者。最多再加上第二個顏色提供遮蔽效果。

這奇蹟是如何做到的？ OMNICHROMA 材料的填料含量 79%（以重量計），填料顆粒大小 260 nm，利用填料顆粒正確的形狀和大小，產生結構性的顏色，以匹配牙齒。換句話說，材料結構本身就能產生周圍牙齒的顏色。BLOCKER 填料含量 82%（以重量計），填料顆粒平均 0.2 微米大小。填料的製作過程不是採用一般典型玻璃顆粒研磨方式，而是利用所謂的「溶膠／凝膠」（Sol-Gel）技術，製造出均勻的填料顆粒。

通用型複合樹脂產品 OMNICHROMA（TOKUYAMA），含有超奈米球形填料顆粒，由二氧化矽與二氧化鋯組成。採用很獨特的 Smart Chromatic Technology，填料顆粒會產生紅至黃的結構性顏色。固化後，顏色與周圍自然牙融合在一起，很匹配。產品有 Syringes 和 PLT（ pre-loaded tips）兩種包裝。

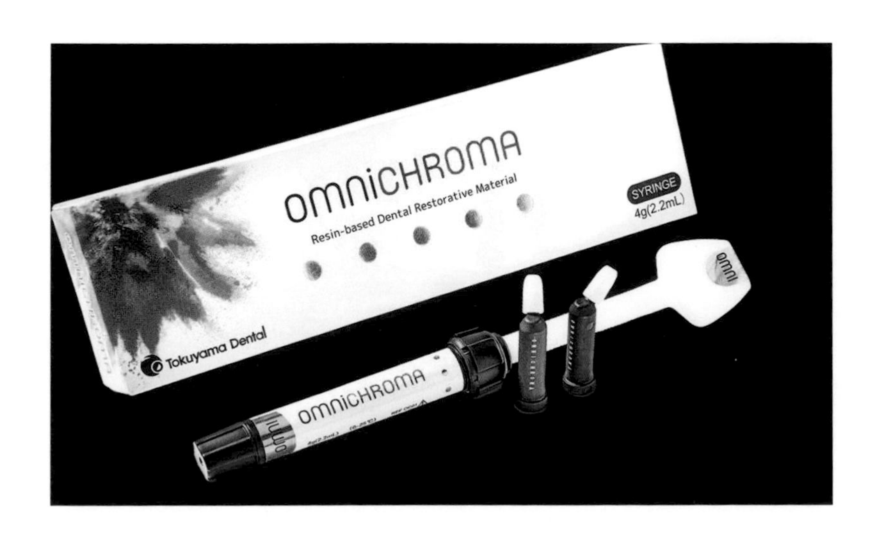

從固化前的不透明白色，轉變成固化後的與牙齒顏色融合，令人驚艷。奶油狀的黏稠度，堆積性好，操作性佳。置放材料到窩洞時，不會沾黏器械，填壓容易。可以滿足 90% 的臨床症例的完美審美要求。

在臨床操作的時候，口腔裡面較大的 Class III、Class IV 症例，搭配 OMNICHROMA BLOCKER 的使用，可遮蔽污漬染色。要注意的是：材料對周遭光線敏感，做好防藍光屏蔽，避免過早固化。正確操作黏著步驟對顏色匹配非常重要。

OMNICHROMA 創新的複合樹脂產品，單一顏色即可匹配所有患者，顏色涵蓋從 A1 到 D4 的範圍。利用「結構顏色技術」（structure color technology），無需添加染料或色素，即可產生周圍牙齒的顏色。臨床使用 OMNICHROMA 材料復形，免除材料庫存和比色步驟，省時又省錢。

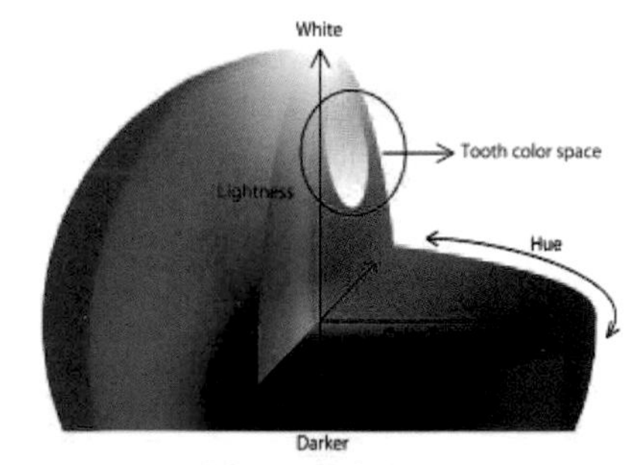

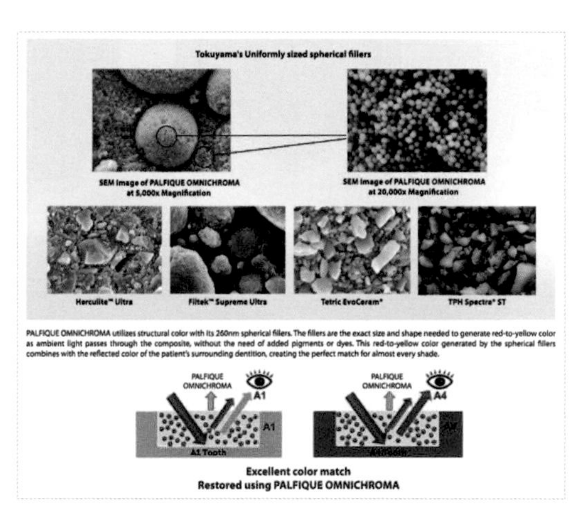

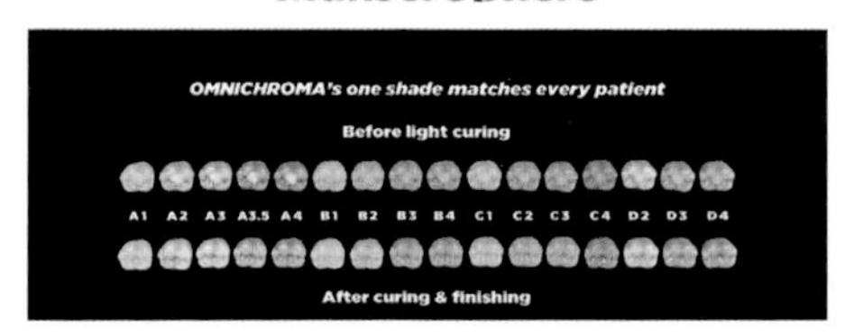

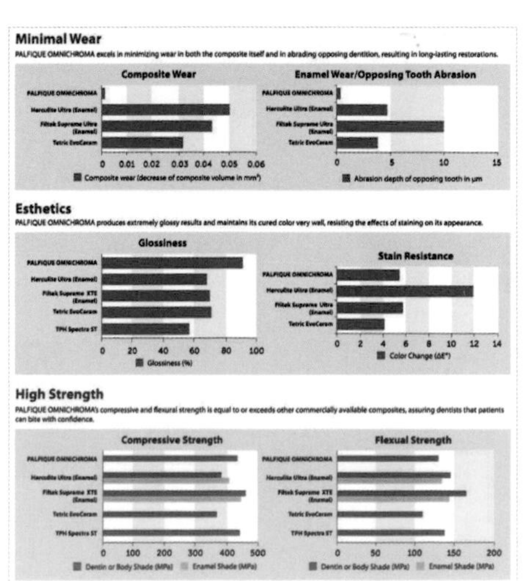

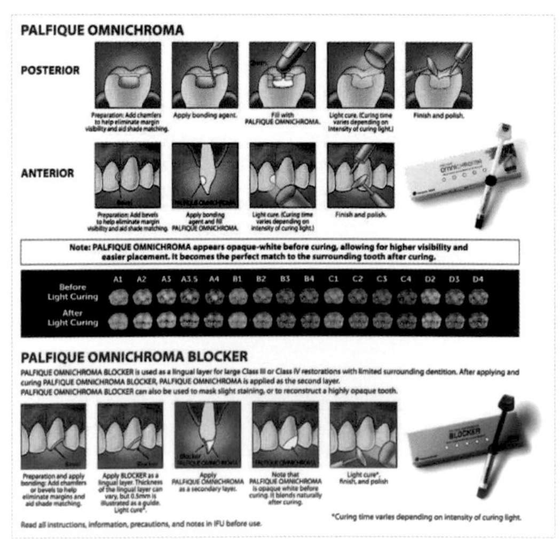

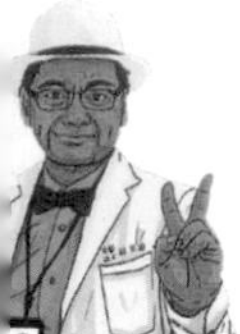

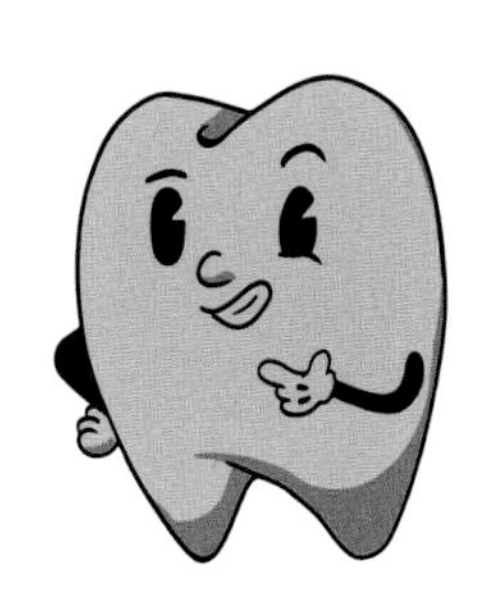

第16篇

冠心建立材

Core Build-up

Pearl 61

LuxaCore Z Dual
（DMG）

牙齒嚴重破損，要製作冠外復形體（例如：牙冠）前，應先重建牙齒構造。比起銀粉或玻璃離子體其他「冠心建立」（core build-up）材料，複合樹脂材料的填料顆粒較大，抗壓強度高，與牙齒構造黏著，填補完後能立即修磨。

「雙固化」（dual-cured）複合樹脂「冠心建立」（core build-up）材料 LuxaCore Z Dual（DMG）具有放射線阻透性，可以用來「建立冠心」、「黏合根柱」（post cementation）。產品添加「氧化鋯」（zirconium oxide）與「奈米填料」（nanofillers），提升了抗壓強度與物理性質。注射筒包裝 Smartmix dual-barrel syringe 材料輸送系統，自動調拌混合，方便利用。

LuxaCore Z Dual 有三種顏色選擇：A3、Blue、Light-Opaque。A3 提供自然牙本質的顏色，可以製作全瓷牙冠底下的冠心建立。

LuxaCore Z Dual 應搭配使用能與「雙固化」黏合劑材料相容的牙科黏著劑，例如 LuxaBond–Total Etch Bonding System（DMG）。

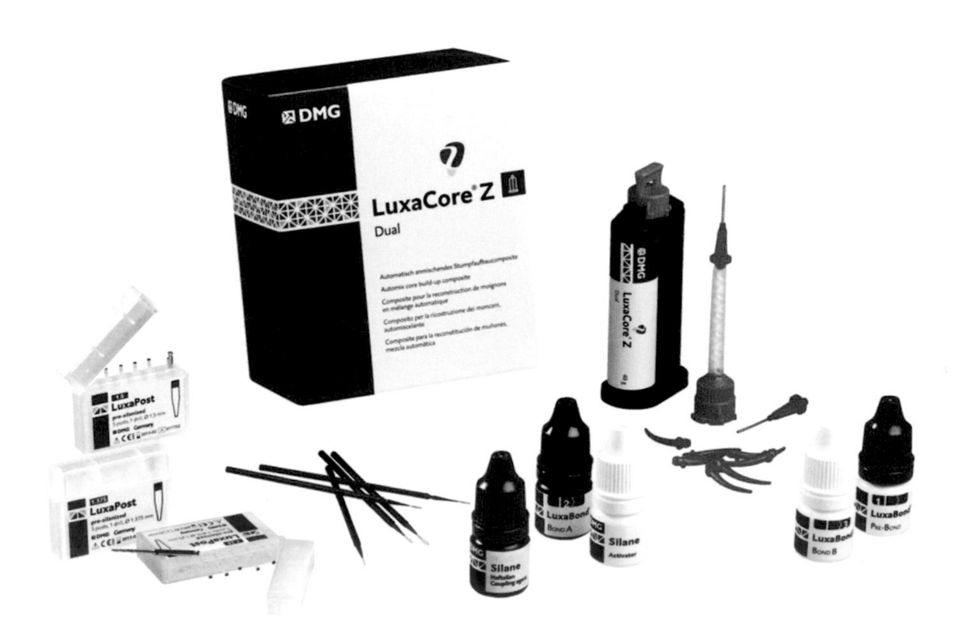

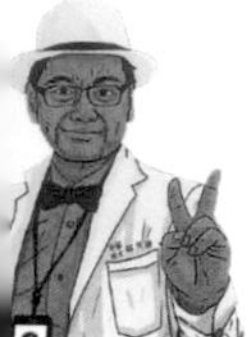

調拌混合好的 LuxaCore Z Dual 材料有很好的流動性，可以與窩洞壁和根柱密貼得很好。材料雙固化，能夠確保深部區域，光固化機照射不到的地方，也能固化完全。使用光固化機照射，5 分鐘後，材料的表面硬度即可超越牙本質。鄰接面盒型深層區域，24 小時後的表面硬度也有相似結果。

材料操作時間與凝固硬化時間皆合適。1.5 分鐘的操作時間，5 分鐘「自固化」（self-cured），光固化機照射 20 秒，固化深度 2mm。

冠心建立材料需具備四大性質

1. **材料「雙固化」（dual-cured）：**雙固化性質材料可以「大量填充」（bulk-fill），又可用來黏合根柱。使用 LED 光固化機照射，材料立即凝結硬化，可以修磨。
2. **修磨的手感類似牙本質：**類似牙本質的表面硬度，修磨更容易。
3. **高強度：**高的抗壓強度、抗彎曲強度，再加上與牙齒構造有黏著，形成一個在牙冠底下長期穩定的冠心建立。
4. **可以用來黏合根柱：**低黏稠度、高流動性、低薄膜厚度的冠心材料，也可以用來黏合根柱。

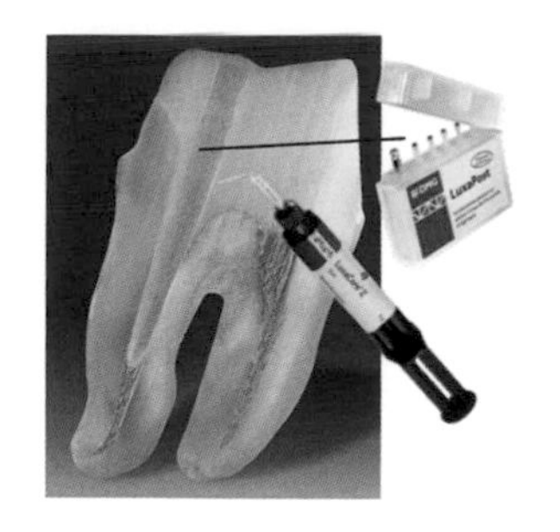

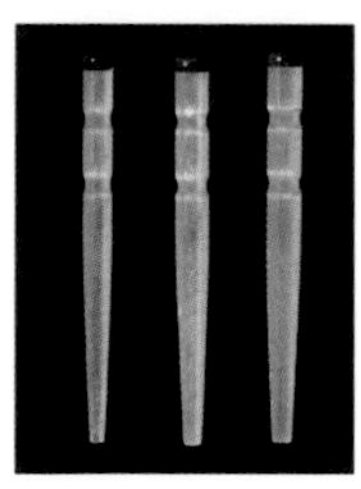

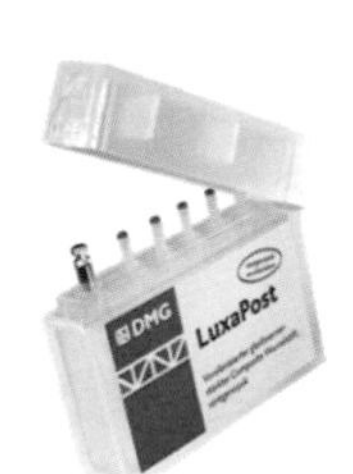

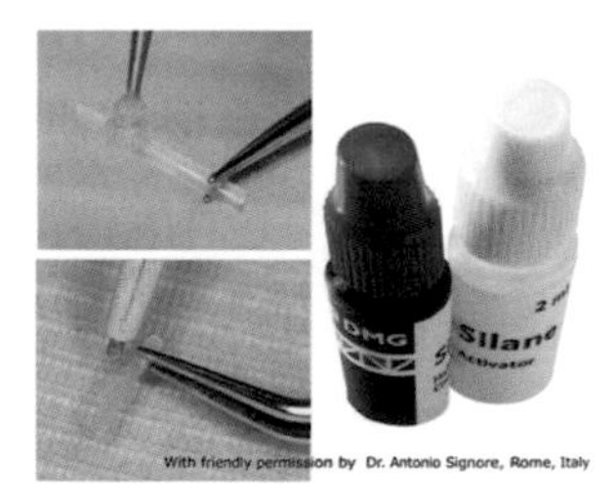

With friendly permission by Dr. Antonio Signore, Rome, Italy

Cuttability

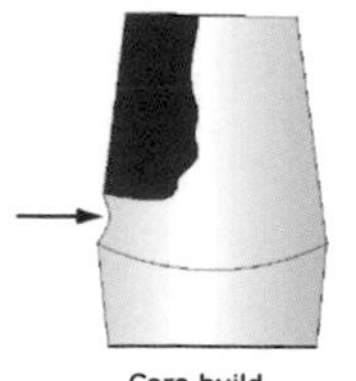

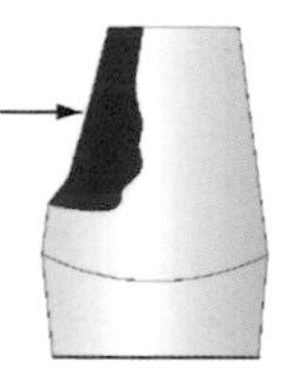

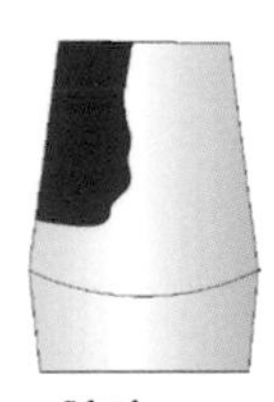

I. Lasson, PhD Thesis, Hamburg, 2005

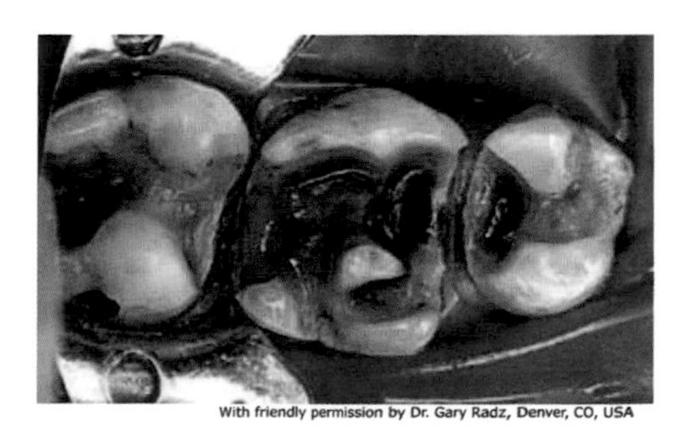

With friendly permission by Dr. Gary Radz, Denver, CO, USA

Pearl 62

Visalys Core
(Kettenbach)

如果一顆牙齒的大部分構造毀了，製作間接式復形前，牙齒必須重建。最常用的冠心建立（core build-up）材料是複合樹脂。

複合樹脂可以和牙齒構造黏著，不會因為需要機械性固位（mechanical retention），而磨掉更多寶貴牙齒構造。選擇冠心建立材料，5 分鐘內的硬度，甚至可以超越牙本質的硬度 45 Knoop（KHN），當次約診即可進行磨牙。

前牙半透明、無金屬的間接式復形體，冠心建立材料應選擇牙齒顏色。應用在美觀沒那麼嚴謹的症例，例如後牙，冠心建立材料應與牙齒構造有明顯顏色對比，這樣才能看清楚牙齒與冠心建立材料的交界，將牙冠邊緣放在完整的牙齒構造上。選用「雙固化」（dual-cured）的冠心建立材料，不必擔心光固化機照不到較深區域的材料，固化不完全的問題。可以用光固化機照射，表面立即固化，材料不會塌陷，可立刻磨牙。

Visalys Core（Kettenbach）是雙固化的複合樹脂產品，可以做為冠心建立材料及黏合根柱使用。材料具有放射線阻透性、含氟、不含雙酚 A。有白色和牙本質色兩種選擇。Visalys Core 黏稠度適中，也可以用來黏合根柱，讓整個牙齒重建的步驟簡化。硬度高，冠心建立的牙齒可以立即磨牙取模。

Visalys Core 產品最大特色，採用「Active Connect Technology」，不必擔心與各種不同牙科黏著劑產品是否相容的問題。至於「雙固化激活劑」（dual-cured activator）則可用、可不用。用光固化機照射 20 秒，材料即可固化。若採「自固化」（self-cured）模式，需要等待 5 分鐘，材料才會固化。

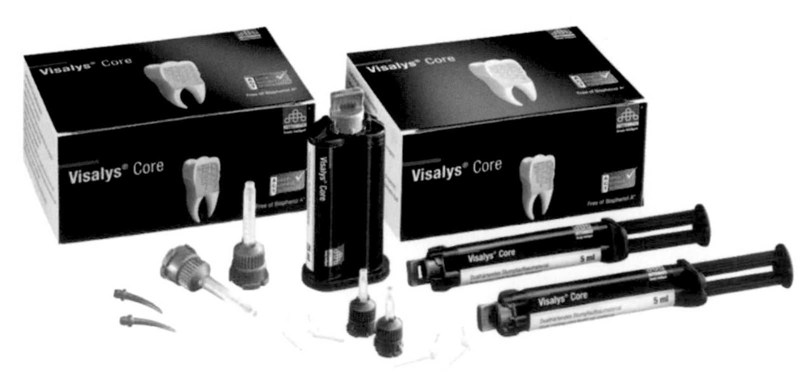

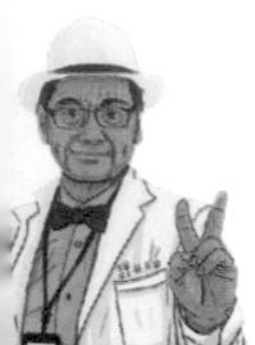

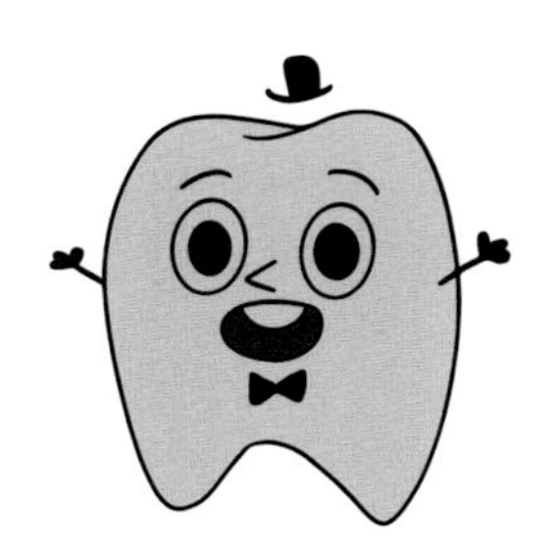

第17篇

光固化機

Curing Lights

Pearl 63

Bluephase Style and Bluephase Meter II
(Ivoclar Vivadent)

光固化機（curing light）是牙科最常用的設備，用來照射光固化材料，令其固化（硬化）。

一般來說，對光固化機的需求有：牙科材料短時間快速固化；高功率、高輻照度光固化機，適用於直接式與間接式復形；可以固化所有的光固化牙科材料；不會產生過大熱量，影響牙髓、牙齦等組織；人體工學設計，抓握更舒適。

而影響光固化的因素則有以下幾點：光固化機的「功率」（power）與「輻照度」（irradiance）；光固化機的「發射光譜」（emission spectrum）；光固化材料的顏色與半透明度；光固化機與照射材料之間的距離；光固化材料裡面「光引發劑」（photoinitiator）成分的種類；光固化材料的氧化抑制層。

光固化機的設計很重要，必須要能到達口腔內每個區域。光導棒的頭部「尖端」（tip），最好能與欲照射復形物的表面垂直。光固化機的「發射光譜」（emission spectrum）需與光固化材料的「吸收光譜」（absorption spectrum）匹配。光導棒頭部尖端直徑 10 ～ 12mm，才能覆蓋復形物的表面。一些經濟型、低價位的光固化機，充滿電以後，很快地功率逐漸減弱。一個好的光固化機，照射出來的是「準直的光束」（collimated beams），即使光導棒尖端與復形物表面距離 6 ～ 10mm，仍有很好的輻照度。

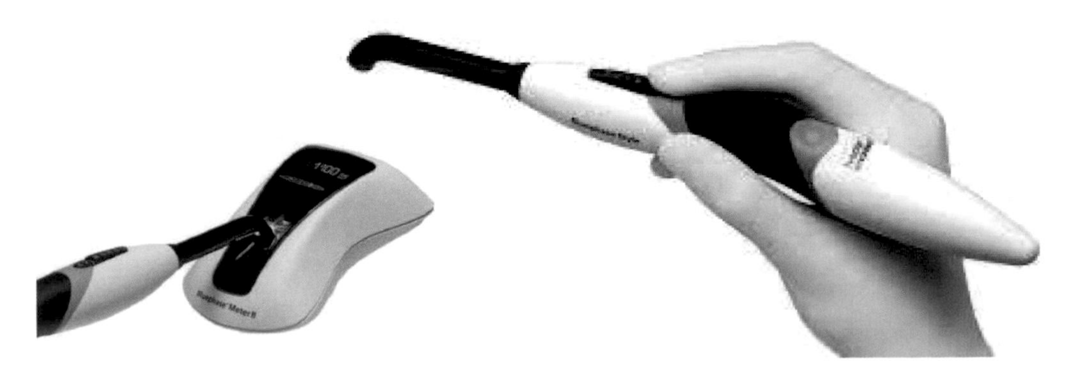

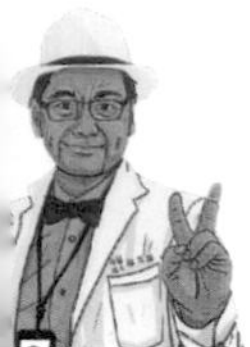

Bluephase Style（Ivoclar Vivadent）是一無線 LED 光固化機。採用「多波寬頻光譜」（Polywave Broadband Spectrum）技術，可以固化吸收光譜介於 385nm 到 515nm 之間的光固化材料。光強度（輻照度）1,100mW/cm^2。光照時間可以選擇 10、15、20，與 30 秒。

Bluephase Style 採用鋰聚合體電池，有一個感應式充電底座，也可以選擇有線的操作模式。流線型設計，只有兩個按鈕，操作簡單。

Bluephase Meter II（Ivoclar Vivadent）是目前市面上最值得信賴的「光度計」（light meter），可以測量不同直徑大小光導棒。數位顯示兩種測量數據：「功率」（power, mW）或「輻照度」（irradiance, mW/cm^2）。測量光譜範圍 380 ～ 550nm，測量輻照度範圍 300 ～ 12,000mW/cm^2。

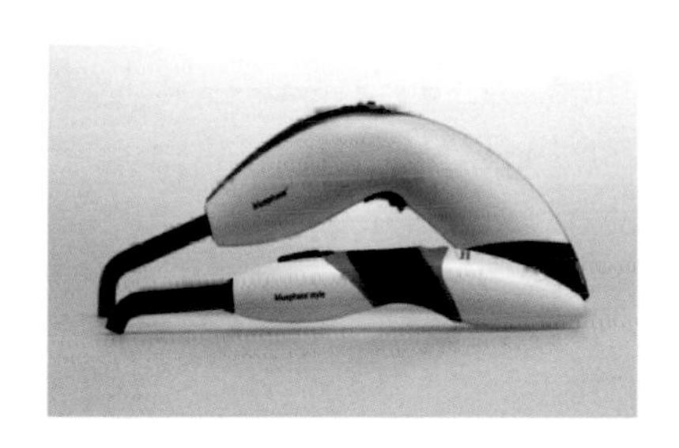

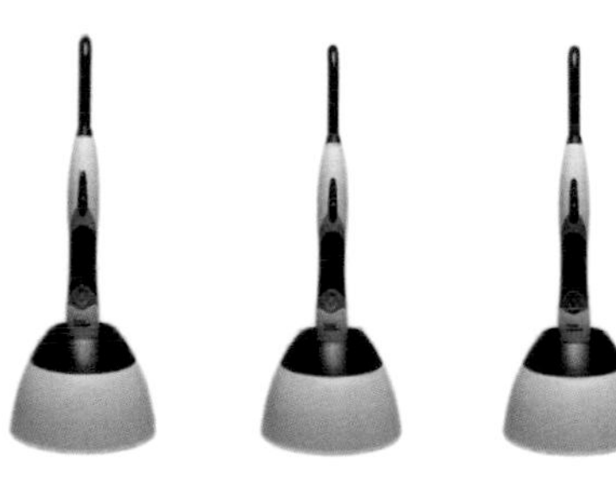

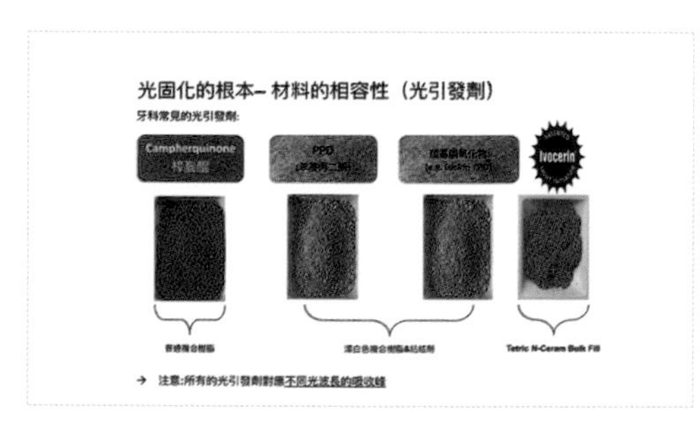

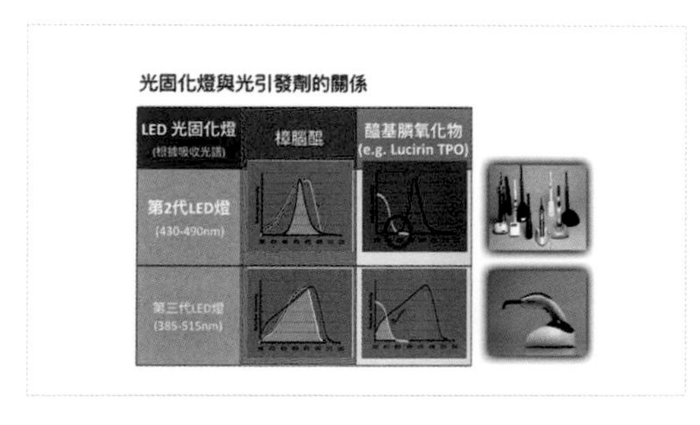

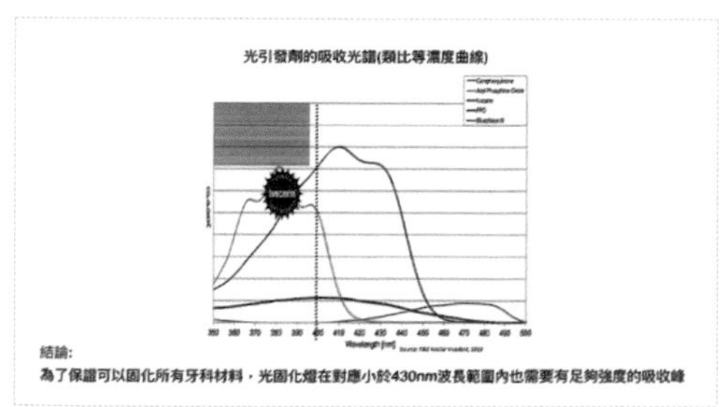

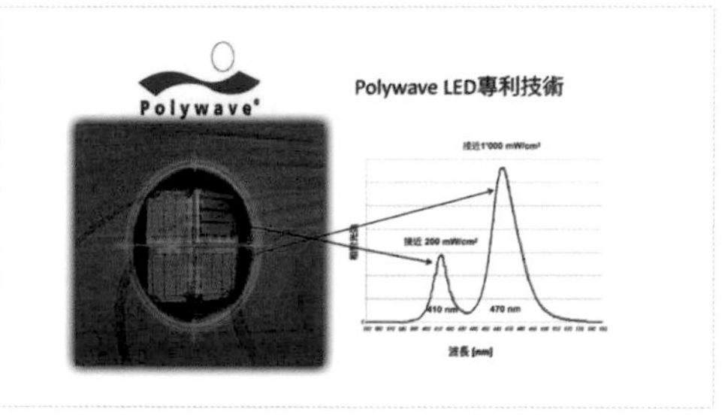

Pearl 64

VALO Grand
（Ultradent）

斷裂、二度齲齒與復形體的過度磨耗造成復形失敗，最主要原因是「固化不完全」，還會浸出有毒物和顏色不穩定，因此購買一台有品質的光固化機，正確操作，是復形成功的關鍵。好的光固化機的頭部要夠大，不需要重疊照好幾次。很多臼齒從邊緣嵴到邊緣嵴有12mm的距離，上顎正中門牙有12mm長度。所以光固化機的光導棒尖端需有12mm直徑，一次照射即可完全覆蓋。

光固化機 VALO Grand（Ultradent）可以固化所有材料，容易接近口腔裡面所有區域。較大直徑的光導棒尖端（12mm），包覆在表面無光澤的陽極氧化黑檀木鋁，耐刮痕，又符合人體工學設計時代感，鐵氟龍浸漬，防止樹

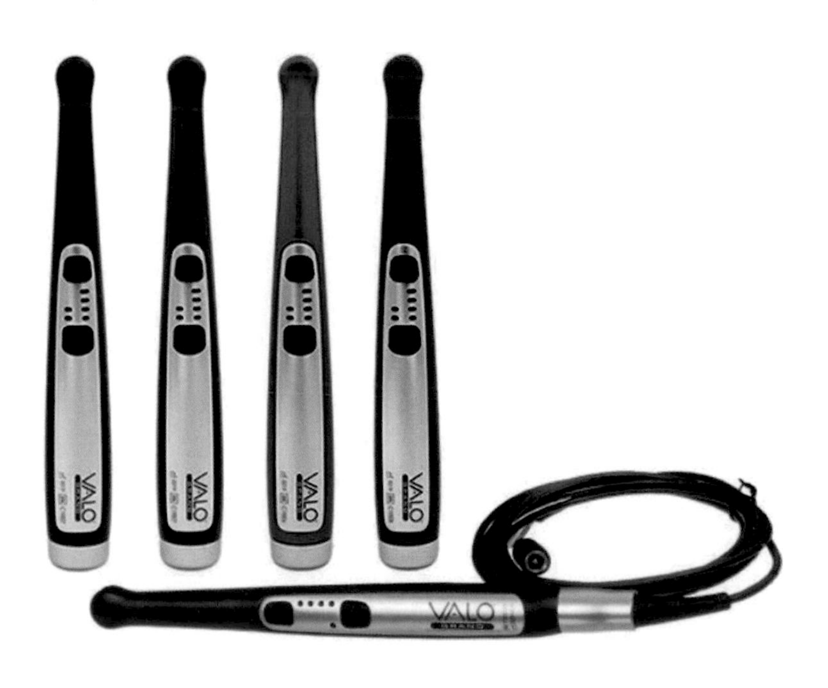

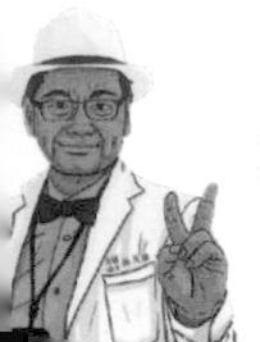

脂沾黏，清潔容易。兩個「扳機」（trigger）分得很開（18mm），中間隔著 LED 指示燈。橡膠塗層的按鈕，可以防止滑脫。高效率的散熱器，沒有風扇，靜音。動力充裕，射出的光線很均勻。

光固化機 VALO Grand 輻照度（irradiance）有以下三種選擇：

「標準模式」（Standard mode）= 1,000mW/cm²

「高模式」（High mode）= 1,600mW/cm²

「超高模式」（Xtra mode）= 2,000mW/cm²

三種模式之間轉換容易，高峰功率可達 3,200mW/cm²。

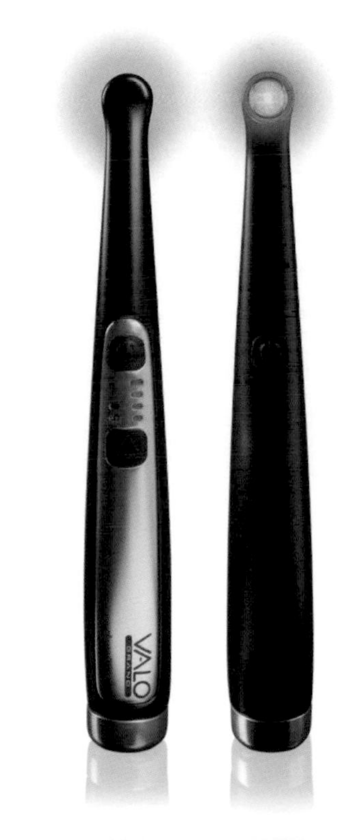

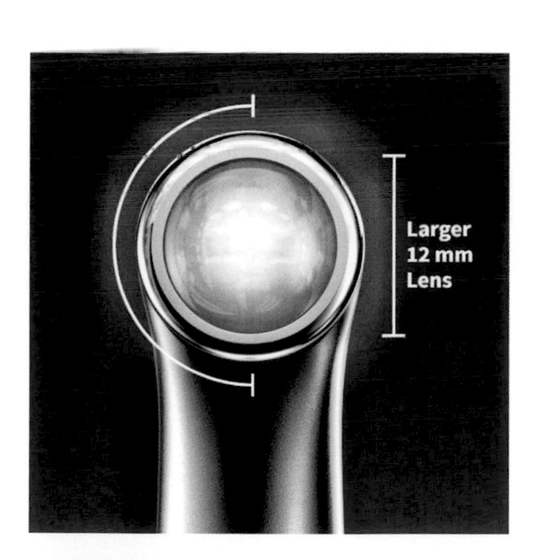

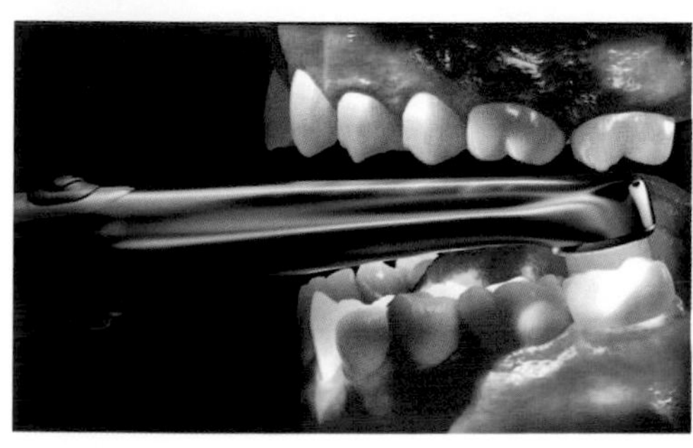

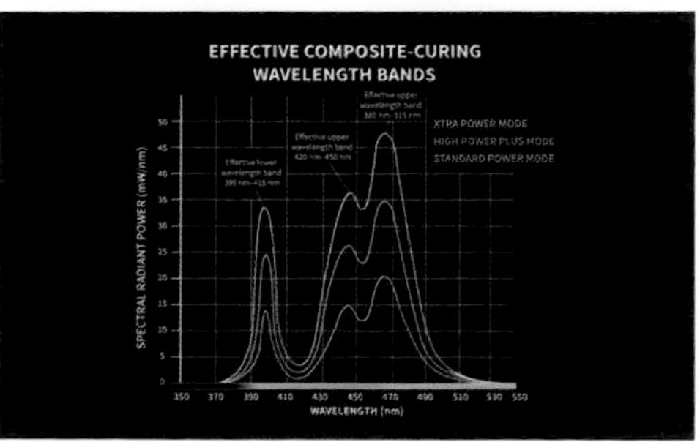

VALO Grand 沒有「充電底座」（docking station），使用可充電的「磷酸鋰鐵」（lithium iron phosphate）電池，有很長的壽命，為最新世代的電池，充電一次，可以使用一到二星期，電池更換容易，也可以使用拋棄式電池。

光固化機 VALO Grand 沒有電源開關，只要插入電池，就在「開」的模式，1 分鐘沒有使用，光固化機 VALO Grand 就會進入休眠模式，只要拿起光固化機，VALO Grand 即自動醒來。

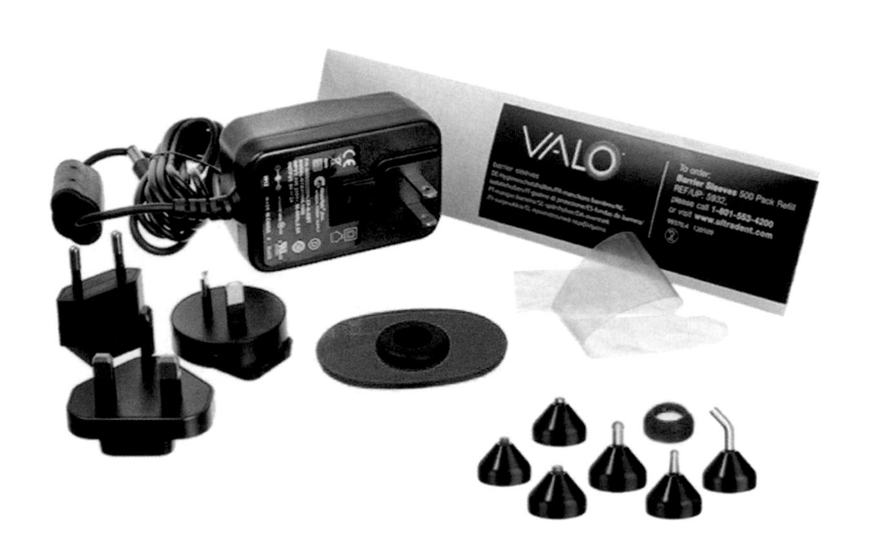

如何選擇 LED「光固化機」（curing lights）？

現在機型的功率大大提升，但有些基本特點需要考量：

1. 光導棒的頭短、呈直角，口腔內所有區域皆可到達。
2. 10 毫米大直徑的光導棒頭，確保光照涵蓋範圍完全。
3. 高輻照度（大於 1,000mW/cm²）確保材料固化完全。
4. 無線設計、重量輕。
5. 直覺式的控制、使用容易。
6. 寬的「發射光譜」（emission spectrum）400 ～ 500nm，與所有的材料相容。
7. 內建「光度計」（light meter）。
8. 無縫、平滑機體表面，有助消毒。

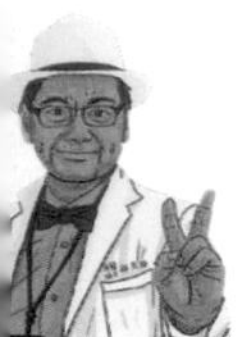

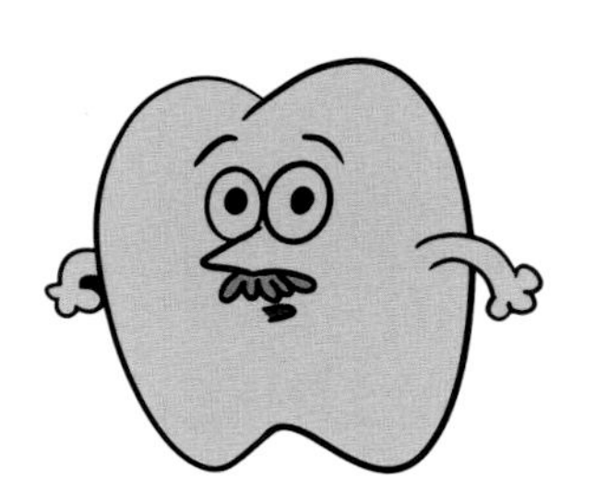

第18篇

脫敏劑

Desensitizers

Pearl 65

GLUMA Desensitizer
(Kulzer)

臨床上，每天或多或少都會遇到一些患者求診，主訴牙齒酸痛。有些是「過敏性牙本質」（dentin hypersensitivity），有些是復形後或冠橋黏合後的「術後敏感」（postoperative sensitivity）問題，造成的原因不勝枚舉。臨床操作時，有些關鍵點稍加留意，即可大大減少這些問題發生。

GLUMA Desensitizer（Heraeus）是唯一對黏著劑黏著強度沒有影響（甚至會稍微增加），可以有效減少「微滲漏」（microleakage）的「脫敏劑」（desensitizer）產品。其成分是 5%「戊二醛」（glutaraldehyde）、35% HEMA 與水。藉由凝固「血漿蛋白」（plasma protein），封閉「牙本質小管」（dentinal tubules），達到脫敏效果。可用在冠橋黏合前或牙齒復形前的脫敏。

由於產品內含的 HEMA 和戊二醛有潛在毒性，會傷害軟組織，應謹慎使用，盡量避免沾到牙齦或皮膚，且應預先告知患者。

臨床使用前，先將牙齒做好牙髓保護。用小棉球或塗棒沾 GLUMA Desensitizer，擦拭牙齒 1 分鐘後，輕輕吹乾（或吸乾），不要沖洗。必要時可以重複上述步驟。

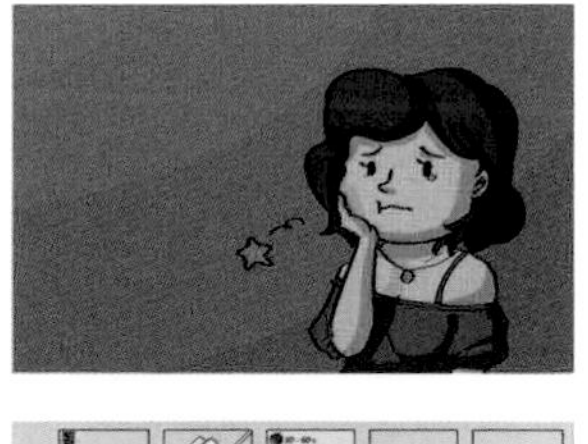

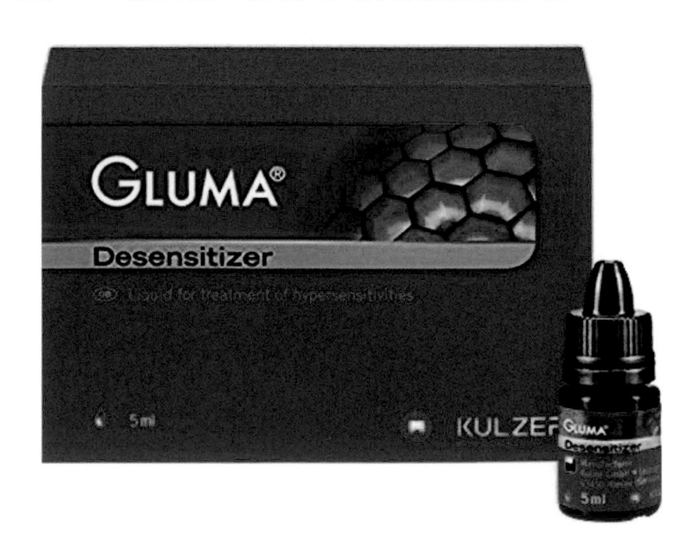

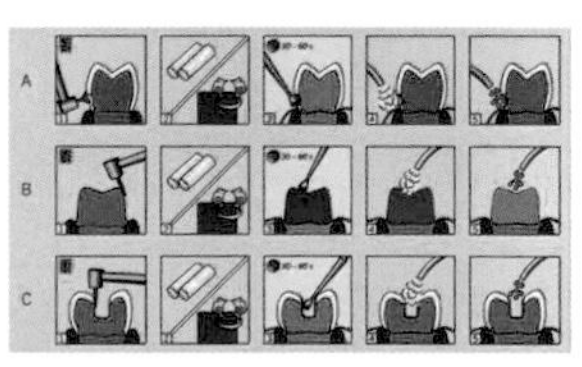

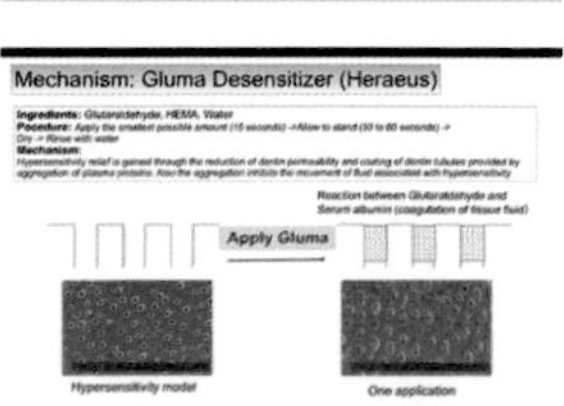

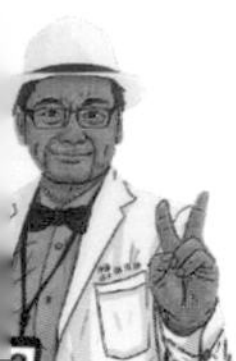

Pearl 66

Shield Force Plus
（TOKUYAMA）

牙本質敏感（dentinal hypersensitivity）的問題很普遍，約佔求診病患 15% 至 20% 左右。溫度改變（尤其是低於攝氏 20 度的冷水或冷空氣）、乾燥、刮抓、穿刺壓力、化學性刺激產生暫時性疼痛，且與任何其他病變或缺損無關。牙本質敏感機轉為對牙本質施加刺激，誘導牙本質小管內的牙本質液流動，刺激神經末梢，造成疼痛。

光固化的脫敏劑 Shield Force Plus（TOKUYAMA），材料裡面含有「磷酸單體」（phosphoric acid monomer）、Bis-GMA、TEGDMA、HEMA、光引發劑「樟腦醌」（camphorquinone）、乙醇，與純水的成分。為保護性封閉劑，專門用來治療過敏性牙本質，減少暴露牙根的磨耗或腐蝕，可預防與減輕備牙術後的敏感問題（postoperative sensitivity）。

當 Shield Force Plus 塗佈在受影響區域時，材料 3D-SR monomer 成分與牙齒的鈣發生反應，反應產物堆積在牙本質表面與牙本質小管裡面。使用氣槍吹，材料裡面的溶劑與水的成分揮發後，在牙本質表面形成薄薄的、耐久性「樹脂塗層」（resin coating）與「樹脂懸垂物」（resin tag），封閉牙本質小管，牙齒敏感問題立即緩解，效用持久。只要塗佈一次，不需沖洗、不需擦拭，容易使用。

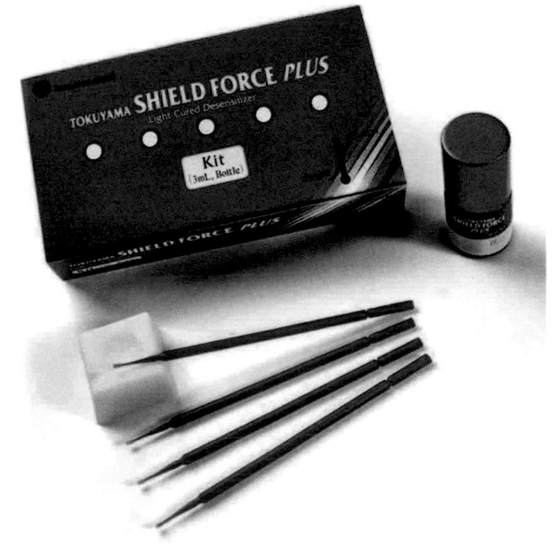

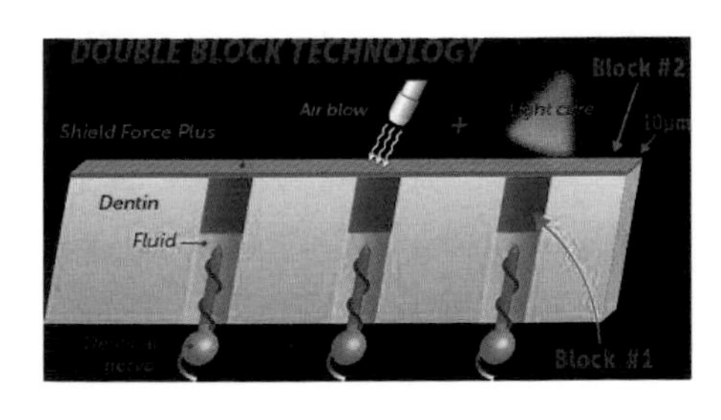

使用光固化機照射後，在牙本質表面和牙本質小管裡形成一聚合層，與牙齒構造黏著在一起。這就是所謂的「雙重封鎖效應」（double block effect），第一重封鎖：材料的黏著性單體與牙齒的鈣形成反應產物，封閉牙本質小管。第二重封鎖：耐久性聚合層覆蓋牙齒表面。

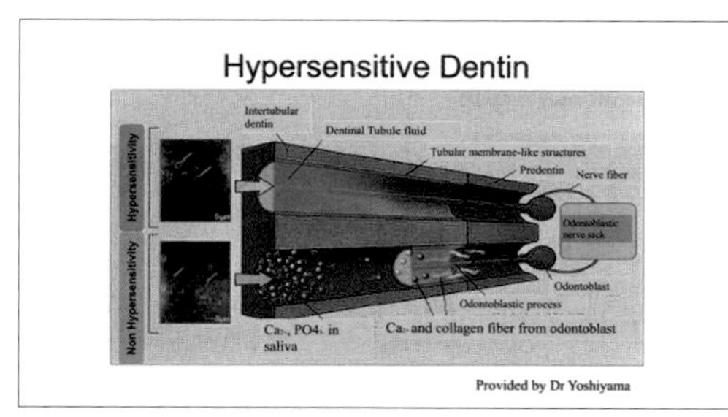

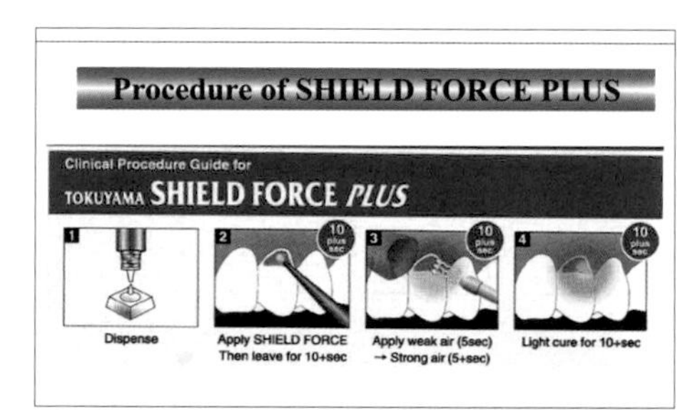

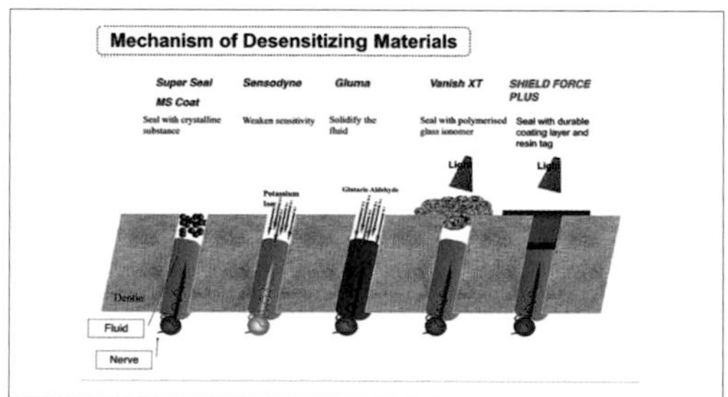

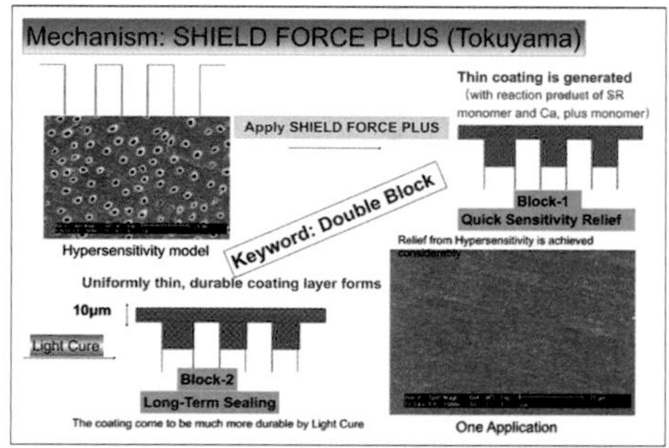

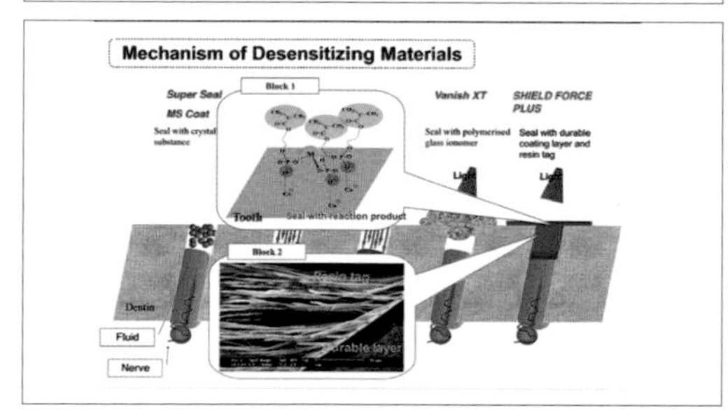

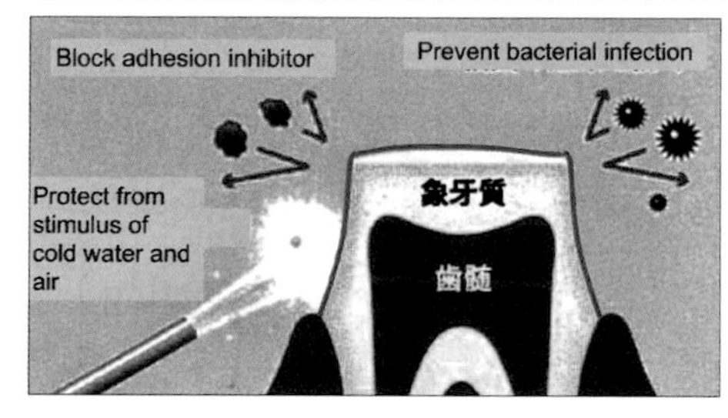

Shield Force Plus 產品四大特點

1. **零牙齦刺激**：產品不含戊二醛，不刺激牙齦組織。
2. **壹層塗佈**：均勻塗抹一層，不要擦拭，靜置 10 秒。吹乾 10 秒，不要沖洗。使用光固化機照射 10 秒。整個過程僅僅需要 30 秒。
3. **貳層防護**：Shield Force Plus 塗佈後，會浸潤到牙本質小管（dentinal tubules）裡，抑制牙本質液（dentinal fluid）在牙本質小管內的流動。在牙齒表面形成一塗層，避免因為磨損或是腐蝕造成牙本質的喪失。這就是所謂的「Double Block Technology」。
4. **三年持效**：使用 Shield Force Plus，牙本質敏感的問題立即獲得緩解，效果持續長達 3 年。

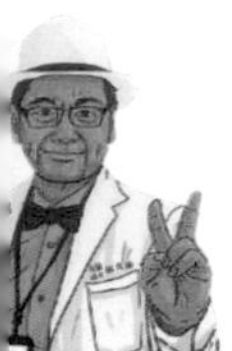

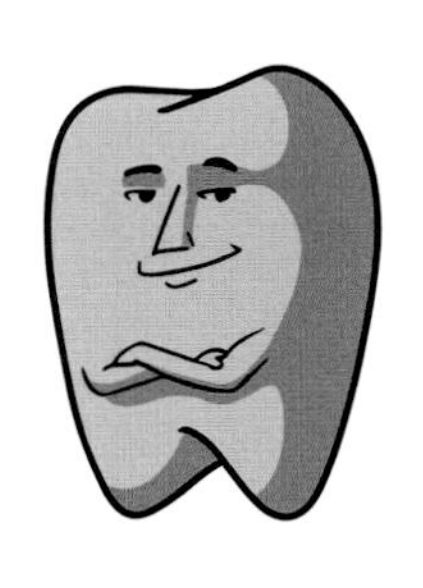

第19篇

數位牙科

Digital Dentistry

Pearl 67

CEREC CAD / CAM System
（Dentsply Sirona）

數位化牙科的時代，修復體的製作流程變得很不一樣，但要了解與掌握數位化的全貌，就要拆解流程中的技術細節。臨床普及運用口掃機，後端數位牙體製造的承接包括了電腦輔助設計（Computer-Aided Design, CAD）軟體、電腦輔助製造（Computer-Aided Manufacture, CAM）軟體、CNC（Computer Numerical Control）機器，以及 3D 列印機（3D Printing）。能夠順暢掌握這些重要技術，就能加快修復體製程速度，提高製品的精密度，讓牙醫師更有效率與品質的完成療程。

電腦輔助設計（Computer-Aided Design, CAD）軟體，功能是直接以數位編修的方式完成牙體設計於螢幕上。CAD 操作者可運用滑鼠、鍵盤、繪圖板……等數位工具進行繪製 3D 牙體型態，也能局部複製或全複製後的完成牙體設計工作，相較於手做蠟形的設計的方式，CAD 軟體能夠先從本身數據庫（database）中篩選給予牙齒初始型態，甚至部分軟體已強化到以 AI（artificial intelligence）的方式，自動運算出接近於最終成品設計建議（initial proposal），讓操作者大幅縮短設計前段時間，僅需完成最後的細節調整即可。同時也因為 CAD 設計可以是以 3D 數位影像呈現，對於牙醫師與牙技師之間的溝通與協作大有幫助，比起原先牙形溝通是用言語形容或文字技工單，視覺化的直效溝通效率更好。

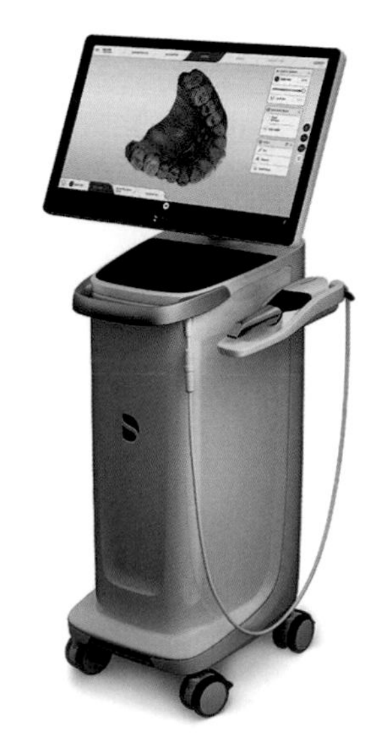

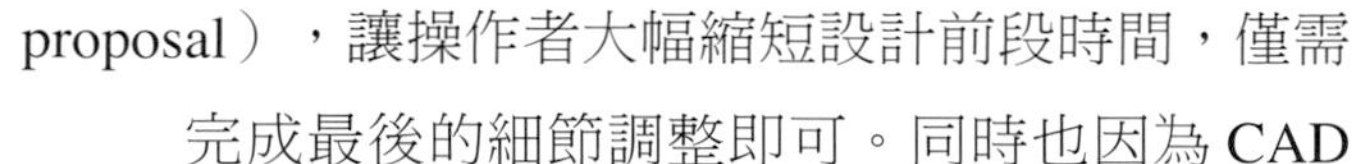

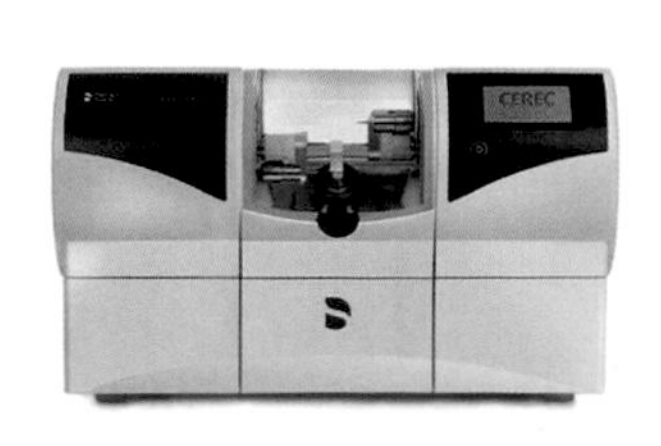

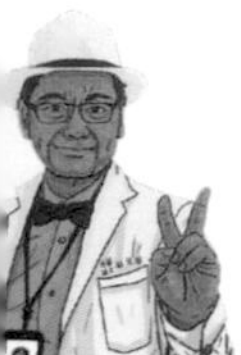

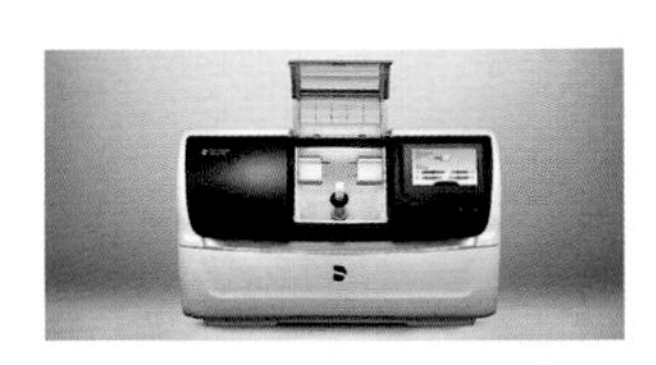

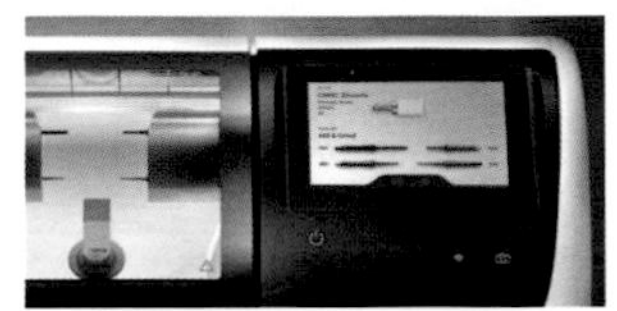

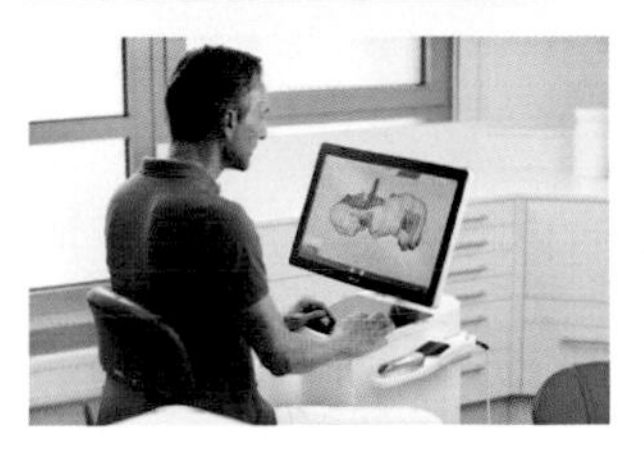

電腦輔助製造（Computer-Aided Manufacture, CAM）軟體有別於電腦輔助設計（Computer-Aided Design, CAD）軟體，它的任務是將完成設計的 CAD 設計檔案／物件，軟體計算與調整設定好機器製造的序列排程，操控 CNC 機器或 3D 列印機，一步一步的製作出實品。CAM 猶如這些後端機器設備的控制大腦，是透過程式語言與之連結，每一次虛擬設計都是透過 CAM 轉化成打造實體成品所需的工作編程，CAM 軟體是一套擁有高度模擬演算與規劃編程的軟體技術。

特別值得一提，CAD 軟體與 CAM 軟體兩者間的檔案溝通有時不一定順利，有些 CAD 軟體壓縮存檔的檔案格式（STL、OBJ、PLY……等），在 CAM 軟體開啟檔案時會有意外錯誤，問題可能來自於軟體的版本不同、檔案壓縮與解壓邏輯不同，或是存檔過程的資訊不完整……等。這些狀況在數位化製程中偶會發生，也因此偏向封閉式系統（close system），或是雙方認證授權的 CAD 軟體及 CAM 軟體，能更讓使用者更放心與順暢使用。

CEREC 軟體是牙科臨床最容易操作的 CAD / CAM 軟體之一，介面與流程很適合牙醫師與牙技師臨床操作。最新的 CEREC sw 5.1 軟體版本設計適應症涵蓋單顆修復體、牙橋修復體、植牙支台齒、手術導引板……等，也以提高電腦 AI 輔助為目標而開發，要讓臨床操作者在數位設計與產出的時間減到最少；CEREC 軟體最特別的是內建 Biogeneric 的運算引擎，能自動追蹤備牙 margin 位置，自動設定修復體帶入徑（insertion path），一鍵運算客製化的牙齒型態、咬合與鄰接面，再一鍵模擬動態咬合路徑，極少化操作者臨床需要做的 CAD 設計時間，而後快速導入研磨階段進行全自動的 CAM 研磨編程，達到一站式快速穩定 CAD / CAM 軟體製程。

CEREC 軟體也因為是電腦輔助設計（Computer-Aided Design, CAD）軟體與電腦輔助製造（Computer-Aided Manufacture, CAM）軟體的高度整合，對於數位化製程的穩定性提供了很高的承諾，這對於提供臨床當診完成（chair-side restoration）療程的牙醫師們更為重要。

Pearl 68

CEREC Primescan

（Dentsply Sirona）

根據 Dr. Gordon J. Christensen 的臨床觀察，90% 的間接式復形體是單顆牙冠，送到技工所的數位印模佔了 15%，而且有增加趨勢。其中包括數位印模且在診間研磨復形體佔了 10%。事實上，數位印模在臨床牙科應用，已超過 35 年，而且持續成長中。採用數位印模的診所，偶爾還是會用傳統印模（traditional impression）。無論傳統印模或數位印模，軟組織處理都是關鍵。

但傳統印模時，如果邊緣沒有清晰地記錄下來，需重複印模步驟，還有潛在失真的問題（撕裂或氣泡等），患者接受度、運費都會是需要考量的問題。相較於傳統印模的速度和極佳的精準度，數位印模掃描機的價位較高，加上熟悉數位軟體有學習曲線，而且掃描機仍在快速發展，這些因素都阻礙了數位印模的普遍使用。

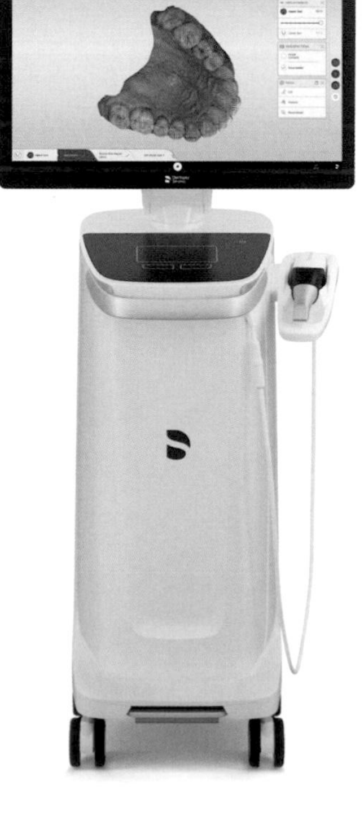

數位工作流程的開端要有數位檔案資料，這可由「口掃機」（intraoral scanner）或用「桌掃機」（desktop scanner）掃描傳統印模或模型而獲得。透過電腦軟體的「電腦輔助設計」（Computer-Aided Design）與「電腦輔助製造」（Computer-Aided Manufacture）的 in-office milling 或 lab milling，製作最後的復形體。

也有一些牙醫師會先使用傳統印模，再用「桌掃機」（desktop scanners）掃描傳統印模，將數位資料傳輸到技工所。

而數位印模機（digital impression），又稱口掃機（intraoral scanner），使用專為牙科設計的光學鏡頭，採取口內連續掃描的方式，取得患者牙齒型態、備牙狀況、牙弓排列……等資

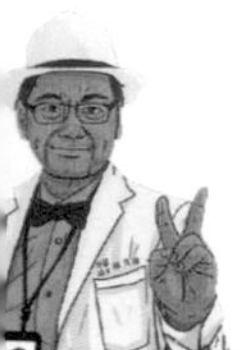

訊，以提供後續的數位設計（CAD）使用。

口內掃描資訊的處理過程，是將光學鏡頭所擷取大量且連續的影像資訊，經由軟體進行運算疊合與串接，再透過電腦運算與 AI（artificial intelligence）輔助產出 3D 立體模型。

相較於臨床傳統精密印模，數位印模的方式確實縮短了整個工作流程，包括：印模與石膏的材料控制、印模的人為操作變數、繁複流程的時間成本、運送的失誤等常見誤差累積。正確的數位印模掃描能夠達到等同精密印模的精準度（accuracy），在臨床執行速度與資訊重現性（reproducibility）上有更好的表現，可以進行不佔實體空間的數位典藏（digital storage）。

在技術學習方面，只需要做好口內隔離，排除口水、血水，掌握鏡頭移動方式，理解軟體 AI 的運作，即可快速完成口內掃描得到 3D 模型，一般牙醫師都能很快上手。

至於技術限制方面，過去常侷限於需要口內噴粉顯像，軟組織影像擷取及全口掃描串接的精準度的問題。在數位技術持續更新之下，新世代的口掃機已能達成高解析、大範圍的齒列與軟組織精密串接無虞，讓後續的數位設計（CAD）適應症更廣泛，製作範圍從各式固定假牙（dental restoration）、植體支台齒（implant abutment）、植牙手術導板（surgical guide）、植牙後全口重建（full mouth rehabilitation），到全口活動假牙（denture）。

根據 Dental Advisor 2020 年的報導，調查的顧問醫師中有 37% 有使用 intraoral scanners，14% 有 in-office milling，37% 利用 3D 列印（3D printing）製作「手術導板」（surgical guide），51% 的診所有意願購買口掃機，開啟數位工作流程。不願意購買口掃機，6% 因為價位，40% 認為技術進步變化太快。

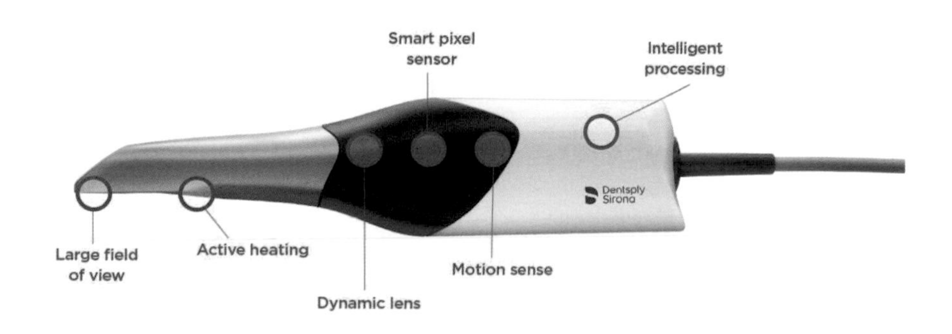

最新一代口掃機 CEREC Primescan（Dentsply Sirona），其特色是更大取像範圍達 16mm x 16mm，動態機構設計讓取像景深達 22mm，因此加快了口內取像速度，提升全口影像串接的精準度。CEREC Primescan 的影像擁有高於一般口掃機約 5 倍的 3D 點，讓 3D 模型更為銳利細緻，修型邊緣（margin）清晰易判讀。CEREC Primescan 鏡頭上內建處理器，在掃描過程中，電腦 AI 會同步運算並刪除不需要的干擾影像，協助操作者輕鬆完成口掃流程。CEREC Primescan 擁有輸出 stl（standard template library）檔案格式的能力，能自由銜接各式後端 CAD 軟體。

對於牙醫師與牙技師來說，數位印模是入門數位牙科合作的共同基礎，能增加溝通效率，讓修復體承製更精準，品質效率也更穩定！

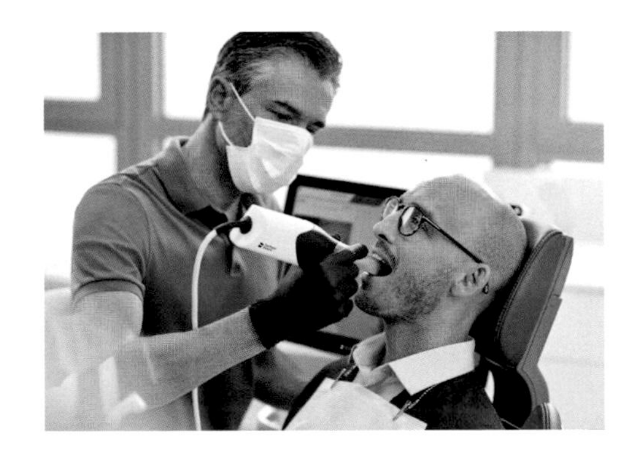

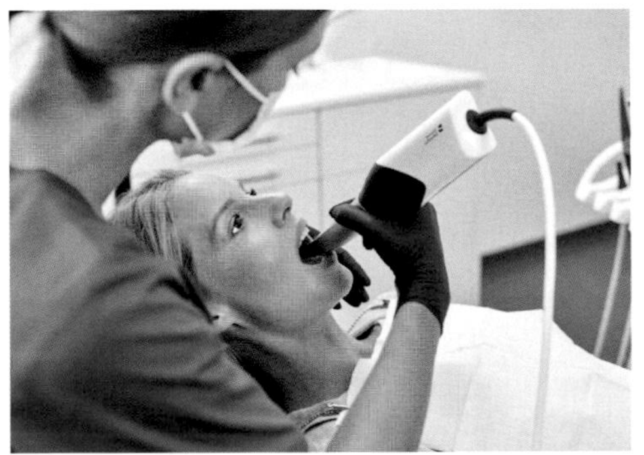

口腔內數位掃描（intraoral digital scan）優缺點

優點

1. 立即在電腦螢幕上 3D 放大顯相
2. 數位資料立即傳輸
3. 若有必要可以立即重新掃描
4. 不需模型費用與運費
5. 提供患者看牙經驗的好感度
6. 更少的步驟，較少的錯誤，更快完成復形體

缺點

1. 初期投資與學習曲線
2. 工作流程改變
3. 並不是每個臨床症例皆適合
4. 有些品牌的口掃機，牙齒需要噴粉

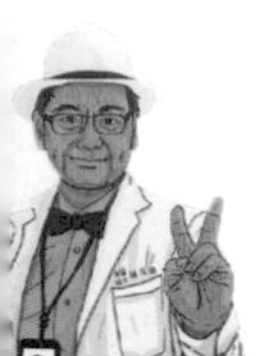

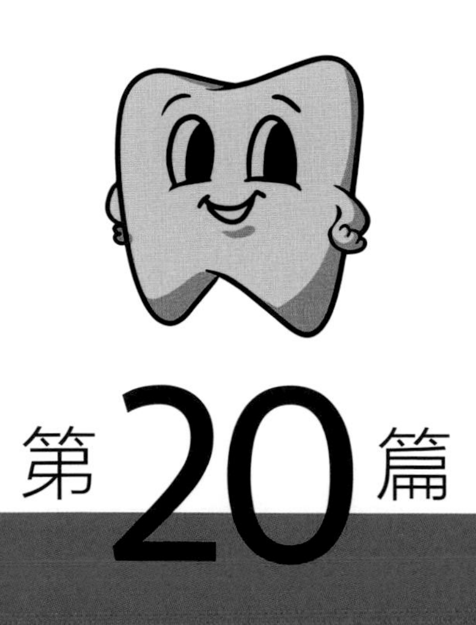

第20篇

牙髓治療

Endodontics

Pearl 69

Endo-Eze MTAFlow

（Ultradent）

三氧礦化物 MTA（mineral trioxide aggregate）到底是什麼？這是一種修復材料，作用於牙根尖填充的水泥狀材料，用於根管手術與活髓治療等，也可以作為具有開放性牙根尖的牙齒中的牙根尖端屏障。因為材料具有生物活性，誘導癒合反應發生。具有殺菌效果，用來幫助維持牙髓功能性。

三氧礦化物 MTA 由美國加州 Loma Linda University 牙髓病學教授 Dr. Mahmoud Torabinejad 所發現。一般商業用水泥含有較高雜質，美國食品藥物管理局要求牙科用黏合劑需要純化，不含重金屬。第一個 MTA 商業產品 ProRoot（Dentsply）在西元 1998 年上市。

三氧礦化物 MTA 是一種「生物陶瓷」（bioceramics），含有與水泥、牙釉質、骨頭類似的矽酸三鈣（tricalcium silicate）成分。另外還添加了氧化鉍（bismuth oxide），提供放射線阻透性。

由於牙齒和骨頭是由磷酸鈣「羥基磷灰石」（hydroxyapatite）所組成。當三氧礦化物 MTA 生物陶瓷遇到組織液，會在牙齒表面形成一層羥基磷灰石，身體辨識到這羥基磷灰石，啟動癒合過程。

在去除齲齒病變與清潔過程中，有時會有牙髓暴露，可能導致牙髓發炎或壞死，接下來需根管治療，甚至拔牙。「覆髓術」（pulp capping）的終極目標就是保護健康牙髓，避免需要進一步的根管治療。

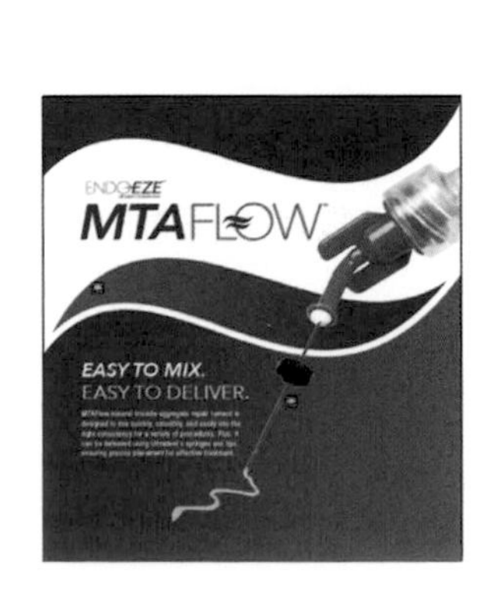

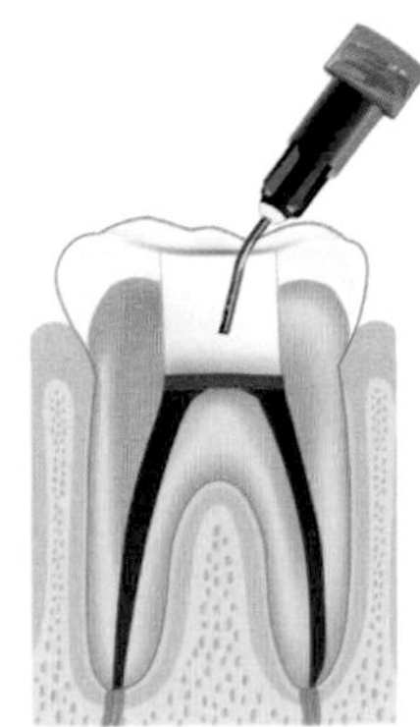

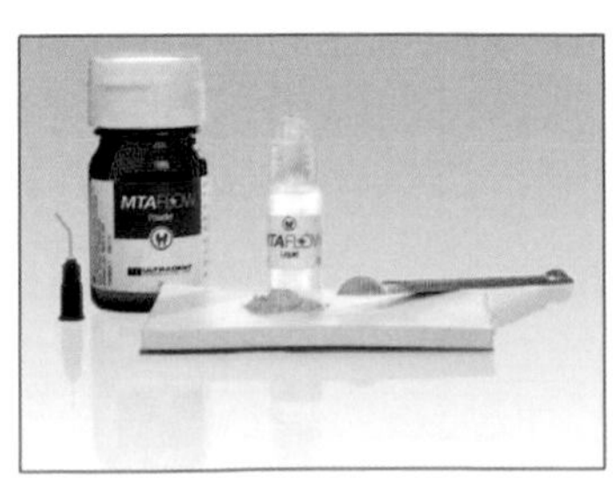

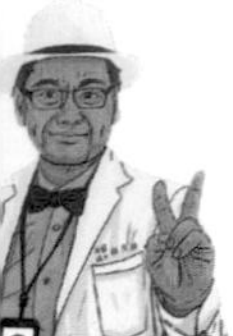

三氧礦化物 MTA 生物陶瓷材料 Endo-Eze MTAFlow（Ultradent）高鹼性，pH 值 12 以上，牙齒變成鹼性，促進癒合，持續更久。由於 Endo-Eze MTAFlow 是採用細緻粉末與凝膠調拌混合，5 分鐘即達到「初期凝固硬化」（initial setting time），可以輕輕地沖洗與吹乾，Endo-Eze MTAFlow 材料不會脫落。1 小時後，進一步的凝固硬化，最後完全硬化要等待 4 週。

由於 Endo-Eze MTAFlow 材料裡面的氧化鉍成分會造成牙齒變色，因此不建議將其作為前牙的覆髓材料（pulp capping materials）。

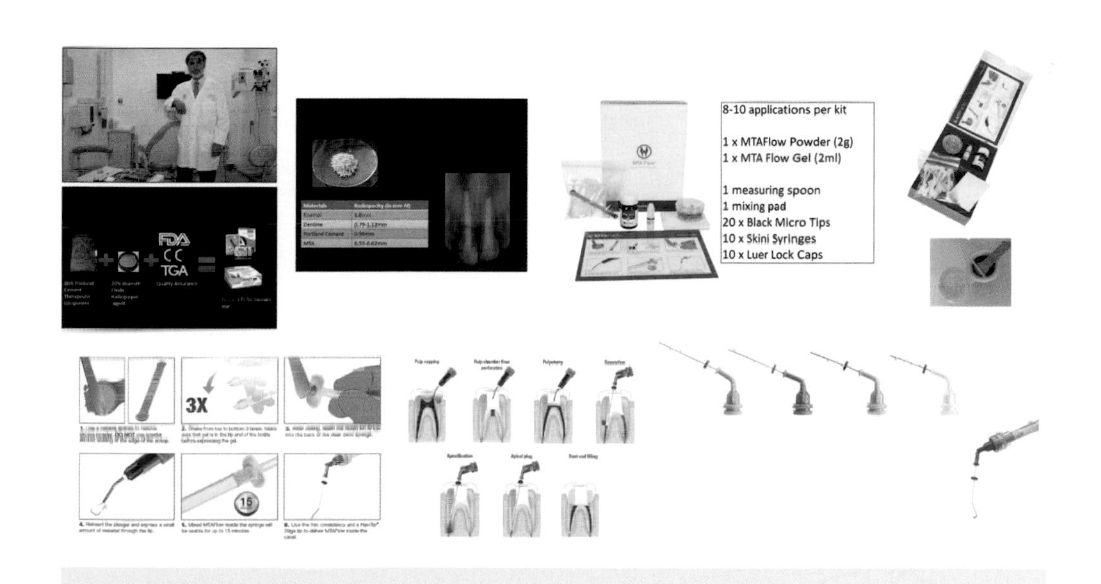

三氧礦化物 MTA 運用面

髓腔底部穿孔（pulp chamber floor perforation）：根管治療過程有時會發生「髓腔底部穿孔」，這時會出現流血。待流血控制後，使用三氧礦化物 MTA 生物陶瓷材料塞住穿孔區域，有助於牙周組織的再附連與癒合。

冠髓切除術（pulpotomy）：去除有病變的牙髓組織，維持剩餘牙髓組織的活性。可以將三氧礦化物 MTA 生物陶瓷材料放置在活髓上，然後進行牙齒修復。

內吸收（internal resorption）、外吸收（external resorption）：當牙齒發生「內吸收」或「外吸收」時，也可以使用三氧礦化物 MTA 生物陶瓷材料充填。

根尖成形術（apexification）：至於非活髓的牙根尖，可以放置三氧礦化物 MTA 生物陶瓷材料，搭配 29g 規格的 NaviTip（Ultradent）使用，進行「根尖成形術」，誘導不完全的牙根繼續發育，通常是形成骨、牙本質或相似硬組織。

根尖切除術（apicoectomy）：根尖末端 3 毫米切除後，使用三氧礦化物 MTA 生物陶瓷材料充填，其極佳的生物性質可促進根尖周圍骨頭的癒合與成長。

Pearl 70

Endoseal MTA
（MARUCHI）

Endoseal MTA（MARUCHI）生物陶瓷糊劑，化學組成根據「波特蘭水泥」（Portland Cements），具有「三氧礦化物」MTA 極佳的物理、生物性質。材料預混合、預裝填在注射筒裡，無需粉／液調拌，可直接應用，將生物陶瓷糊劑材料直接注射到根管系統裡。產品絕佳的流動性與操作性，將整個根管系統完全封填（包括副根管和側根管）。材料不含丁香油，不會影響將來的黏著作用。

根管封閉劑與馬來牙膠的基本目的是提供足夠的密封，來防止細菌及其毒素的侵入，防止再感染。生物陶瓷糊劑材料具有生物相容性，在非手術牙髓治療過程中，這點尤其重要。生物陶瓷糊劑材料的物理化學和生物學特性，促進了與牙本質的特異性相互作用，從而使生物陶瓷糊劑材料的礦物質（碳酸鹽、鈣和二氧化矽）與管間牙本質結合在一起。

Endoseal MTA 與其他生物陶瓷糊劑材料相比，Endoseal MTA 具有明顯的優勢，其凝結時間短且易於處理。Endoseal MTA 其化學和物理組成提供了更快的凝固時間，而不是透過添加化學促進劑。專利配方（利用細緻的顆粒）在室溫下與氫氧化鈣反應時，在水存在下具有膠凝性能。與所有 Endoseal MTA 成分一起，卜作嵐（pozzolan）水合矽酸鈣和水合鈣穩定晶體的形成。這種晶體發展的重要性，以及游離鈣的減少，有效地提高了材料的耐久性。最後，伴隨著混合液，與較小尺寸顆粒超微結構的表面接觸增加。這提供了更有利的快速凝固時間，並且易於處理。

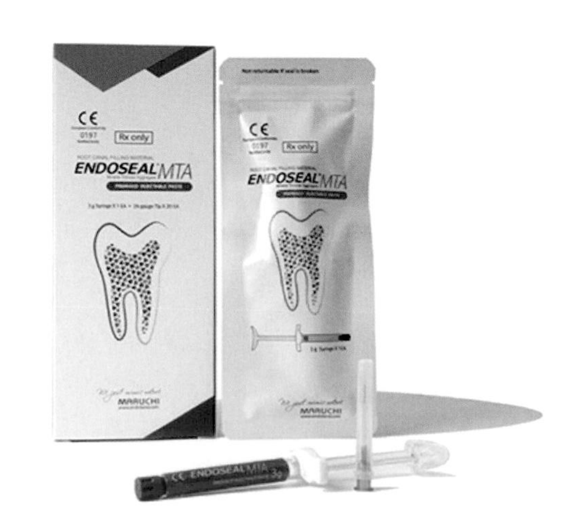

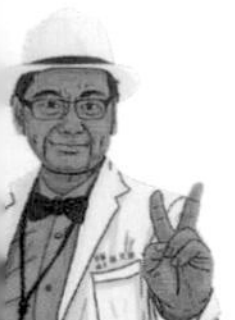

Endoseal MTA 臨床操作步驟

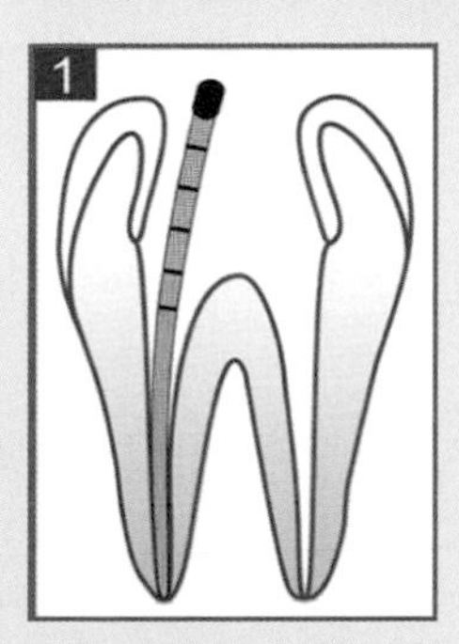

適度乾燥根管後，選擇一個馬來膠主錐。

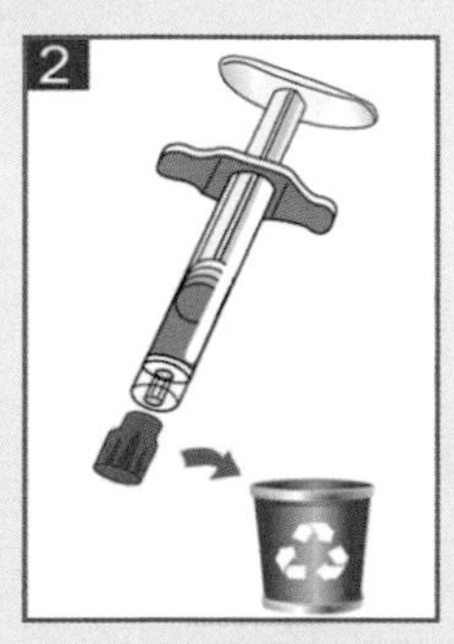

從新的 Endoseal MTA 注射器取下橡皮蓋子並丟棄。

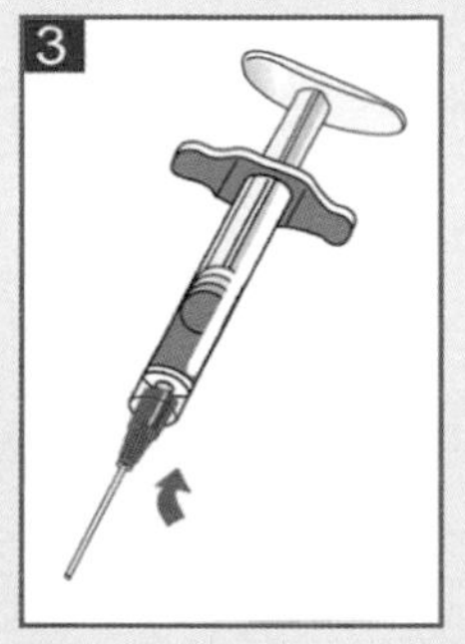

接上 23g 或 24g 的一般注射針頭或塑膠 Endo 專用 tip。

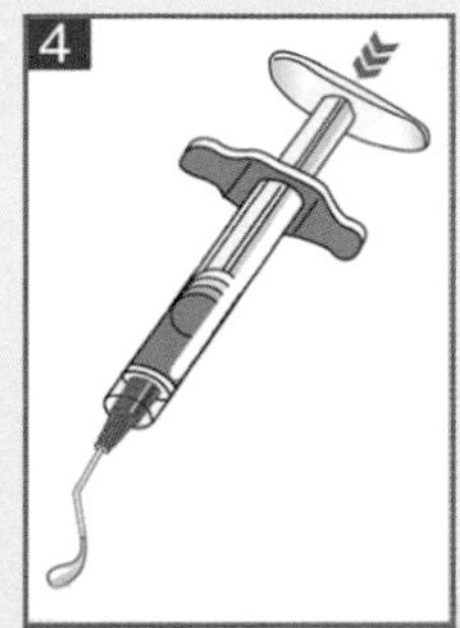

從 tip 擠出少量的 Endoseal MTA，確定封填劑平穩流動，並消除針管內的空氣。

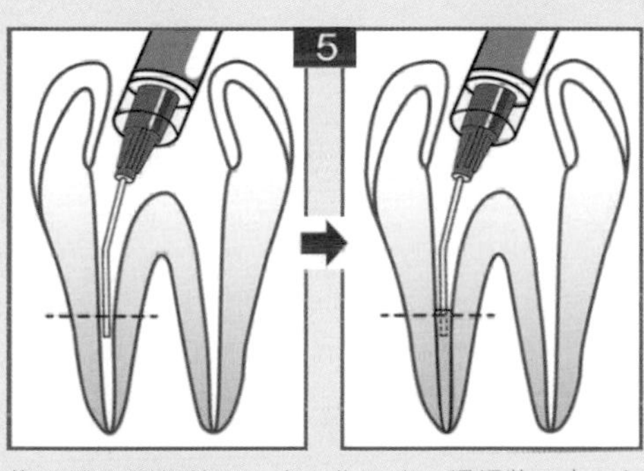

將 tip 進入到根管內一半工作長度，輕輕將 Endoseal MTA 封填劑注入到根管．由於 Endoseal MTA 封填劑具高度流動性和親水性，能輕易地注入流動到根管內，請勿將輸送針頭插入到根尖，以避免 over。

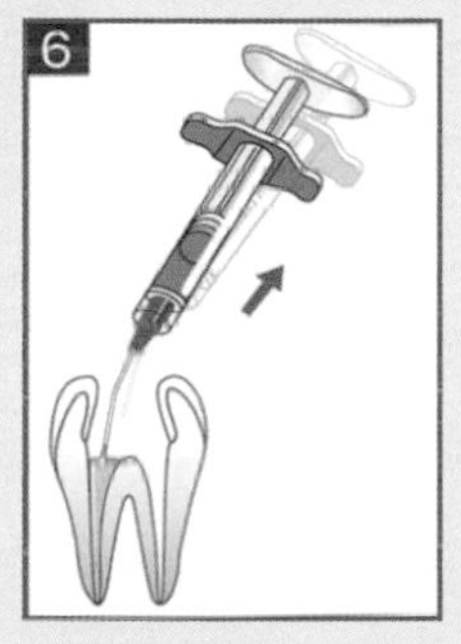

當注入封填劑時，並慢慢將針頭退出根管，注意將針尖始終保持在封填劑中，以避免任何空氣滯留。

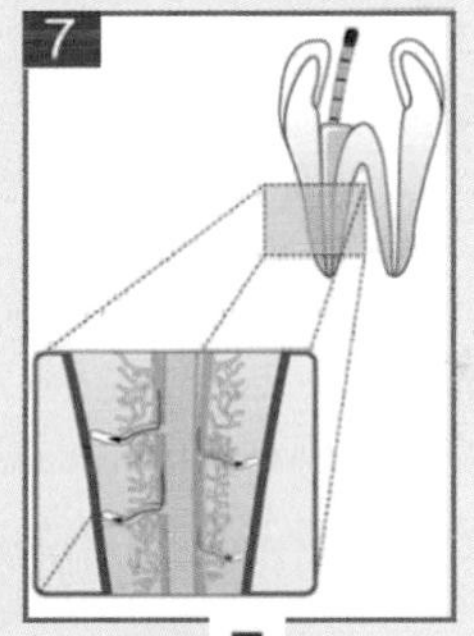

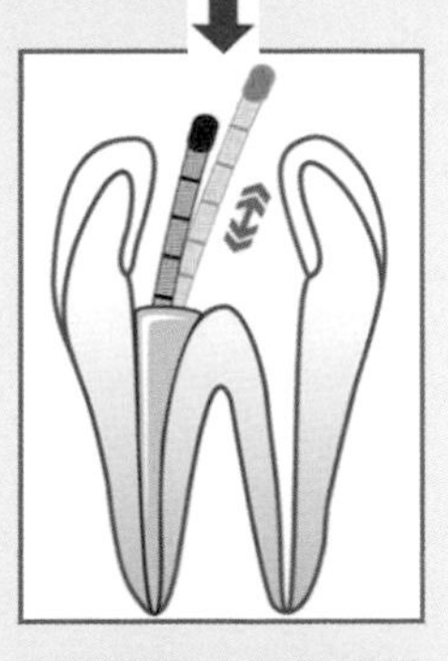

立即將選定的主錐馬來膠插入充滿 Endoseal MTA 封填劑的根管內，深至工作長度。用馬來膠輕輕地上下推動 2 到 3 次，有助於去除根管內的空氣，這也將因產生液壓將封填劑推入根管內 3D 空間。

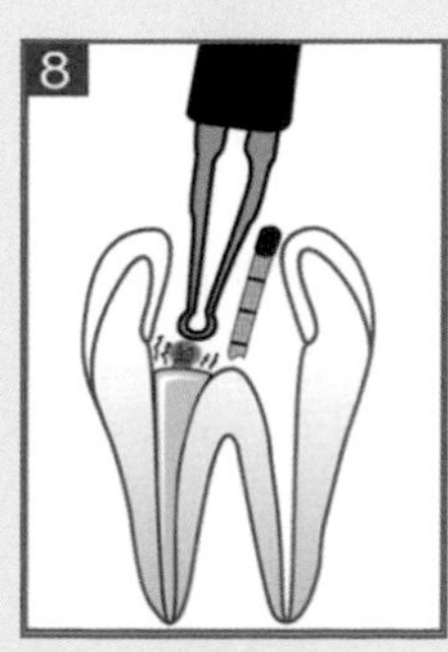

使用 GP 切割器或其他加熱器械，切割根管開口處的 GP。

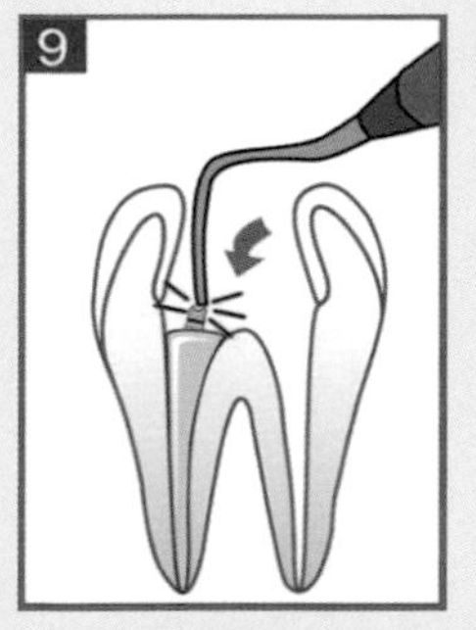

再用填壓器輕輕壓縮 GP 切端。

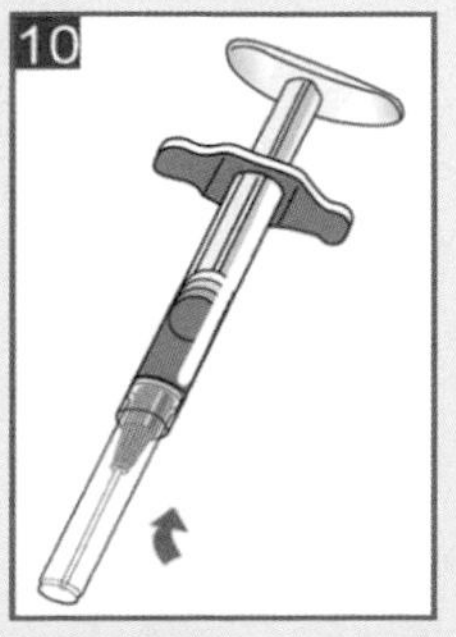

完成封填後，請勿將注射針頭從注射器取下。將它作為蓋子使用，而下次再使用 Endoseal MTA 時請記得更換 tip。

Endoseal MTA 產品特點：預混可注射型糊劑、快速凝結硬化、流動性適中、極佳的薄膜厚度、體積穩定性、出色的封閉效果、不溶於水、牙齒顏色、高放射線阻透性、容易取回、抗菌效應、生物相容性、促進硬組織形成。

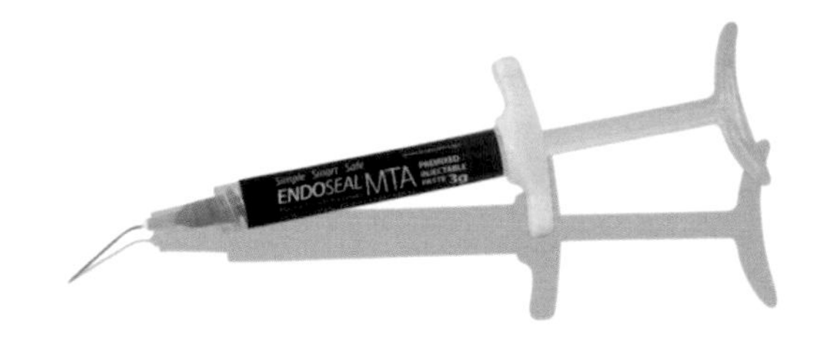

★注意事項：每次使用前才更換 needle tip，每週至少使用產品一次，以避免材料凝膠化。

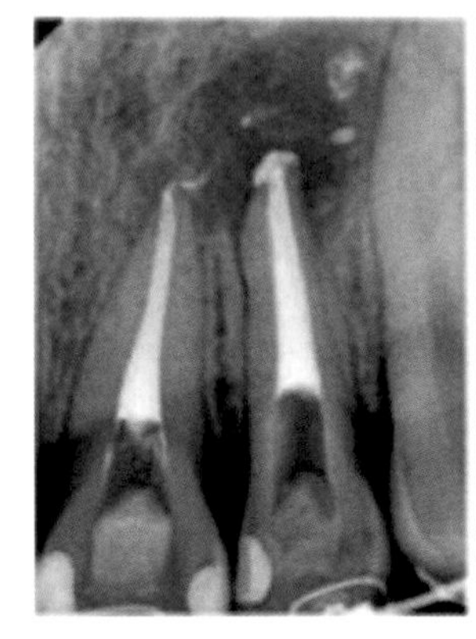

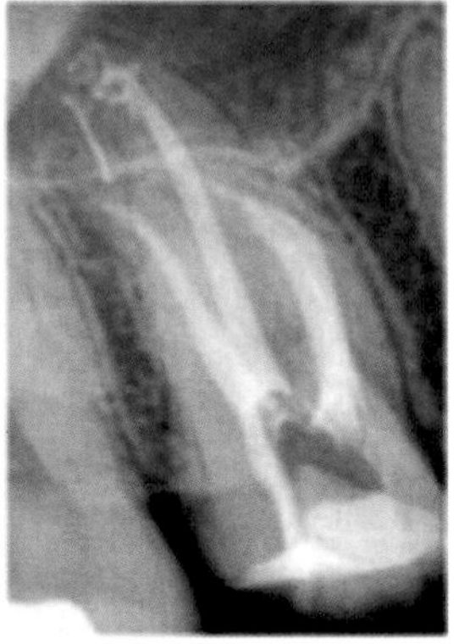

Endoseal MTA 臨床操作訣竅

1. Endoseal MTA 為使用單錐技術的有效方法。
2. 請務必一次注入填充一個根管，因 Endoseal MTA 接觸根管內水分會馬上開始固化。若同時注入其他根管，則 GP 不一定能到達個別根管的工作長度。
3. 無需加熱垂直或側向擠壓 GP，因為 Endoseal MTA 是永久性的生物陶瓷根管填充劑。理想情形下，根管內的 Endoseal MTA 越多越好，因此只要放一根 GP 主錐即可。
4. 不要大動作抽動主錐 GP，以避免將 Endoseal MTA 填充劑推出根尖開口（少量超過是無害的）。
5. 注射 Endoseal MTA 的時候，注意不要讓輸送針固定在根管尖內，以避免 Endoseal MTA 從根尖開口流出，請時常檢查輸送針是否能活動。
6. 保存在陰涼乾燥的地方，不要冷藏。冷藏將導致注射器內形成水凝結，並會硬化 Endoseal MTA 材料。
7. 使用過的針頭作為蓋子，並不能保證注射器的密封性。因此至少一週使用該產品一次，如果長時間不用，請於再次使用時取下輸送針頭，擠出少量的材料，再裝上新的輸送頭。
8. Endoseal MTA 具親水性及吸濕性，因此不要讓注射器保持打開的狀態，長時間暴露於空氣之中。更換輸送針頭應盡快，並在更換針頭後，立即注出使用材料。
9. 使用時千萬不要將注射器活塞向後拉，這會將空氣吸入輸送針頭內，造成材料受潮硬化。

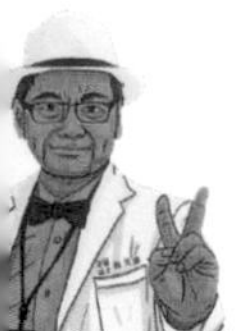

Pearl 71

EndoUltra
（MicroMega）

由於複雜的根管系統，不論採用何種根管修形技術，至少有 35% 的根管壁沒有器械到達。「根管修形」（root canal shaping）過程，產生的「塗抹層」（smear layer）會堆積在根管壁，封鎖住牙本質小管，限制了消毒液的沖洗效力，此時必須打開牙本質小管，讓沖洗液能夠進入整個根管系統，以達到有效清潔與消毒作用。

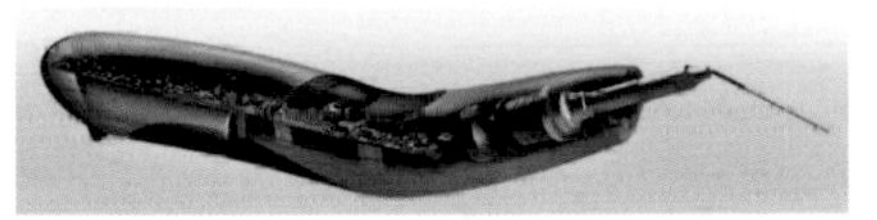

EndoUltra（MicroMega）是第一台無線超音波激活器（cordless ultrasonic activator），利用超音波技術激活沖洗液，對所有根管系統，甚至難以到達的區域，都能進行深度的清潔與消毒，有效增加成功治療的機會。EndoUltra 去除了生物膜與塗抹層，幫助碎屑清除，較佳的根管清創，減少細菌量。簡化步驟，減少沖洗時間。

EndoUltra 特別設計專門用來激活沖洗藥水，尤其是在根管封填前，最後的沖洗步驟。採用超音波技術，預設 40KHz 頻率，來破壞「生物膜」（biofilm），去除牙本質小管的阻塞，增進消毒藥水沖洗的穿透效力，減少含菌量。

EndoUltra 超音波激活沖洗藥水，有效的「漩渦真空」（cavitation）與「聲音流」（acoustic streaming）。每次 30 秒，多次系列性沖洗，消毒作用最佳化。無線手機，隨時可用。

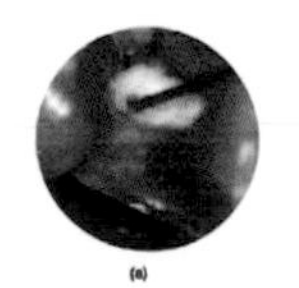

(a)

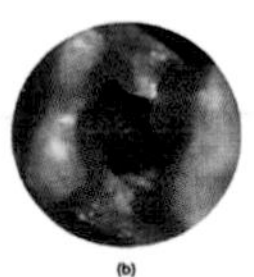

(b)

Dr. R. Tonini (Italy), during (a) and after ultrasonic activation (b)

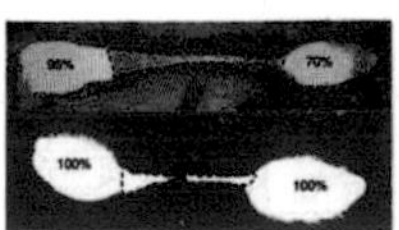

Passive irrigation without activation: incomplete disinfection
Cleaning at 27% (isthmus), 70% (mesiolingual canal), and 95% (mesiobuccal canal).

Passive ultrasonic irrigation: optimized disinfection
Cleaning at 99.8% (isthmus) and 100% (principal canals).

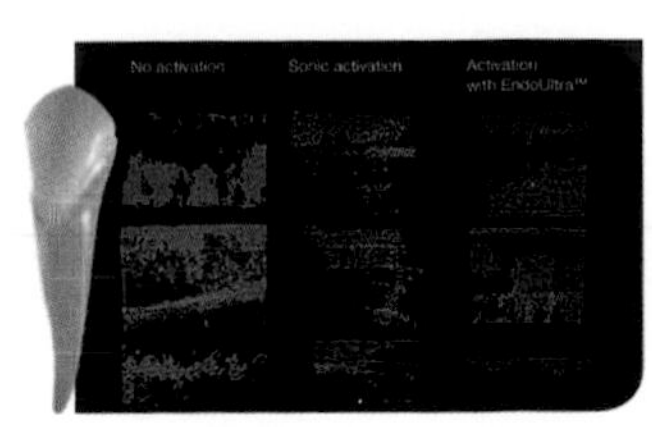

F. Carrara, Brescia University (Italy) - 2015
Highlighting of the bacterial load by fluorescence (green: high, red: none)

Pearl 72

File-Eze EDTA Lubricant and Ultradent EDTA 18% Solution（Ultradent）

含有 18% EDTA 有效濃度的根管潤滑劑產品 File-Eze EDTA Lubricant（Ultradent），為水溶性黏稠溶液，材料裡面含有石蠟，應用於根管修形時的「螯合」（chelating）、「潤滑」（lubricating）與「清創」（debriding），使得根管治療更有效率。

File-Eze EDTA Lubricant 不含「過氧化物」（peroxide），不會影響「樹脂糊劑」（resin sealer）EndoREZ 材料的凝固硬化。

EDTA 根管沖洗液產品 Ultradent EDTA 18% Solution（Ultradent），可做為根管治療「螯合劑」（chelating agent），應用在根管充填前的「最後沖洗」（final irrigation），藉由「螯合」（chelation）作用機轉，去除根管壁「塗抹層」（smear layer）。

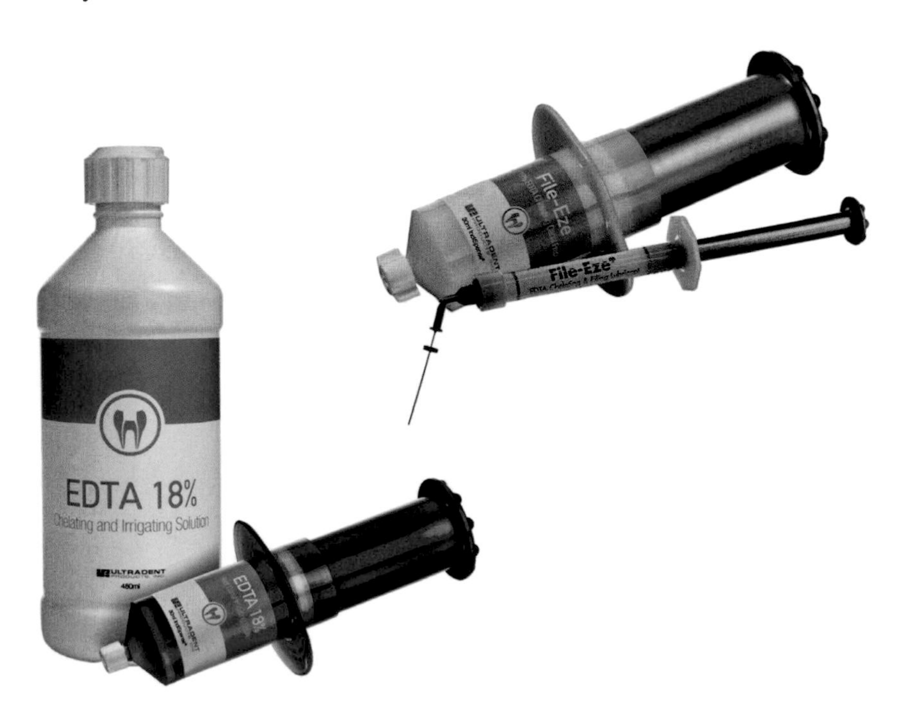

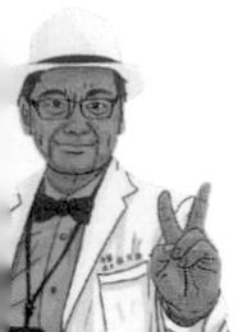

Pearl 73

MM-Control
（MicroMega）

在 1990 年代，引進鎳鈦器械做根管修形術，在牙髓治療史上是一革命性創舉。比起傳統的手持式器械，旋轉式鎳鈦根管器械進行根管修形術，經證實更有效率、更簡單。但器械斷裂仍是每位牙醫師最關心的問題，因此使用有扭力與速度控制的根管馬達，是必要的。

帶有扭力和速度控制，以及內建根尖定位器的根管預備機 MM-Control（MicroMega）。其「根尖定位器」（apex locator）利用「三重頻率應用」（triple-frequency application, 100Hz; 333Hz; 10kHz）精準指出根管器械離根尖孔的距離；而高性能複合材製作的「角機」（contra-angle）耐操，容易清潔消毒與滅菌。採用「Auto」與「Apex Over」模式，根管銼針進入根管內，即會自動開始旋轉。

因其漸進式接近根尖區，可以完全安全控制，扭力控制再加上自動反轉功能，對器械施予的應力最小，可減少器械斷裂的可能。另外還整合了根尖定位器，避免器械超越根尖。並採用連續性旋轉模式，碎屑較不易從根尖擠壓出去。再加上直覺式介面，容易使用，多機一體，十分節省空間。

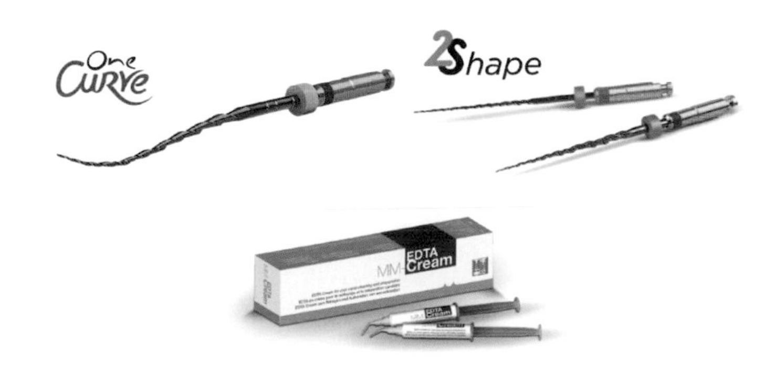

UltraCal XS
(Ultradent)

根管治療藥物 UltraCal XS（Ultradent）是氫氧化鈣水性糊劑產品，材料具有「放射線阻透性」（radiopaque）、高鹼性（pH 值 12.5），需搭配 29 gauge 的 NaviTip（Ultradent）使用。

UltraCal XS 注射筒包裝，NaviTip 輸送材料，操作性佳。使用 UltraCal XS 可以有效地控制根管內的微生物。

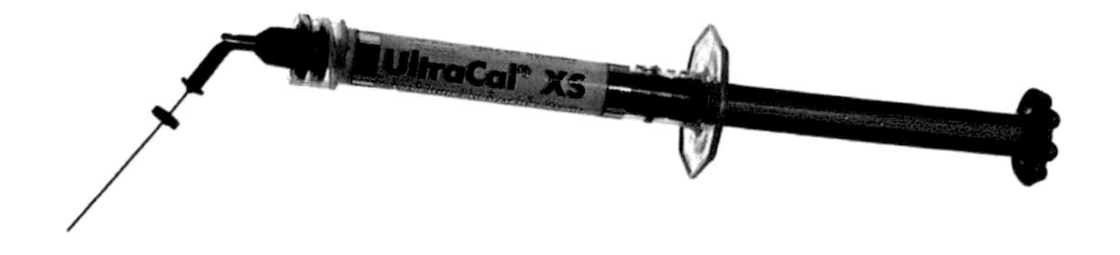

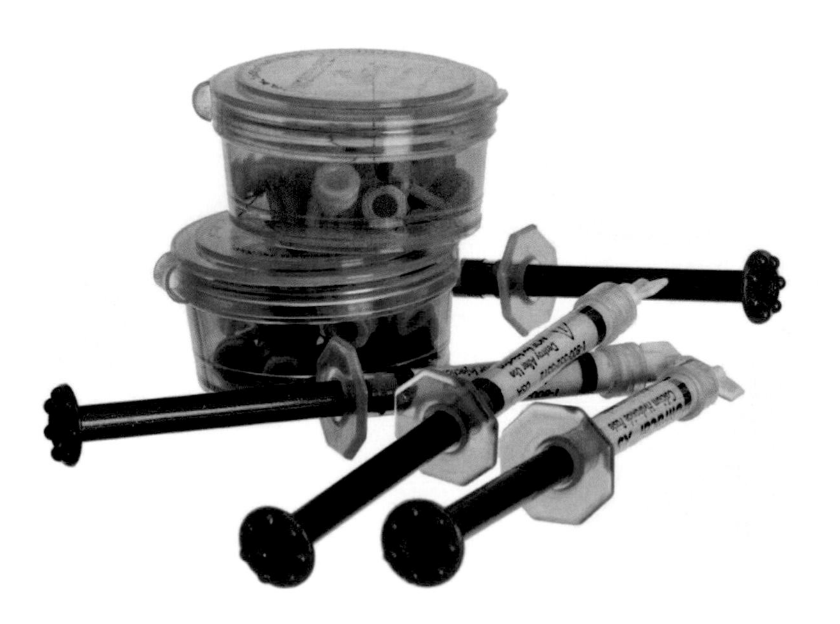

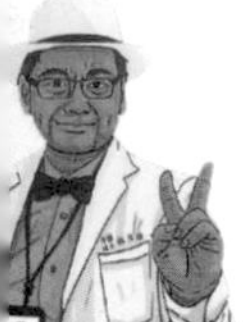

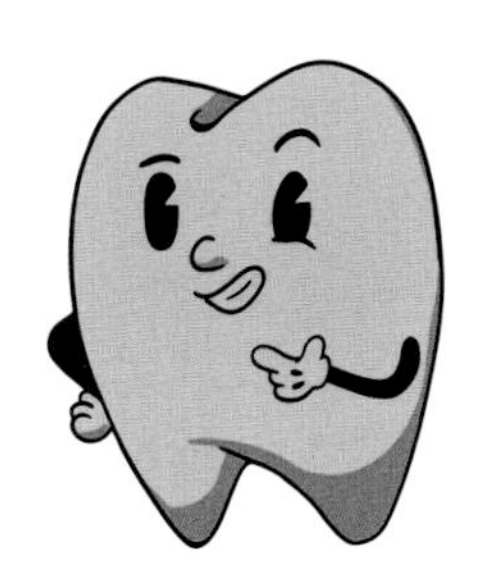

第21篇

酸蝕劑

Etchants

Pearl 75

Ultra-Etch
(Ultradent)

現在已有很多「自酸蝕」（self-etch）牙科黏著劑產品，對牙本質及有經修磨過的牙釉質有很好的酸蝕效果，但是對「未經修磨過的牙釉質」（unprepared enamel），酸蝕效果較差，此時使用傳統的「磷酸酸蝕劑」（phosphoric acid etchants）來酸蝕，可達到較強的黏著效果。

選擇磷酸酸蝕劑時，以磷酸濃度30～40%、「凝膠」（gel）狀、顏色明顯、流動性好、沖洗容易、不殘留的產品為佳。Ultra-Etch（Ultradent）是35%磷酸凝膠，呈藍色，流動性表現極佳，又不會溢流，容易完全沖洗乾淨。完成酸蝕步驟後，即可得到最大的黏著強度。

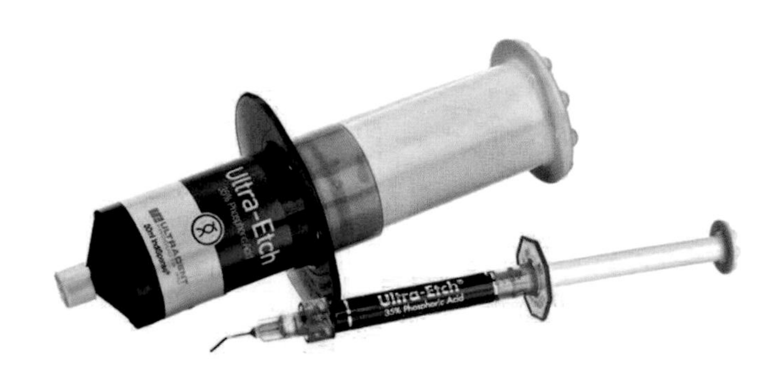

Ultra-Etch 酸蝕劑產品臨床操作步驟

1. 先塗在牙釉質表面15秒（牙釉質最佳酸蝕時間15～60秒）。
2. 若是採用「全酸蝕」（total-etch, etch and rinse）技術，再將磷酸酸蝕劑塗到牙本質上。
3. 15秒後，沖洗乾淨，吹乾，但仍應保持有點濕潤。

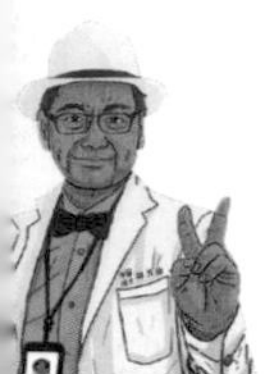

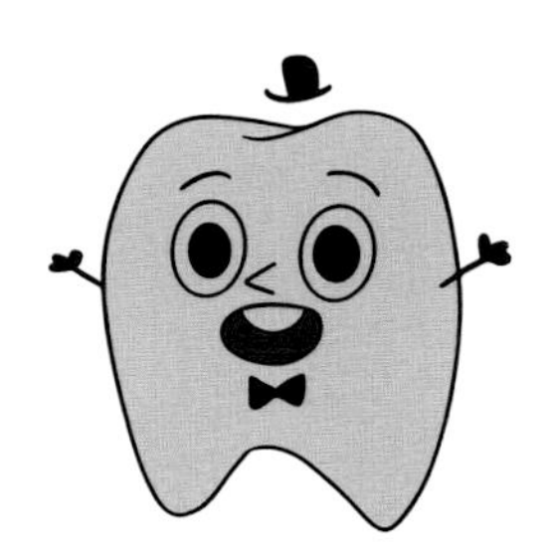

第22篇

精加工與拋光

Finishing and Polishing

Pearl 76

CeraMaster Coarse and CeraMaster（SHOFU）

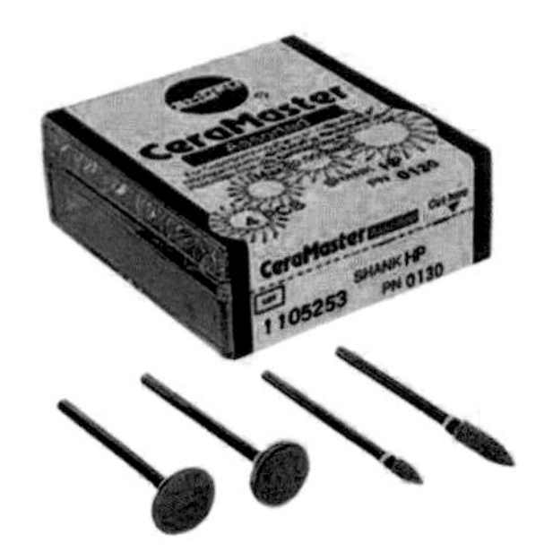

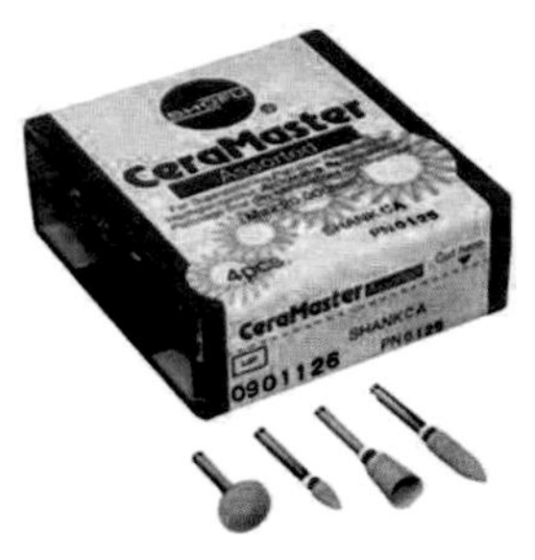

「鑽石拋光器」（diamond polishers）產品 CeraMaster Coarse and CeraMaster（SHOFU），融合了獨特鑽石顆粒與矽膠，顆粒均勻分布，可以讓陶瓷表面達到似釉般的拋光效果。簡易二步驟的「研磨」（finishing，精加工）與「拋光」（polishing）系統。

拋光器 CeraMaster Coarse（深灰色），100 微米鑽石顆粒，進行氧化鋁或氧化鋯「薄蓋冠」（coping）的「預拋光」（pre-polish）時，不必擔心會有「碎裂」（chipping）的現象發生。

拋光器 CeraMaster（有藍白色環帶的柄），6 微米鑽石顆粒，用來「超拋光」（super-polishing）所有瓷牙表面。

口腔內外，各種拋光表面皆可使用 CeraMaster Coarse and CeraMaster，非常耐用，成本效益高。天然鑽石顆粒緻密浸漬的拋光器，不需要使用「鑽石拋光膏」（diamond polishing paste），不會搞得很凌亂。臨床產生的熱最少，可減少瓷牙碎裂的可能，獲取最佳的拋光表面。還可以高溫高壓滅菌，重複使用。有多種形狀選擇，角機、直機皆有適用的產品，拋光器具有半彈性，可以靈活應用。

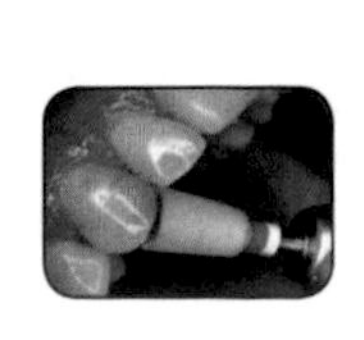

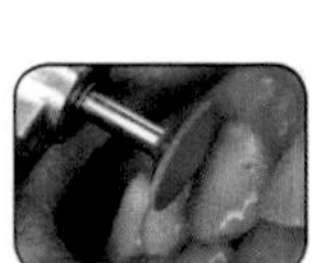

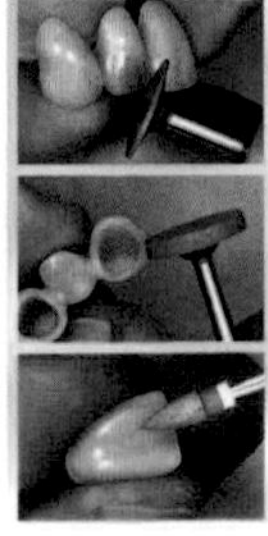

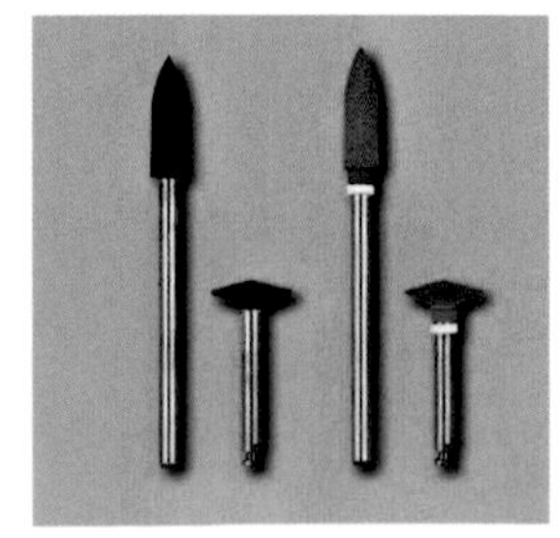

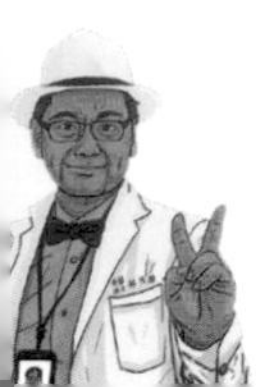

Pearl 77

Composite SINGLES
（Meisinger）

感染控制在臨床牙科器材的範疇裡是一重要議題，「複合樹脂拋光器」（composite polishers）也有一次性使用的拋棄式產品。Composite SINGLES（Meisinger）就是拋棄式的複合樹脂拋光器，產品耐用，在處理同個患者多顆復形體的拋光時，可以提供很好的感染控制。

有四支不同形狀的 Composite SINGLES，很容易到達所有的複合樹脂復形體表面，而其革命性的「烏賊形」拋光器，更是獨特、多用途。

Composite SINGLES 有兩步驟式的拋光：pre-polish 和 high shine，可以在複合樹脂表面產生平滑、光澤表面，不會留下殘餘物。

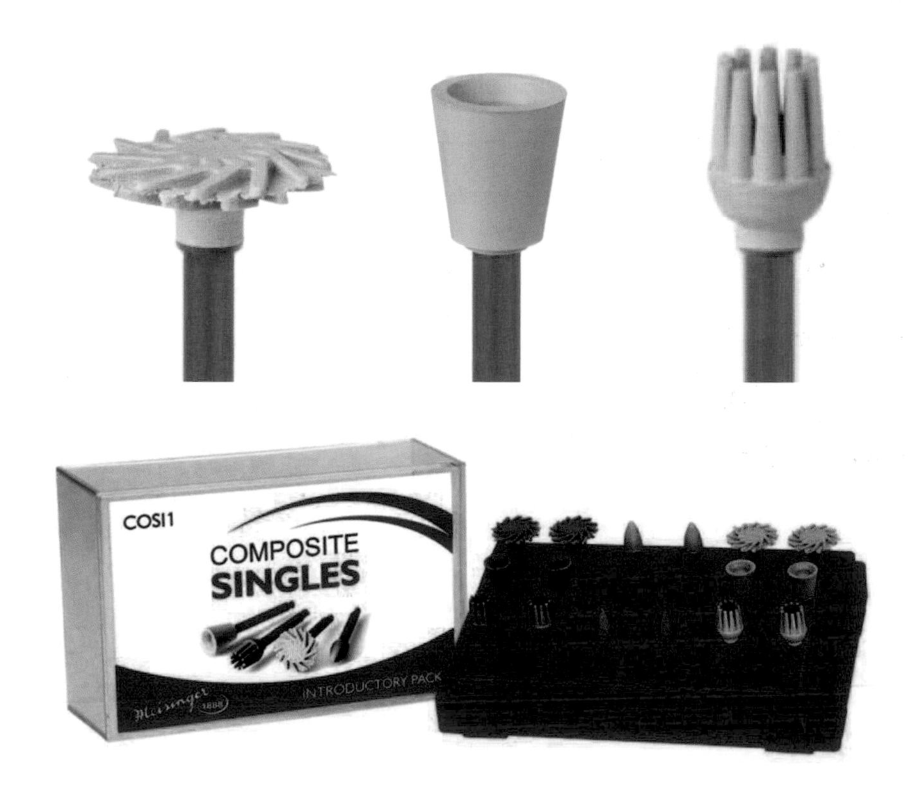

Pearl 78

Diamond Polish
（Ultradent）

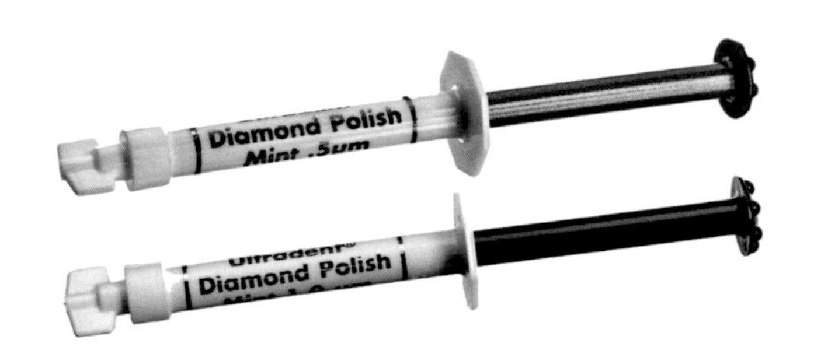

兩步驟式的鑽石抛光膏 Diamond Polish（Ultradent），用在瓷牙與複合樹脂復形體表面，可獲得如上釉般的光澤。Diamond Polish「注射筒」（syringe）包裝、輸送材料，方便使用。含鑽石微晶顆粒（約 2 ～ 5%），美學效果卓越，適用於瓷牙與複合樹脂表面的抛光處理。

首先用 1.0 微米（暗灰色）的鑽石抛光膏，再用 0.5 微米（淺灰色）的鑽石抛光膏，可得到最佳效果。直接塗佈 Diamond Polish 在復形體表面，依序使用，效果最佳。

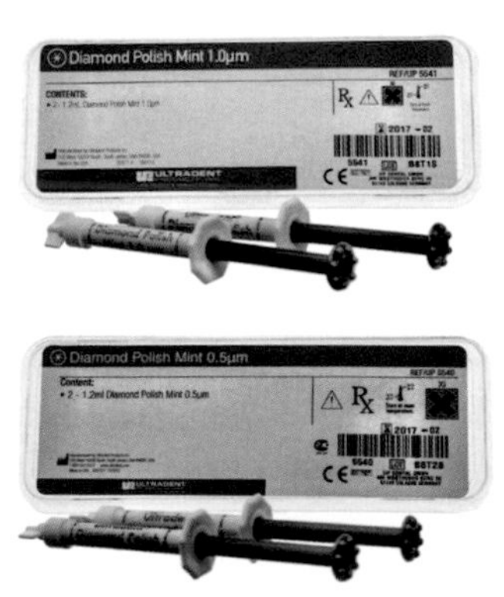

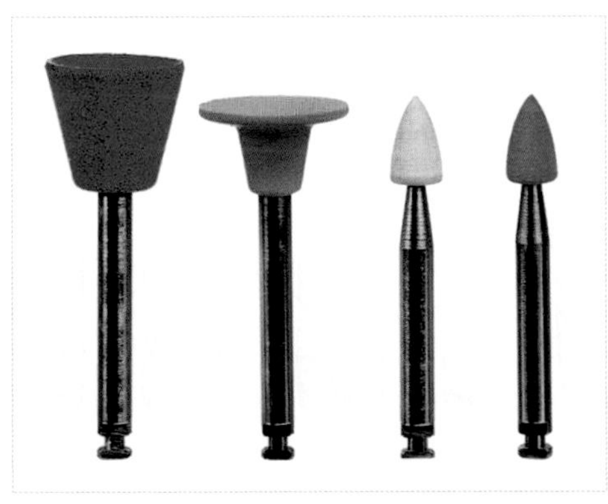

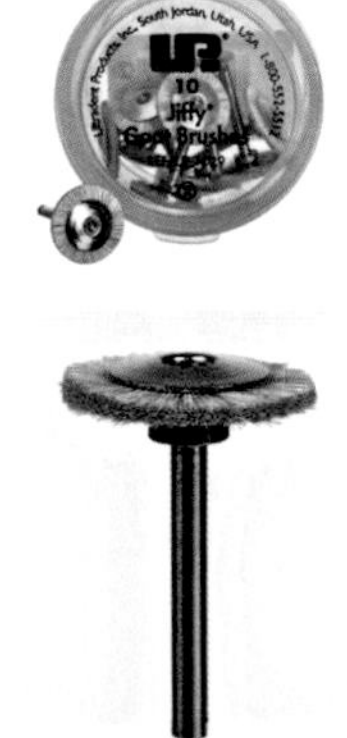

Diamond Polish 臨床操作步驟

1. 用 Jiffy Polishers（Ultradent）抛光器先進行表面的處理。
2. 擠出少量鑽石抛光膏於布輪或羊毛抛光輪刷 Jiffy Goat Hair Brush（Ultradent）上，用低轉速進行抛光。
3. 結束抛光時，請調高轉速進行最後處理。
4. 抛光完畢，用三用噴鎗沖洗乾淨。

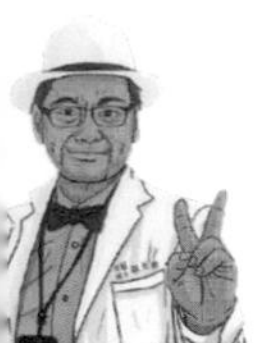

Pearl 79

HiLuster Plus
（Kerr）

非常有效、耐用的拋光器 HiLuster Plus（Kerr），有兩種砂礫粗細可供選擇，盒組包括十二支淡藍色的 Gloss Plus（Pre-Polisher）和八支灰色的 HiLuster Plus Dia（High Polisher）。Gloss Plus（Pre-Polisher）是含有氧化鋁研磨劑的矽膠；HiLuster Plus Dia（High Polisher）是含有碳化矽與鑽石研磨劑的矽膠。

HiLuster Plus 有四種形狀：Small point、Large point、Cup、Disc。

Small point：適用咬合面。

Large point：適用咬合面。

Cup：適用 Class V，Gloss Plus（Pre-Polisher）高柔韌性，Plus Dia（High Polisher）中等柔韌性。

Disc：沒有很鈍，也沒有很銳利，Gloss Plus（Pre-Polisher）高柔韌性，Plus Dia（High Polisher）中等柔韌性。

HiLuster Plus 加強了柔韌性，形狀設計正點，是非常高效率拋光系統。

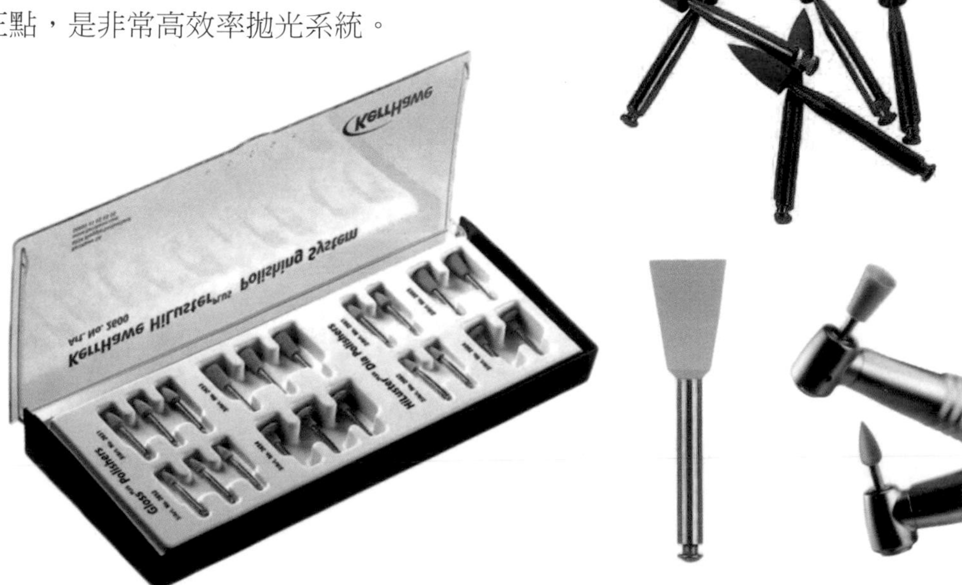

Pearl 80

Jiffy Natural Universal Composite Polishing System（Ultradent）

複合樹脂拋光器 Jiffy Polishers（Ultradent）有三種形狀（cups、points、disks），可產生光澤平滑表面。Jiffy Natural Universal Composite Polishing System（Ultradent）是更進階的產品，是第一個設計成「螺旋碟片」（spiral disk）形狀的複合樹脂拋光器（composite polisher），由「鑽石浸漬聚氨酯」（polyurethane impregnated diamond）製成，其鑽石砂礫粗細有二種，柔韌性剛剛好，只有一種尺寸大小（直徑 1.4 公分）與一種厚度（2 毫米）。

Jiffy Natural Universal 的設計，可接近牙齒的輪廓、鄰接面、咬合面窩溝，只有牙間「楔隙」（embrasure）和接近牙齦的區域，才需要藉助其他形狀的樹脂拋光器。兩步驟拋光系統，先黃色（Medium），建議轉速 5,000 ～ 8,000rpm；後白色（Fine），建議轉速 2,000 ～ 4,000rpm。

特殊的螺旋碟片設計，柔韌性極佳又耐用，可加水使用，也可以不加水，在複合樹脂表面可以建立如上釉般的光澤。每個患者使用過後，經高溫高壓滅菌，可以重複使用，但五次以後，拋光器會有點磨耗，柔韌性變差。

一般的「通用型複合樹脂」（universal composites），經過 Jiffy Natural Universal Composite Polishing System 兩步驟拋光系統拋光後，即可達到高光澤，但若要達到超級平滑光澤表面，仍需要進一步使用 Jiffy HiShine Polishing Disks（Ultradent）。

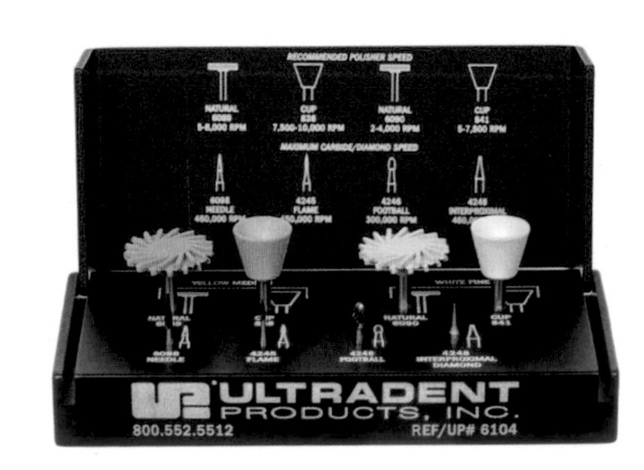

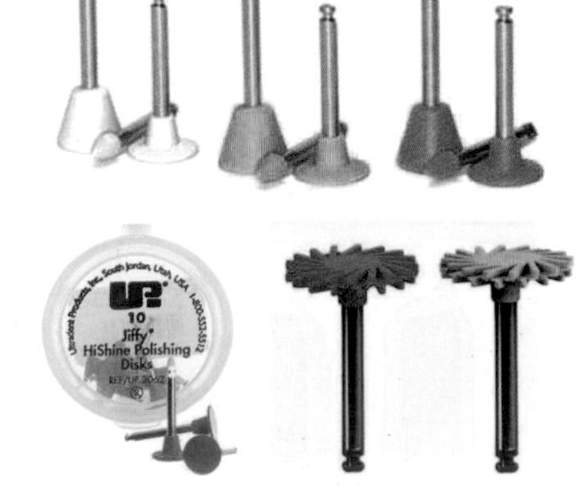

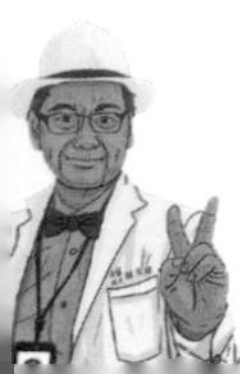

Pearl 81

Luster for Zirconia and Luster for Lithium Disilicate（Meisinger）

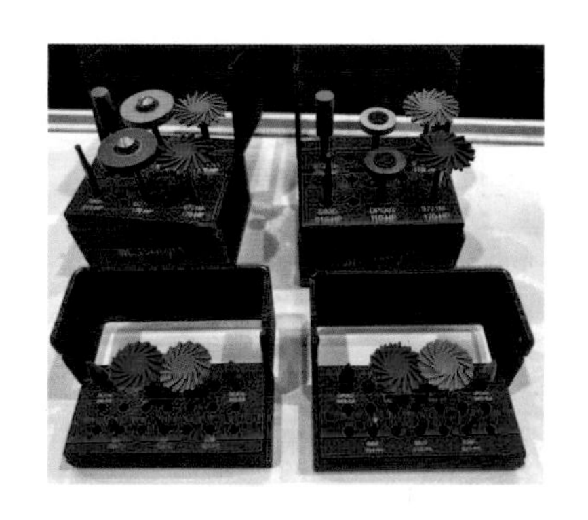

Luster for Zirconia Adjusting and Polishing Kit（Meisinger）內含可重複使用，專門針對氧化鋯復形材料的拋光器。有 LUS85（口腔外使用）和 LUS91（口腔內使用）兩套。需要調整、拋光氧化鋯瓷牙，Luster for Zirconia Adjusting and Polishing Kit 提供兩步驟式的拋光系統，讓氧化鋯的拋光變得簡單。

所有的拋光器都放在可高溫高壓滅菌的陽極氧化鋁製盒子裡。「調整用鑽針」（Adjustment burs）很有效率，「鑽石拋光器」（diamond-impregnated polisher），可以為瓷牙帶來高光澤表面。臨床操作訣竅，輕輕地施加壓力，口腔內使用時，要噴水。

Luster for Lithium Disilicate Adjusting and Polishing Kit（Meisinger）則專門針對二矽酸鋰瓷牙，「拋光器」（polisher）可重複使用。拋光器的形狀讓它可以很容易地調整牙冠，拋光過的瓷牙表面有如上釉般，較少的步驟即可達到卓越的結果。

盒組有二套：LUS100（口腔內使用）與 LUS80（口腔外使用）。兩個步驟拋光系統，首先，使用紅色拋光器；其次，再用灰色拋光器，即可獲得如上釉般的高光澤表面。

Pearl 82

OneGloss PS
（SHOFU）

「精加工」（finish）與「拋光」（polish）「一個步驟」（one-step）完成的產品 OneGloss PS（SHOFU），塑膠柄上有氧化鋁研磨劑與拋光劑，產品個別包裝。應用在複合樹脂復形、臨時冠橋的「精加工」與「拋光」，還可去除過多的黏合劑材料與牙齒染色。搭配「低速車床頭彎角手機」（lathe-type, low-speed contra-angle handpiece）使用，轉速 3,000 ～ 10,000rpm。

使用 OneGloss PS，可以在複合樹脂復形體與臨時冠橋表面產生一個平滑研磨、輕度拋光的表面。

OneGloss PS 有三種形狀：錐形（cones）、杯形（cups）、迷你圓盤形（mini-disks）。同一個產品，精加工的時候，施加較大的力量；拋光的時候，力道要輕，搭配噴水，效果更佳。

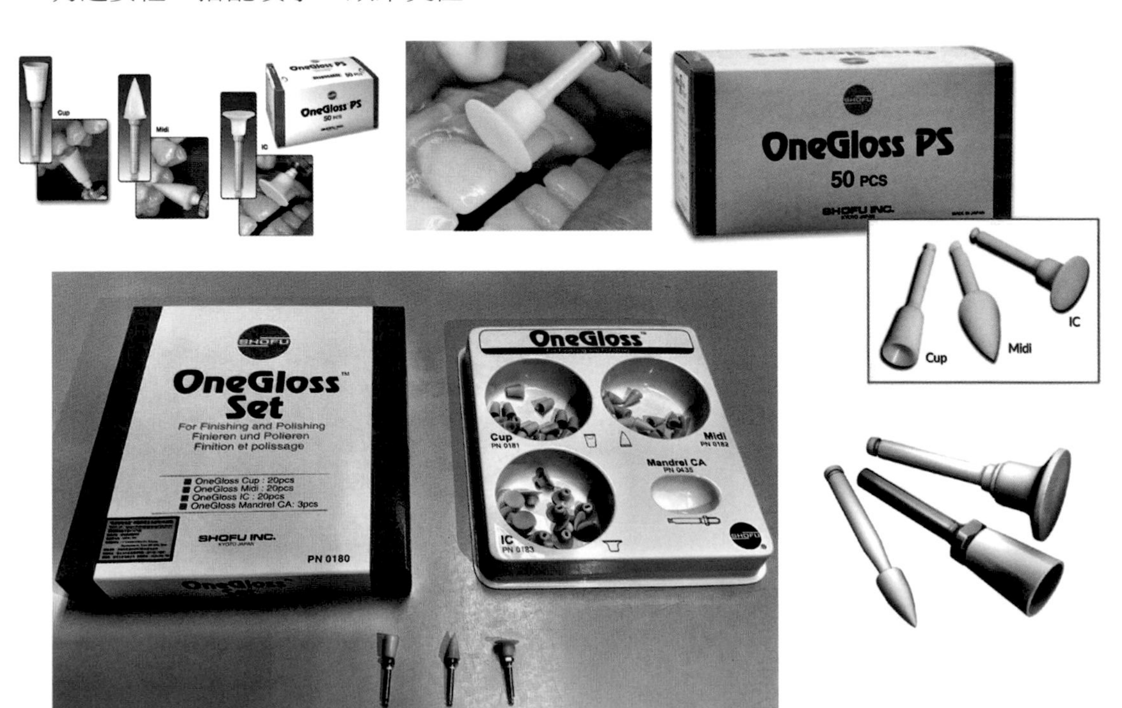

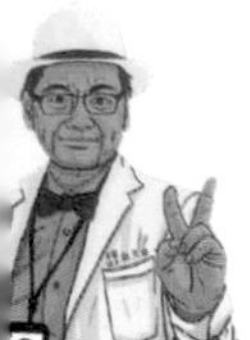

Pearl 83

Enhance Finishing and Enhance PoGo Polishing System（Dentsply Sirona）

Enhance Finishing System（Dentsply Sirona）用於勾勒並確認複合樹脂材料修復體的型態，可輕易移除複合樹脂表面的粗糙刮痕，打磨後創造光滑表面。搭配 diamond 或 carbide finishing burs，Enhance Finishing System 能更有效率地創造平滑柔順的、自然高光澤的樹脂復形成果。稍施加壓力能細部修整塑形，輕輕施壓可打磨平順表面，不會傷自然牙表面紋路。

使用上可先用 diamond 或 carbide finishing burs 去除多餘的樹脂，進行大範圍的塑形修整，之後再安裝 Enhance Finishing System（disc、point、cup），在低速手機上，繼續細部塑形修整。操作時施加的壓力會影響成果：稍微大力，能夠移除表面不平處，進行細部的修整塑形。輕輕施壓，則能輕鬆打磨，帶來更平滑的表面。記得適時離開牙齒表面，避免過熱。

Enhance PoGo Polishing System（Dentsply Sirona）其命名出自於 Polish and Go 的意思，也代表著 Enhance PoGo 用於最後階段拋光，一樣有 disc、point、cup 三種型態選擇，適用所有輪廓，使用上可先確認復形物表面已經完成塑形、修整平滑。使用 Enhance PoGo Polishing System 施加些微壓力開始打亮，之後輕掃復形物表面光澤便會慢慢顯現，慢慢減壓至「輕羽毛般接觸」，即能創造出最高光澤感。

透過 Enhance Finishing and Enhance PoGo Polishing System 做 finishing 和 polishing，可輕鬆達到牙齒平滑光順，更可保留牙齒特有表面結構（texture），使修復後牙齒看起來更美觀真實，感覺更自然。

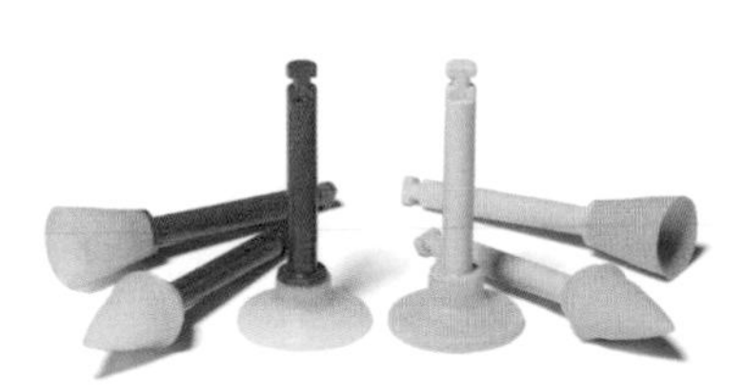

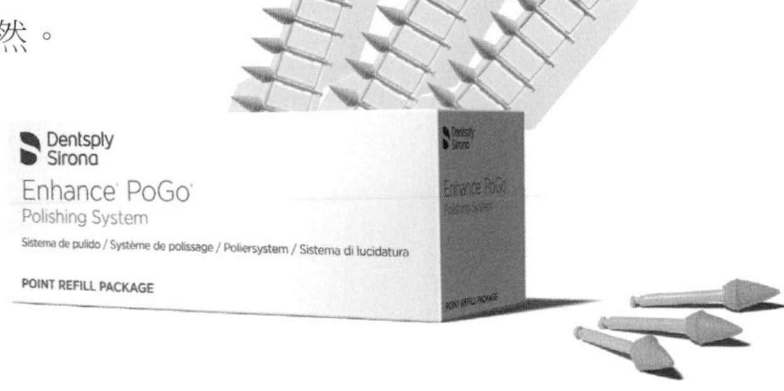

Pearl 84

Sof-Lex Diamond Polishing System
（3M ESPE）

螺旋狀、含有浸漬鑽石研磨劑的拋光器（spiral diamond polisher）Sof-Lex Diamond Polishing System（3M ESPE），可用來拋光複合樹脂與臨時假牙。是前一代產品 Sof-Lex Spiral Wheel（含有浸漬氧化鋁研磨劑）的升級版，拋光效果更可預期。其螺旋狀拋光器可以很容易接近鄰接面，而且不會傷害到軟組織。

拋光器是「卡扣式」（snap on），連結到「心軸」（mandrel），具柔韌性，可靈活應用在所有表面，不用另加鑽石膏，使用過程加水可以提升拋光效果，延長拋光器的使用壽命。拋光器與心軸都可以高溫、高壓滅菌重複使用。

Sof-Lex Diamond Polishing System 只有一種「圓盤」（disc / wheel）形狀和一種大小（1.3 公分）。有兩種砂礫大小選擇：黃褐色 finishing grit（浸漬氧化鋁研磨劑的彈性橡膠）與粉紅色 polishing grit（浸漬鑽石的彈性橡膠）。

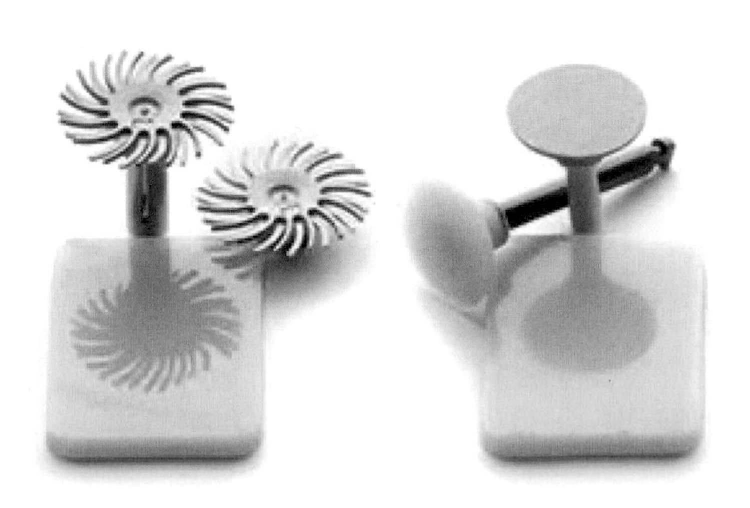

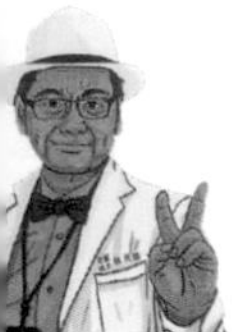

建議轉速 15,000 ～ 20,000rpm，手機轉速達 20,000rpm，效果最好，即可獲得如牙釉質般的光澤表面。可以濕磨，也可以乾磨，擁有很好的柔韌性，容易與不規則牙齒表面貼適得很好，進入窩溝和牙間楔隙，更換黃褐色 finishing grit 或粉紅色的 polishing grit 都很容易。

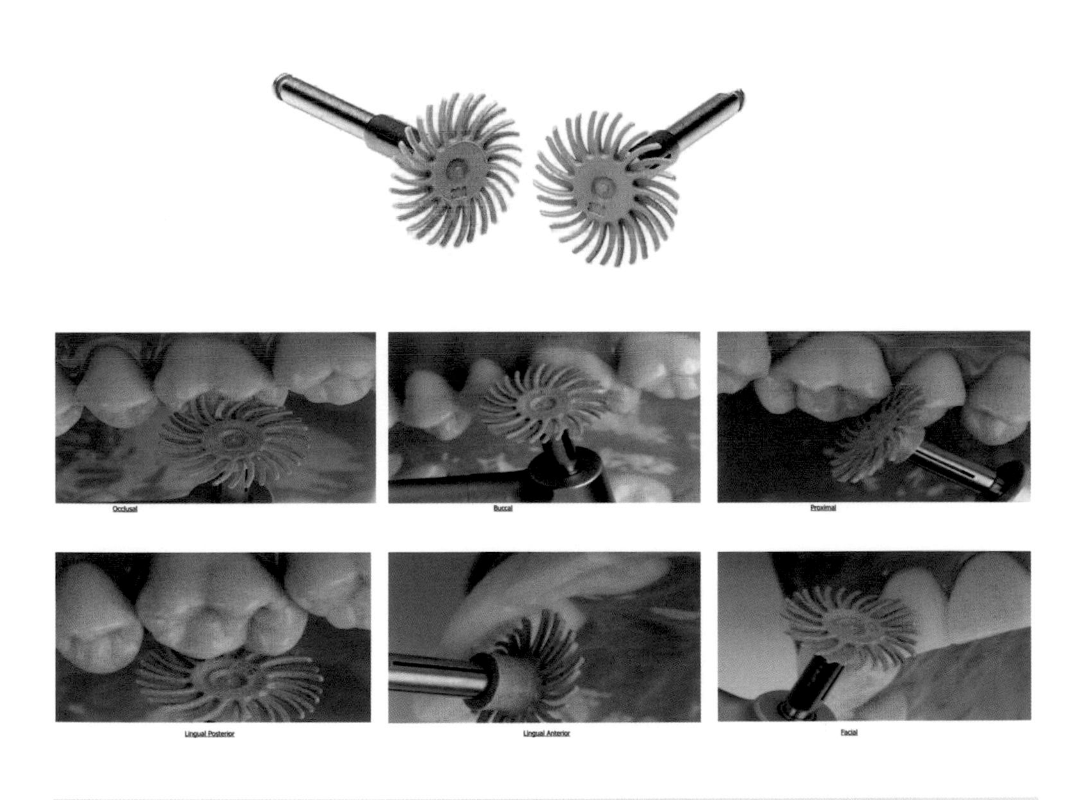

Sof-Lex Diamond Polishing System 臨床操作步驟

1. 先使用黃褐色 finishing grit（氧化鋁塗膠的螺旋狀拋光器），作「預拋光」（pre-polish），磨除刮痕，平滑表面。
2. 再使用粉紅色 polishing grit（鑽石顆粒浸漬的螺旋狀拋光器），進行「最後的拋光」（final polish）。

Pearl 85

Sof-Lex Extra Thin（XT）Contouring and Polishing Discs（3M ESPE）

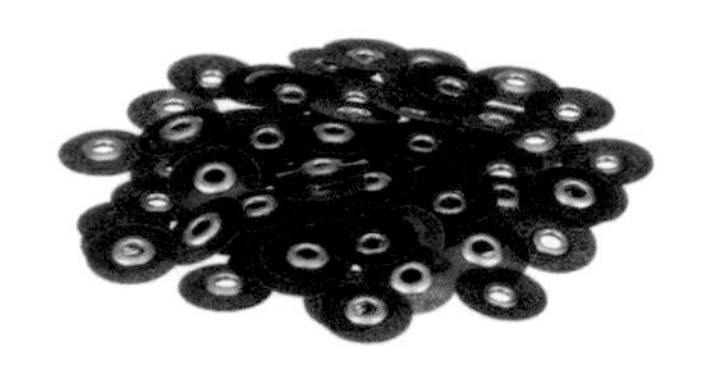

含有「氧化鋁研磨劑」（aluminum oxide abrasive）的「研磨圓盤」（abrasive discs）Sof-Lex Extra Thin（XT）Contouring and Polishing Discs（3M ESPE）是精煉牙間「楔隙」（embrasures）極棒的工具。

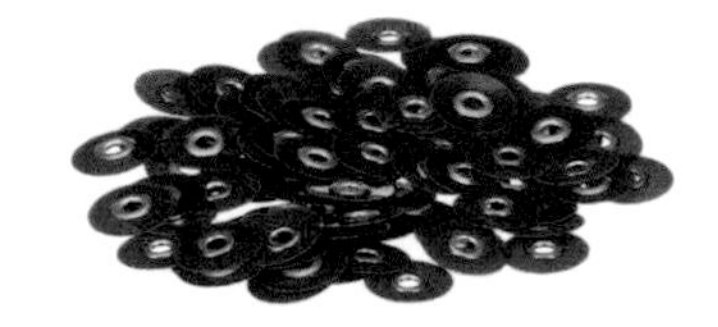

氧化鋁研磨劑砂礫粗細有四種，各有不同顏色標示：Coarse（粗、褐色）、Medium（中、橘色）、Fine（細、淡橘）、Superfine（超細、黃色）。研磨圓盤有二種大小選擇：1.3 公分與 1.0 公分。由於研磨圓盤磨耗快，需經常更換，「卡扣式心軸」（pop-on mandrels）容易裝填與拆卸。

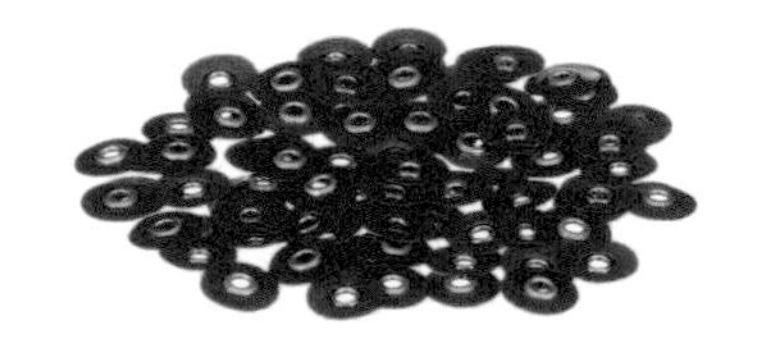

更薄的研磨圓盤 Sof-Lex Extra Thin（XT）Contouring and Polishing Discs，能夠更精準地精煉牙間楔隙（embrasures），只是價位有點偏高。

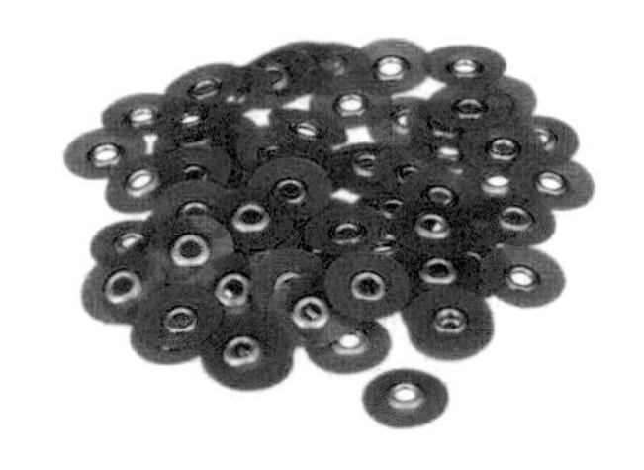

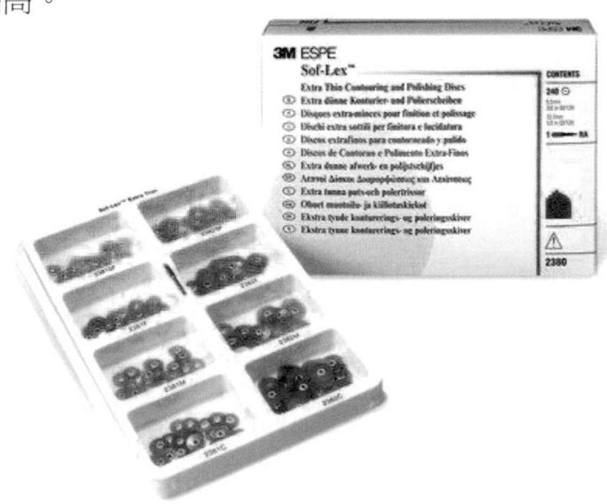

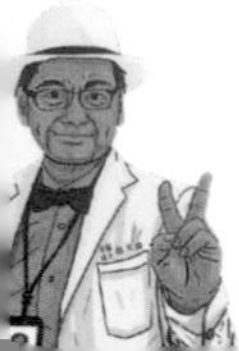

Pearl 86

Super-Snap X-Treme
(SHOFU)

塗層有氧化鋁研磨劑的「拋光圓盤」（polishing discs）產品 Super-Snap X-Treme（SHOFU），有兩種粗細砂礫：綠色（Fine）與紅色（Superfine）；直徑也有兩種選擇：Standard 12mm 與 Mini 8mm。與上一代產品 Super-Snap（SHOFU）比較，新產品 Super-Snap X-Treme 較厚、較硬，增加耐用性與觸感。

圓盤底下有一矽膠材質的樞鈕，可安穩地連結到 mandrel，插入「低速彎角手機」（low-speed contra-angle handpiece）使用。

新的紅色拋光圓盤（Superfine X-Treme）有三維、半球形氧化鋁研磨劑塗層，特別設計用來讓拋光過程產生的碎屑排出，產生的熱較少，可減少二次刮傷，獲得一個較平滑、較光澤的表面。

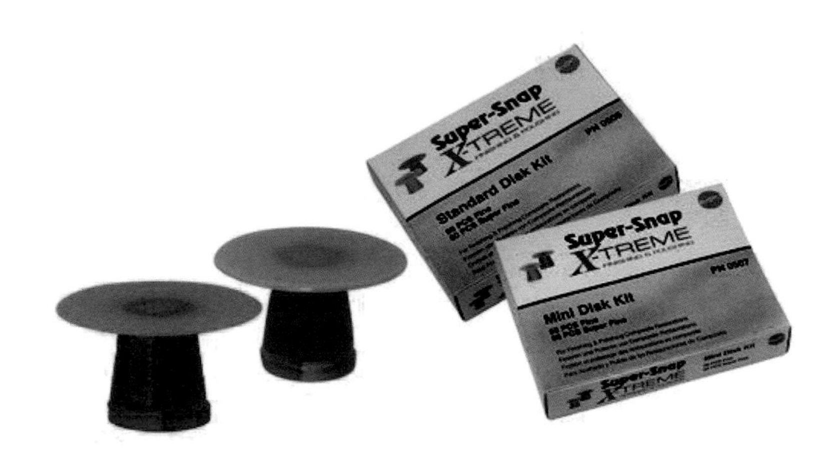

Super-Snap X-Treme 臨床操作步驟

1. 先使用綠色的 Super-Snap X-Treme Fine 圓盤，完成複合樹脂復形物表面的修整、「精加工」（finishing）。
2. 再用紅色拋光圓盤 Super-Snap X-Treme Superfine，進行「拋光」（polishing）。

Visionflex Diamond Strips
（Brasseler）

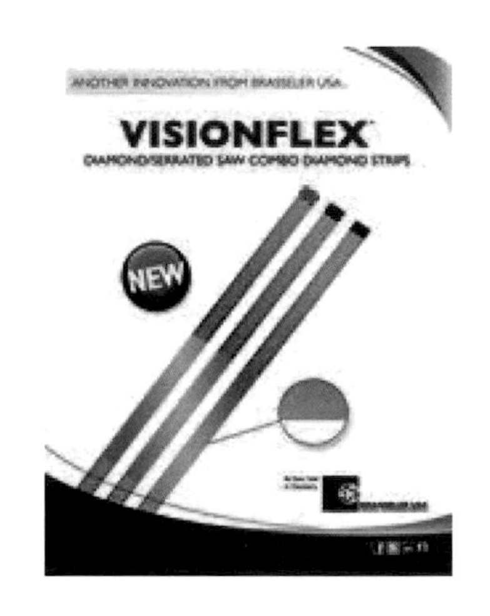

鑽石拋光條（diamond polishing strips）Visionflex Diamond Strips（Brasseler），依鑽石砂礫大小分為三種：Medium，45 微米（藍色）；Fine，30 微米（紅色）；Extra-fine，15 微米（黃色）。兩種寬度選擇：2.5mm 和 3.75mm。

鑽石拋光條 Visionflex Diamond Strips 雙面、很薄、很軟，貼適牙齒的輪廓外形，有「中央間隙」（center gap）設計，不易阻塞，研磨效率高，應用更靈活。與氧化鋁拋光條（aluminum oxide strips）比較，鑽石拋光條 Visionflex Diamond Strips 拋光更有效率。

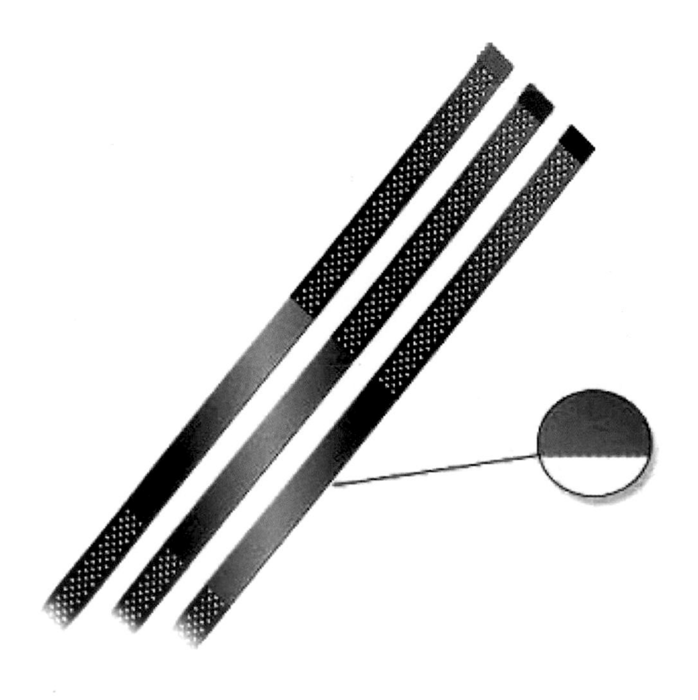

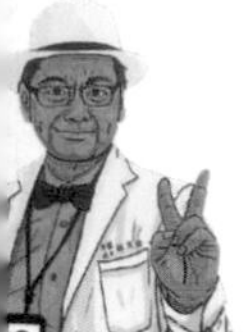

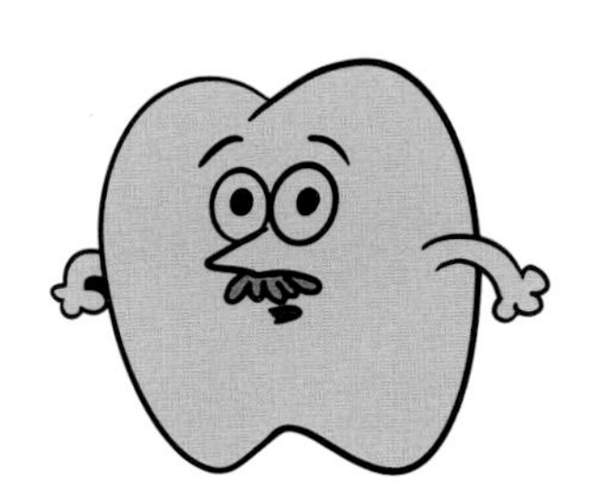

第23篇

氟化物

Fluorides

Pearl 88

enamelast
（Ultradent）

傳統的牙齒塗氟，是將牙托填滿氟膠或氟泡沫，放入患者口腔，靜置 4 分鐘。對於那些易有嘔吐反射的患者，可能是不愉快的經驗。因此使用「牙齒氟漆」（fluoride varnish）取代氟膠或氟泡沫，逐漸流行。典型的牙齒氟漆含有 5% 氟化鈉，塗在牙齒上，輸送氟化鈉。牙齒氟漆的功效持續 1 至 7 天，適應症包括齲齒預防與牙齒脫敏。

中、低齲齒風險的患者，一年塗兩次牙齒氟漆，可以有效預防齲齒發生。高齲齒風險的患者，建議每季塗一次。高齲齒風險的小孩，一歲起即可使用牙齒氟漆，但應謹慎。

塗佈牙齒氟漆前，牙齒應保持乾淨。先用 2x2 紗布，將可見的牙菌斑和過多的唾液擦乾淨後，再塗佈牙齒氟漆。太多的唾液會稀釋氟漆的功效，影響效果。

牙齒氟漆的首選產品 enamelast（Ultradent），呈現半透明，塗上均勻的、薄薄的一層在牙齒表面，幾乎看不見，外觀不會有斑點。與其他牙齒氟漆產品比較，enamelast 感覺比較平滑，沒有疙瘩，患者滿意。同時 enamelast 會有較多的氟釋出。

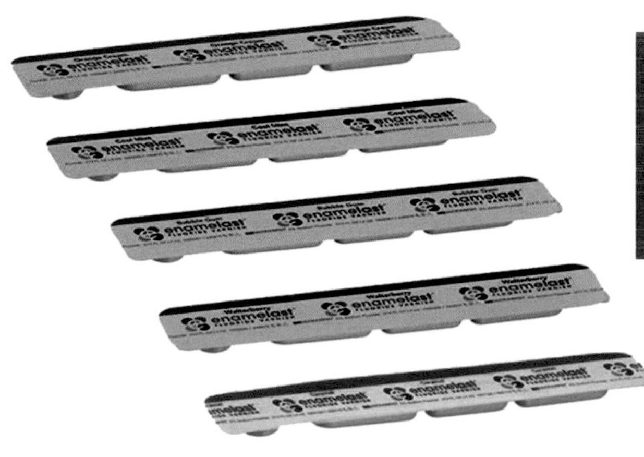

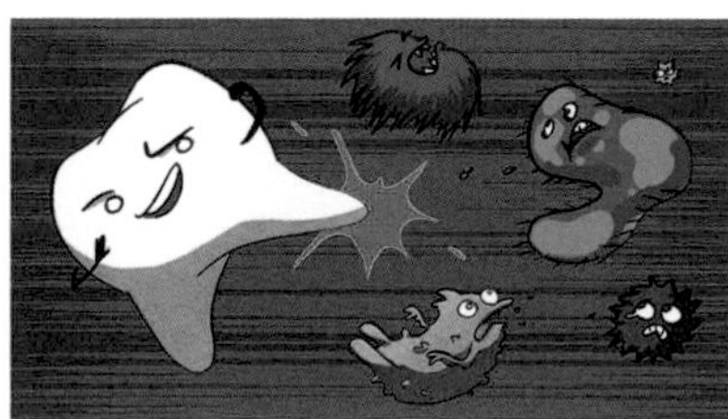

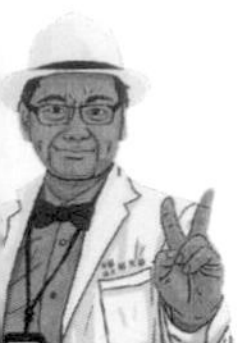

含有 5% 氟化鈉的牙齒氟漆產品 enamelast（Ultradent），加入甜味劑「木糖醇」（Xylitol）和「黏著促進劑」（adhesion-promoting agent），有助材料黏附在牙釉質表面更久的時間。有四種口味可以選擇：「水莓味」（water berry）、「涼薄荷」（cool mint）、「橙霜」（orange cream）、「口香糖」（bubble gum）。

產品有兩種包裝和兩種塗佈方式：

「注射筒」（syringe）SoftEZ 包裝，一種透明塑膠尖端，末端由透明細緻鬢毛組成。

「單一劑量」（unit dose）包裝，裡面附有一支傳統的拋棄式毛刷，沾點少量的氟漆使用，材料停留在牙釉質表面更長的時間，可以釋出較多的氟化物。

單一劑量包裝的 enamelast 評價較高。

Nearly Invisible Appearance

Before Enamelast fluoride varnish.

Immediately after applying Enamelast fluoride varnish.

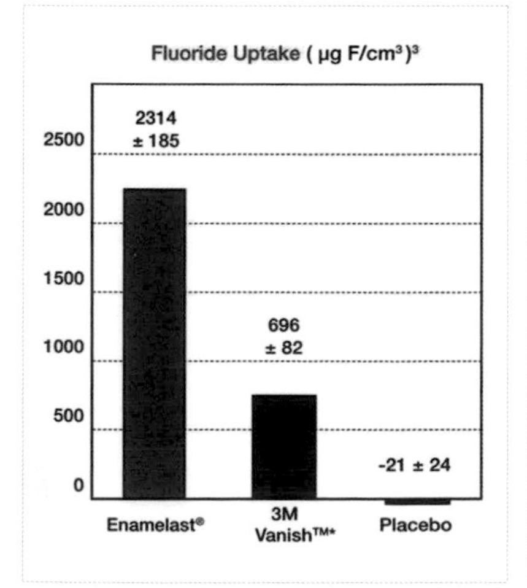

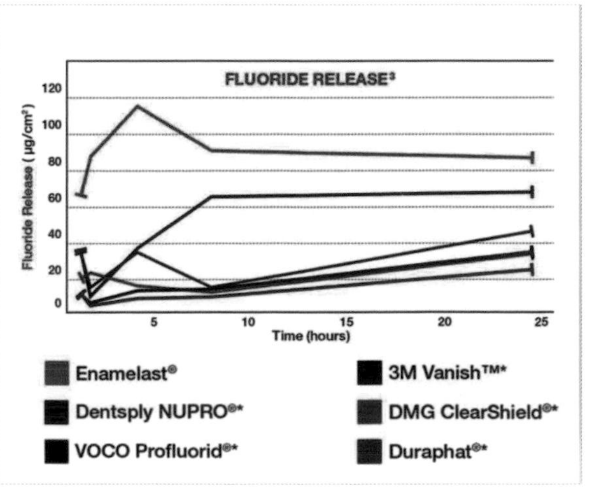

Pearl 89

Profluorid Varnish
（VOCO）

牙齒氟漆產品 Profluorid Varnish（VOCO）含有 5% 氟化鈉、「木糖醇」（Xylitol），不含常見的過敏原，半透明顏色，塗抹在牙齒上，外觀看不太出來。

有三種包裝:「單一劑量」(SingleDose)、「卡匣」(Cartridge)、「管裝」(Tube)。「單一劑量」包裝衛生，內含一支塗刷，使用起來不會感到凌亂，不需要額外的配件，使用容易快速。「管裝」經濟型，藉由一次性使用的塗棒，精準塗抹，鄰接面區域也很容易達到。

有六種口味可供選擇:哈密瓜(Melon)、櫻桃(Cherry)、薄荷(Mint)、焦糖（Caramel）、口香糖 （Bubble Gum）、萊姆可樂 （Cola Lime）。

Profluorid Varnish 藉由封閉牙本質小管的機轉，治療「牙齒過敏」（hypersensitive teeth）。先將牙結石刮除，並將牙齒清乾淨，最後，再塗抹上牙齒氟漆。Profluorid Varnish 治療二次以後，牙齒過敏即可獲得緩解。潮濕的牙齒表面，也很容易塗抹，可以釋出氟，迅速脫敏。

無論牙齒乾燥或濕潤，皆可塗抹 Profluorid Varnish。材料遇到唾液後，幾秒內即迅速硬化，黏附到牙齒上，非常有效。只要塗上薄薄的一層就可以了，塗抹太多，遇到唾液會變得糊糊的。另外要注意的是，不要沾到軟組織，清除會變得很麻煩。

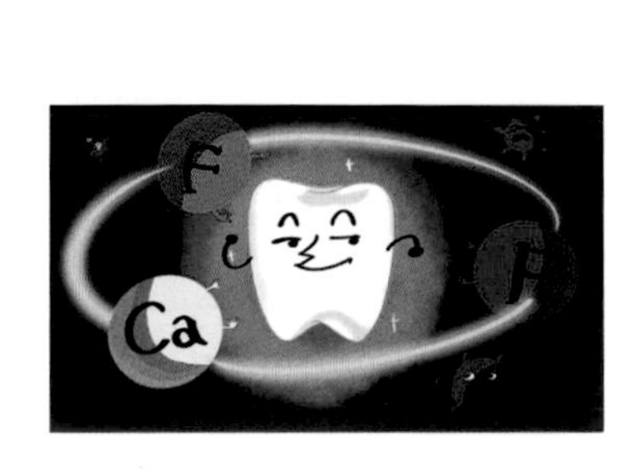

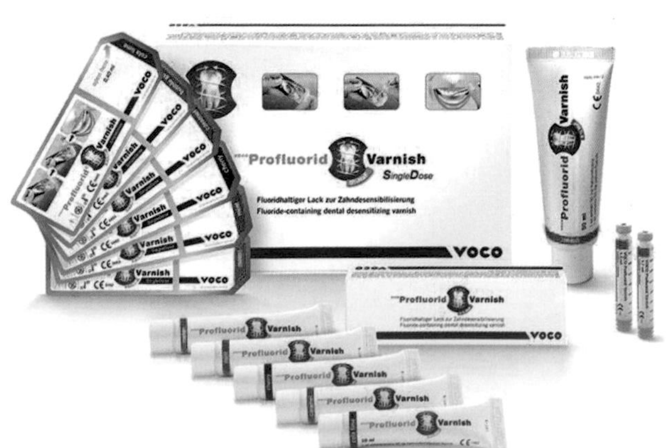

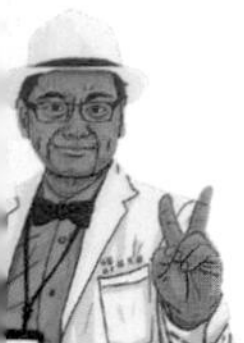

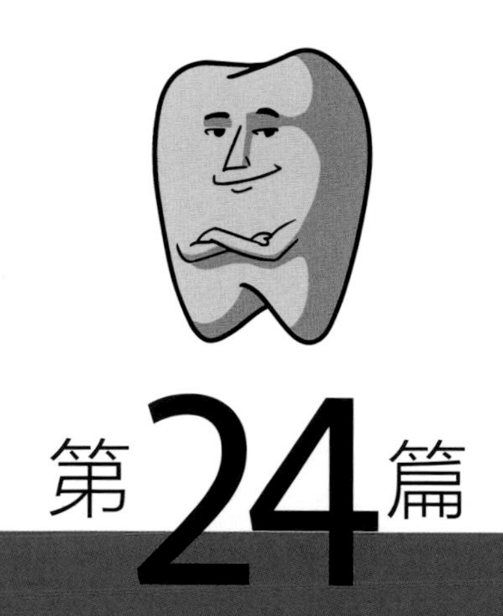

第24篇

排齦／止血劑

Gingival Retraction and Hemostatics

3M ESPE Retraction Capsule
（3M ESPE）

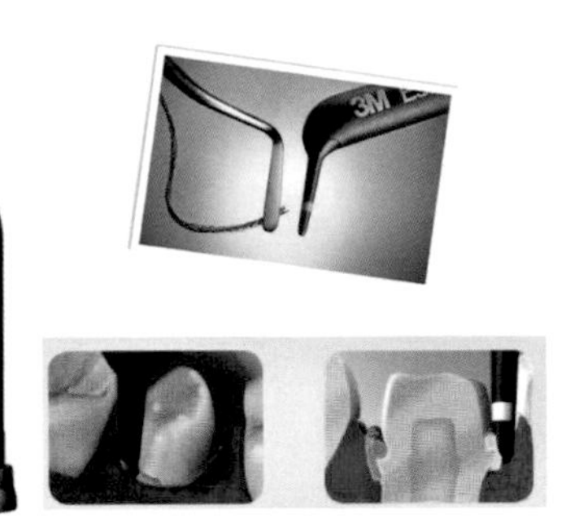

製作間接式復形體，無論是傳統印模或數位印模，取模的時候，備牙的「牙齦邊緣」（gingival margin）及其附近區域（根尖方向）都必須清晰地記錄下來。此時的「軟組織處理」（soft tissue management）有三個選項:「排齦線」（retraction cord）、「排齦膏」（retraction paste），與手術（使用二極體軟組織雷射 soft tissue diode laser）。

排齦膏（retraction paste）的優點為：使用快速容易、最小的創傷、溫和的排齦、患者舒適、可與排齦線併用。缺點則是：如果沒有沖洗乾淨，可能會影響印模材料的凝結硬化；雖可提供極佳止血效果，但排齦不足，在塗佈過程中，排齦膏可能會被推走。

排齦膏產品 3M ESPE Retraction Capsule（3M ESPE）成分是 15% 氯化鋁，有極佳的止血性質。超細軟的尖端（tip）有定位環，與牙周探針的標示相對應，為一次性使用的「膠囊包裝」（capsule），需搭配「複合樹脂槍」（composite gun）使用。

使用 3M ESPE Retraction Capsule 排齦膏的時候，操作區域必須保持乾淨，整個牙齦溝都充滿排齦膏，效果最好。使用過後，需要刷洗，徹底清洗乾淨，否則會有白色殘餘物質留在牙齒和牙齦上。

膠囊放在鋁箔袋內，使用時才能將 3M ESPE Retraction Capsule 取出。尖端與牙齦溝成直角，慢慢地推擠材料。沖洗過後，如果還有殘餘物留在牙齒、牙齦上，可使用 micro-tipped applicator 去清除。

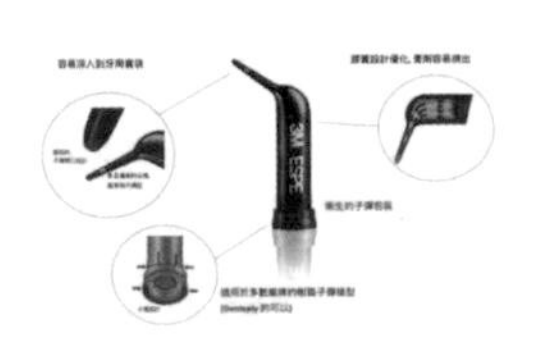

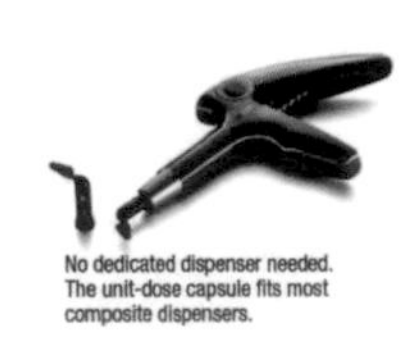

特別要注意的是：患者若有牙周病、牙根分叉暴露等症狀，是禁用 3M ESPE Retraction Capsule 排齦膏的。

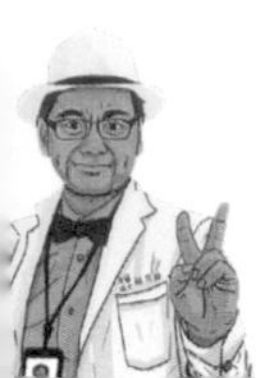

Pearl 91

VisacoStat Tissue Management Kit
(Ultradent)

前文提過：製作間接式復形體，無論是傳統印模或數位印模，取模的時候，備牙的「牙齦邊緣」（gingival margin）及其附近區域（根尖方向）必須清晰地記錄下來。此時，「軟組織處理」（soft tissue management）有三個選項：「排齦線」（retraction cord）、「排齦膏」（retraction paste），與手術（使用二極體軟組織雷射 soft tissue diode laser）。

但是醫師最常用的還是傳統的「排齦線」（gingival retraction cord），搭配「止血劑」（hemostatics）使用，因此有各種不同類型的排齦線和排齦技術。

「排齦線」可將牙齦組織向側方和牙根尖方向推開，牙齒在修磨和印模的時候，露出備牙的「邊緣」（margin）。排齦線（retraction cord）有「預浸」藥水的 preimpregnated cord 和未預浸止血劑的 plain cord。

最常用的「止血劑」（hemostatic agents）是「氯化鋁」（aluminum chloride）製劑，其他常用的還有「硫酸鋁」（aluminum sulfate）、「腎上腺素」（epinephrine）與「硫酸鐵」（ferric sulfate）。使用半透明復形材料時，禁用硫酸鐵止血劑。若是使用含有腎上腺素成分的止血劑，應謹慎小心，有些患者會有心跳過速、心悸、頭痛、與焦慮的不良反應。

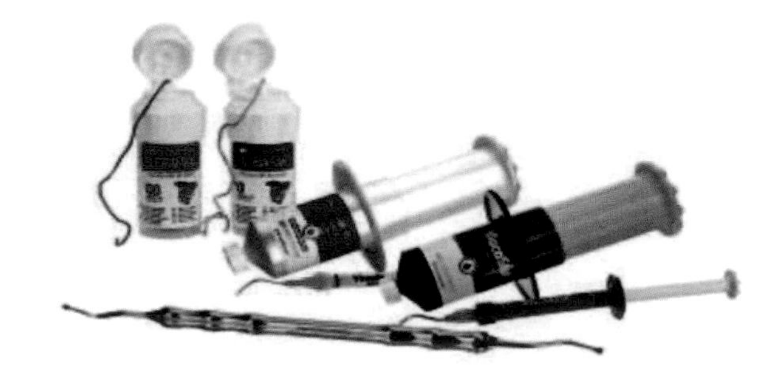

使用排齦線和止血劑的軟組織處理優點

1. 是最普遍使用的方式（原因在於價位和熟悉度）
2. 排齦線有多種類型和粗細可供選用，適用各種情況
3. 使用預浸止血劑的排齦線，可將排齦、止血兩個步驟合而為一

最有效的止血劑是鐵鹽製劑（例如：硫酸鐵、氯化鐵），可在出血區形成「凝結物」（coagulum），達到止血目的。但是凝結物會抑制印模材料的凝結硬化與牙科黏著劑的黏著效果，使用後要徹底沖洗乾淨。

另一類止血劑是鋁鹽製劑（例如：硫酸鋁、氯化鋁），基本上是一種收斂劑（astringents），會造成暫時性缺血，有效減少血流，達到排齦的目的。

至於「排齦器械」（cord placement instruments）有各種不同的設計、角度，與握柄型態可供選擇，但要避免使用大且銳利的器械，要薄而且能進入牙齦溝，具有圓頭，以減少上皮穿孔的危險。同時沿著前緣有鋸齒狀設計，可以幫助抓住排齦線。在放置排齦線時要溫柔，避免撕裂或造成上皮附連的穿孔。

軟組織處理盒組 ViscoStat Tissue Management Kit（Ultradent），包括了：排齦器、排齦線和止血劑。

排齦器 Fischer's Ultrapak Packers（Ultradent）有大頭、小頭、90 度、45 度設計，一體成型，方便清潔維護。尖端有鋸齒狀，有利抓住排齦線。

排齦線 Ultrapak（Ultradent）是編織的棉線，軟而有彈性，有六種粗細可以選擇：#000（黑色）、#00（橘色）、#0（粉紅色）、#1（藍色）、#2（綠色）、#3（紅色）。排齦線被擠壓的時候會壓縮，放到牙齦溝裡後又會膨脹，將牙齦組織排開。

止血劑 ViscoStat（Ultradent）內含 20% 硫酸鐵溶液，藉由金屬製 Dento-Infusor Syringe Tip 的吸收性材料將它輸送到牙齦溝裡，對軟組織進行「擦亮」（burnish）的動作，形成「凝結物」（coagulum）。然後沖洗、吹乾，達到止血和控制組織液的目的。

止血劑 ViscoStat，編織棉線製的排齦線 Ultrapak，再加上極佳設計的排齦器械 Fischer's Ultrapak Packers，Viscostat Tissue Management Kit 是軟組織處理的首選產品，最有效的排齦。印模前和黏著前，請記得將操作區域徹底沖洗乾淨。

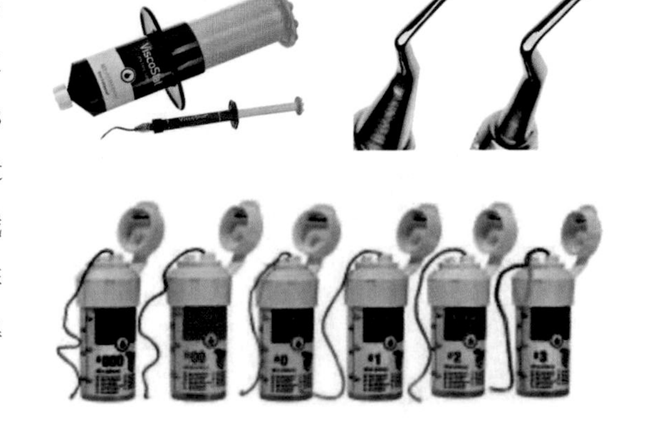

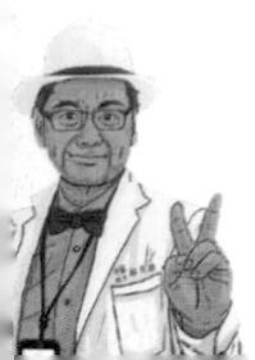

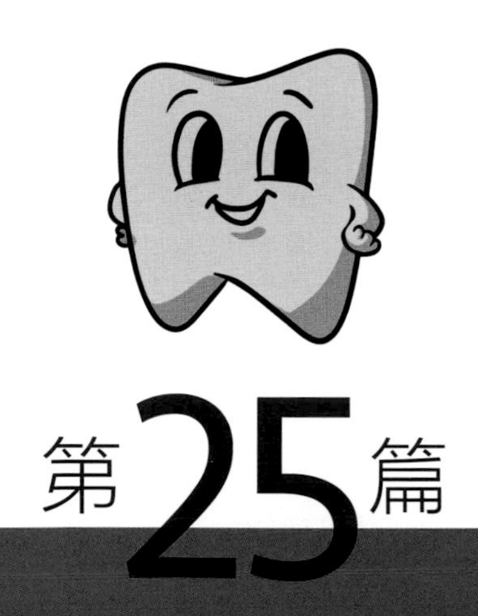

第25篇

印模設備與附件

Impression Equipments and Accessories

Pearl 92

Algimax II（Monitex）and Cavex Alginate Mixer 3（Cavex）

「重現性」（reproducibility）是現代牙醫學的首要。手動調拌藻膠印模材並不是那麼容易，需要有點經驗，否則常會發現混合物裡有團塊或氣泡，影響精準度。

那要如何調拌藻膠印模材才不會太稠或太稀，混合物均勻一致、沒有氣泡呢？計量水粉，先攪動潤濕，放入藻膠印模材電動攪拌機 Algimax II（Monitex）或 Cavex Alginate Mixer 3（Cavex），選擇調拌時間，按下啟動鈕，即可得到平滑、均勻的乳狀混合物，容易置放在印模托裡，節省時間，不浪費材料，可以獲得較高品質的藻膠印模。

臨床使用藻膠印模材電動攪拌機，操作步驟標準化，材料凝結硬化反應最佳化，混合物更均勻、平滑、沒有團塊、沒有氣泡，可以得到更快速、更精準的印模，使用和清理都變得更容易。

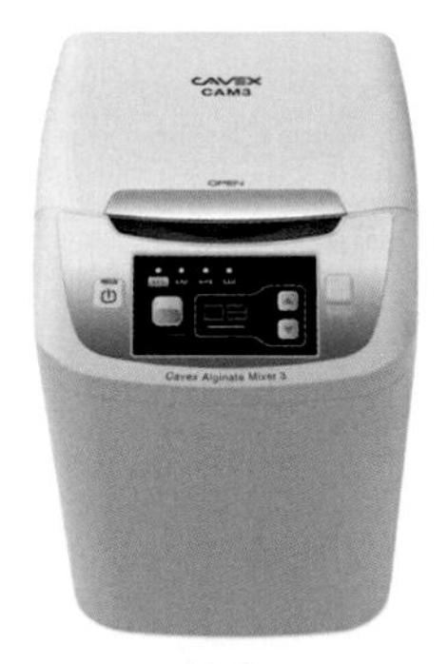

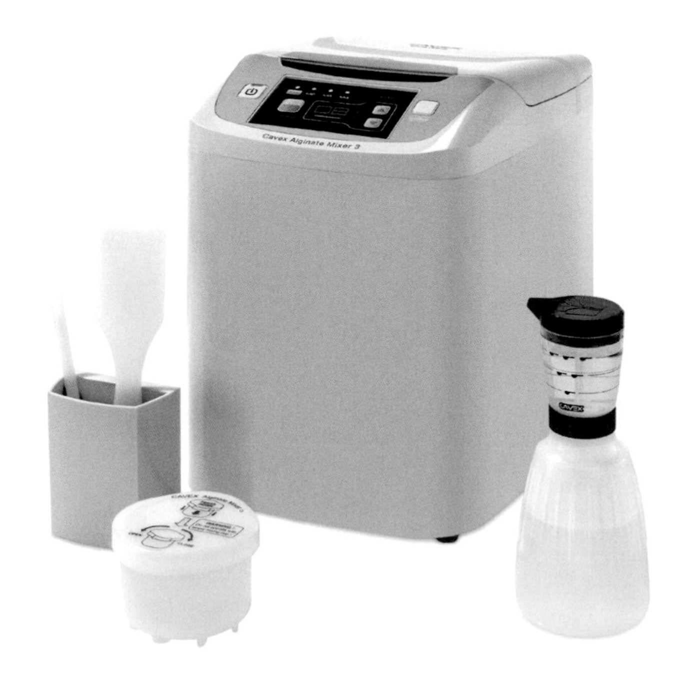

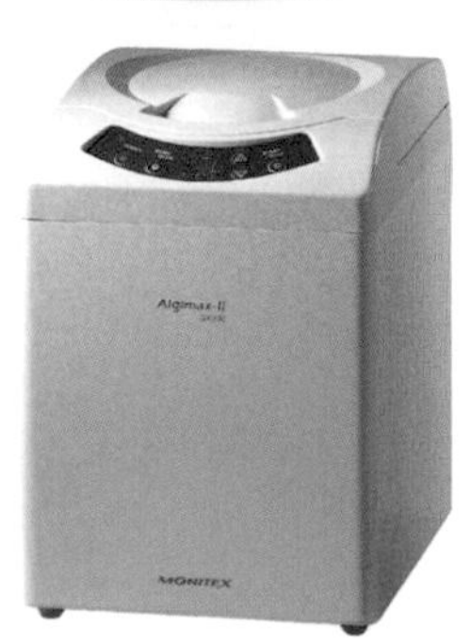

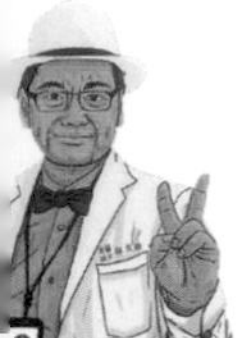

精密印模需要使用「彈性橡膠印模材」（elastomeric impression materials）。由於藻膠印模材並不是精密印模材料，多用在一些初步印模等，不需要求很精密的症例，但藻膠印模材產品 Cavex Cream Alginate（Cavex）卻是一個相當精準的印模材料。

Cavex Cream Alginate 很容易調拌成乳狀黏稠度，不會形成氣泡，又有足夠的操作時間，置入患者口腔裡，可迅速凝結固化，深受患者喜愛。而且也不會有粉塵飛揚，與一般的藻膠印模材產品比較，有更高的抗撕裂強度與彈性，又可以細部複製達 5 微米，味道宜人。使用廠商提供的量杯與量匙，即可正確計量水／粉比例。材料的堅硬度非常適合活動假牙的印模，也可以使用桌掃機（desktop scanner）掃描 Cavex 材料的印模。

使用前，請患者先漱口。材料凝結固化後，從患者口腔取出前，先用氣鎗沿著印模邊緣吹氣，印模較容易取出。

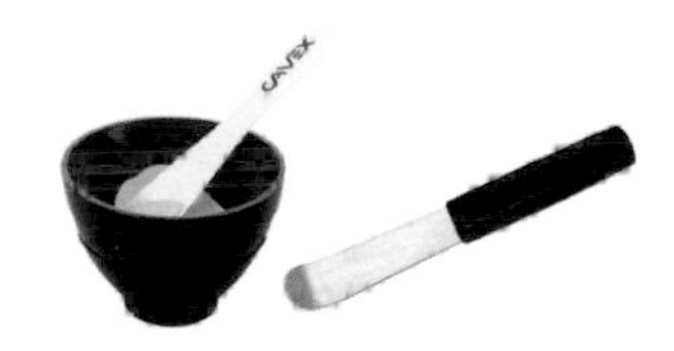

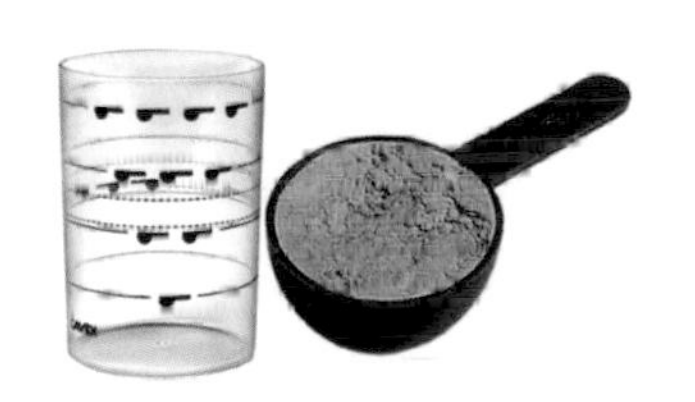

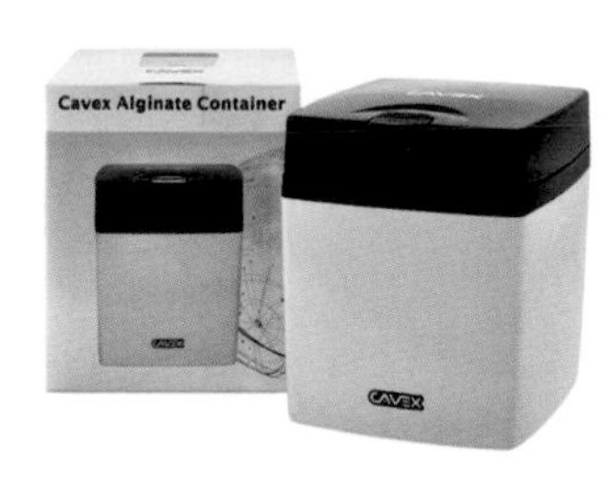

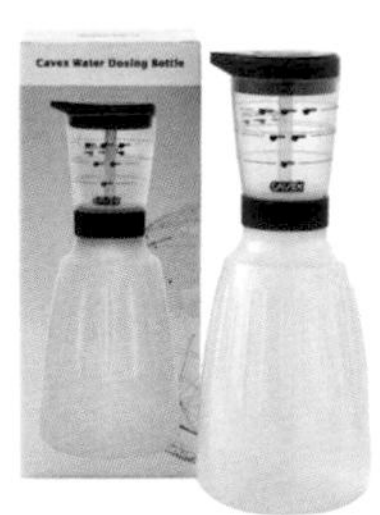

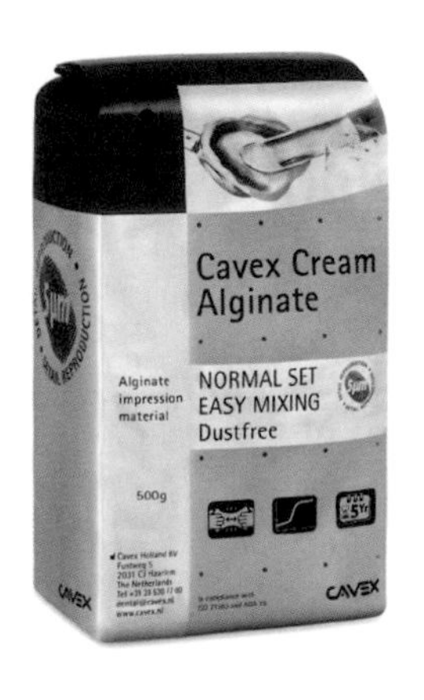

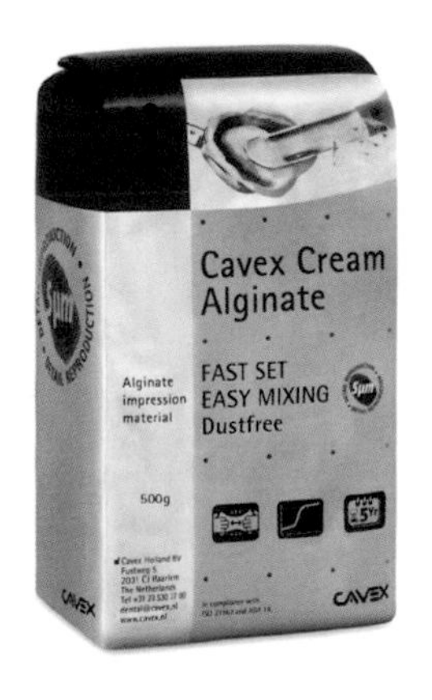

Pearl 93

Alginator（Kerr） and Alginator II（Cadco）

手動調拌藻膠印模材或石膏，需要一個調拌刀和橡皮製的調拌碗，將計量好的水粉加入混合，徒手調拌。後來發展出一些可以產生類似離心力的藻膠印模材攪拌機。

Alginator（Kerr）用來調拌藻膠印模材與牙科石膏，調出非常平滑、均勻的乳狀混合物。減少材料浪費與清理的時間，人體工學設計機器造型，單一速度，簡化操作，增進可攜性。機器分二部分，機台底座與橡皮碗。曲線造型的機台底座，下半部由塗膠塑脂製成，相當穩重。上半部是由有光澤表面的白色塑膠製成，柔觸感很好。機台上面前方有一個圓形的「啟動鈕」（activation button），後方連結橡皮調拌碗。

調拌碗是由彈性橡膠材質製成，不含乳膠成分，底下有一個塑膠製的「連結器」（connector），可以連結到機台底座。中型的調拌碗，可以容納 2 匙的印模粉。若要調拌 3 匙，需改使用較大的調拌碗。

臨床使用時，加入印模粉（或石膏粉），加水，濕潤所有粉末，按下啟動鈕，開始旋轉。當調拌碗旋轉的同時，使用調刀將材料壓到調碗壁。徹底調拌混合物後，將混合好的材料挖起來即可使用。

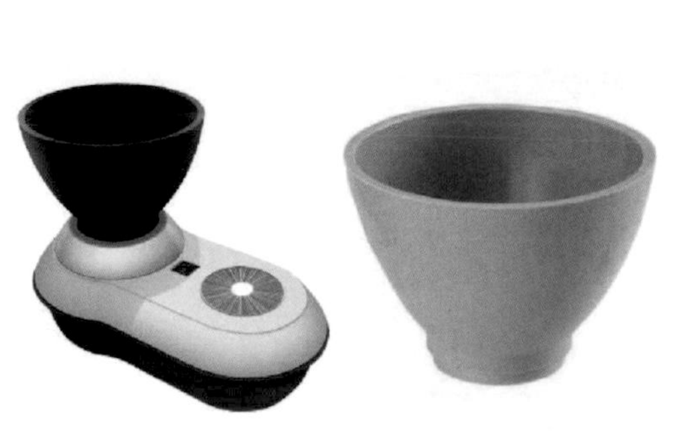

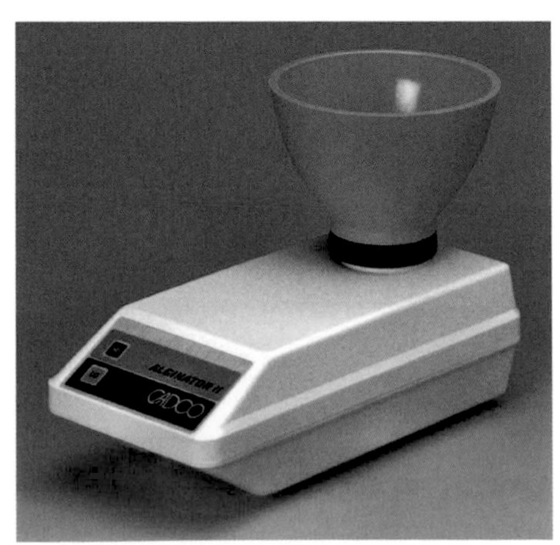

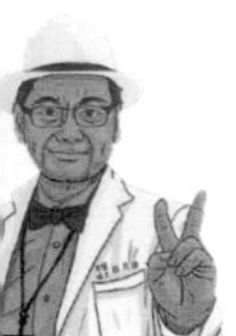

Alginator II（Cadco）是藻膠印模材與牙科石膏的旋轉式混合器，由機台底座與橡皮碗兩個部分所構成。機台底座復古設計，灰色長方形箱子，Lexan 材質製成，前方有紫丁香色，柔觸感的控制面板，呈 45 度人體工學設計。有兩個按鈕（高速與低速）。橡皮碗由非乳膠、紫丁香色的彈性橡膠材質製成。底下有一個塑膠製連結器，連結到機器底座。

將橡皮碗裝到機台底座上，加入印模粉（或牙科石膏），添加水，將所有粉末潤濕後，按下下方按鈕，啟動旋轉，同時將調刀沿著碗壁壓著材料。然後轉換成上方按鈕，速度較快。設定計時器時，只要按一下 Start / Stop 按鈕，啟動機器，橡皮碗會開始旋轉，再按一下 Start / Stop 按鈕旋轉就會停止。比起手動調拌，Alginator II（Cadco）可產生非常平滑的乳狀混合物，但仍需手動去清理調碗與調刀。

而 **Clean & Lube Spray（Dux Dental）**是用來清理藻膠印模材或石膏調拌碗，產品含有柔軟劑，只要將 Clean & Lube Spray 噴在調拌碗上，調拌碗不會變硬，可減少磨耗，有效清除藻膠印模材或石膏。

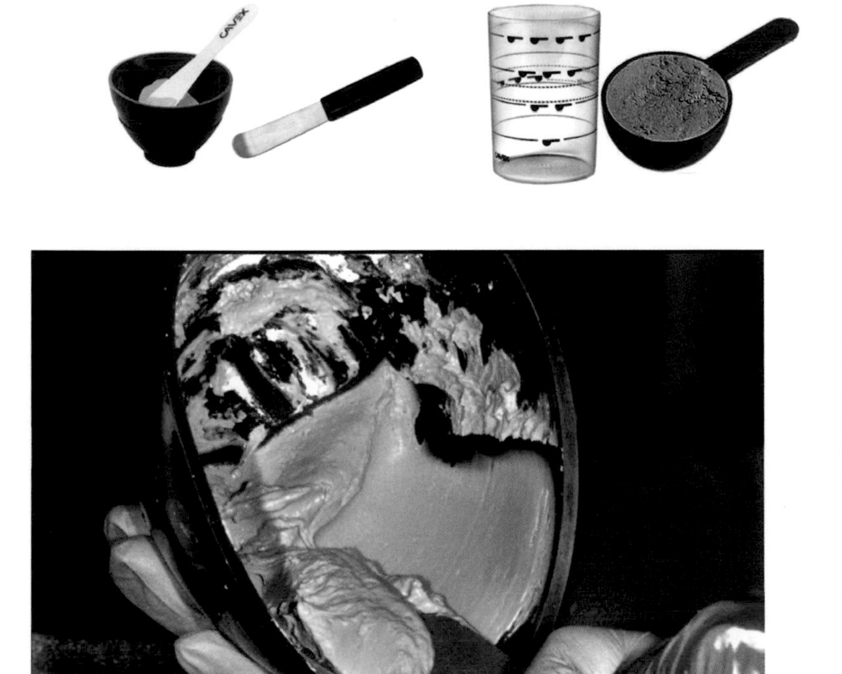

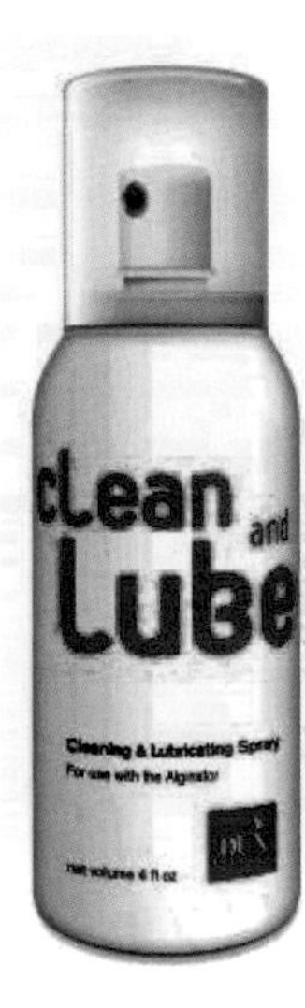

Pearl 94

Cavex Alginate Adhesive
（Cavex）

使用模托黏膠 Cavex Alginate Adhesive（Cavex）可增進藻膠印模材與印模托之間的物理、化學黏著。適用金屬製、塑膠製的印模托，減少印模從患者口腔裡取出的時候，發生「形變」（deformation）。

瓶裝藻膠印模材模托黏膠 Cavex Alginate Adhesive，瓶蓋內附有一支小的塗佈刷，塗抹使用容易。相較於噴霧式同類模托黏膠產品，塗抹式的模托黏膠較不具危害性。

藍色的 Cavex Alginate Adhesive 淺顯易見，使用過後，只要用異丙醇或酒精擦拭，很容易就可以將模托黏膠清除乾淨，沒有殘留。每瓶藻膠印模材模托黏膠 Cavex Alginate Adhesive 大約可以使用 50 次以上。

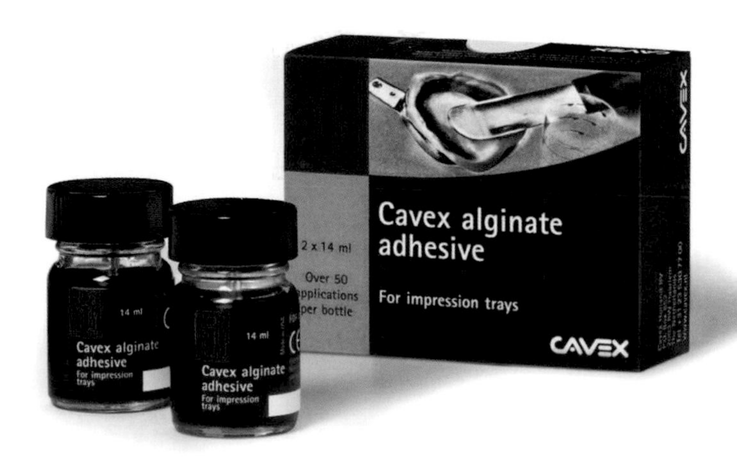

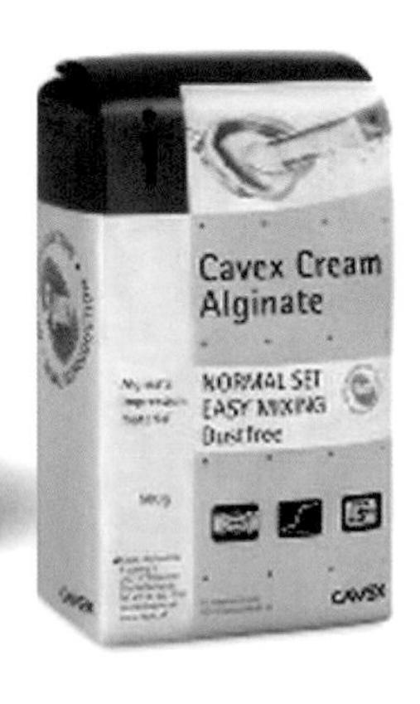

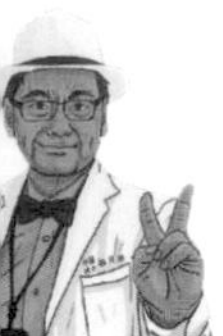

Pearl 95

Cavex ScanSpray
（Cavex）

牙科發展進入數位時代，有時我們會用「口掃機」（intraoral scanners）直接在患者口腔做「數位印模」（digital impressions），或是利用「桌掃機」（desktop scanners）掃描石膏模型或傳統印模，建立數位檔案資料。

那藻膠印模材取模是否也可以數位掃描呢？Cavex ScanSpray（Cavex）產品裡面添加「二氧化鈦」（titanium dioxide），提升藻膠印模材的可掃描性。在藻膠印模材印模表面噴上薄薄一層 Cavex ScanSpray，即使最細緻的部位，也顯得清晰可掃描。

Cavex ScanSpray 是粉末物質，不會影響印模表面。「藻膠印模材」（alginate）、「聚乙醚橡膠印模材」（PE）、「加成式矽膠印模材」（VPS）、「融合印模材」（vinyl polyether silicone，簡稱 VPES）皆適用。

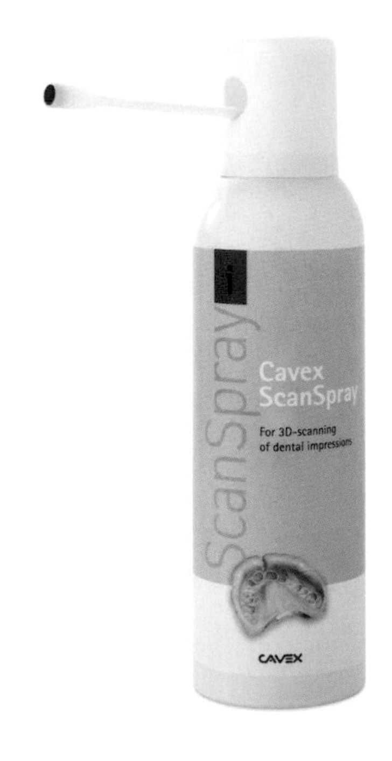

Pearl 96

Cavex ImpreSafe
（Cavex）

從患者口腔取出的印模，要如何不影響印模的精準度，迅速完成感染控制？濃縮消毒藥水 Cavex ImpreSafe（Cavex），不含甲醛，味道中性，適用於所有的印模材料，舉凡「藻膠印模材」（alginate）、「聚乙醚橡膠印模材」（PE）、「加成式矽膠印模材」（VPS）、「融合印模材」（VPES）等，是最好的印模感控產品。

印模只要浸泡 Cavex ImpreSafe 3 分鐘，細菌、黴菌、病毒全部死光光，而且對印模表面性質沒有不良影響。

1 公升裝的濃縮消毒藥水 Cavex ImpreSafe 可以稀釋成 33 公升的可用溶液。產品系統盒組還包括容器和計時器等。建議消毒藥水每週更換一次，或是藥水呈現可見的污染時，即應更換。

比起其他類似的產品，Cavex ImpreSafe 只要 3 分鐘，使用容易、快速。印模浸泡消毒藥水之前，應先沖洗乾淨，浸泡過後的印模，沒有殘留，安全可靠。

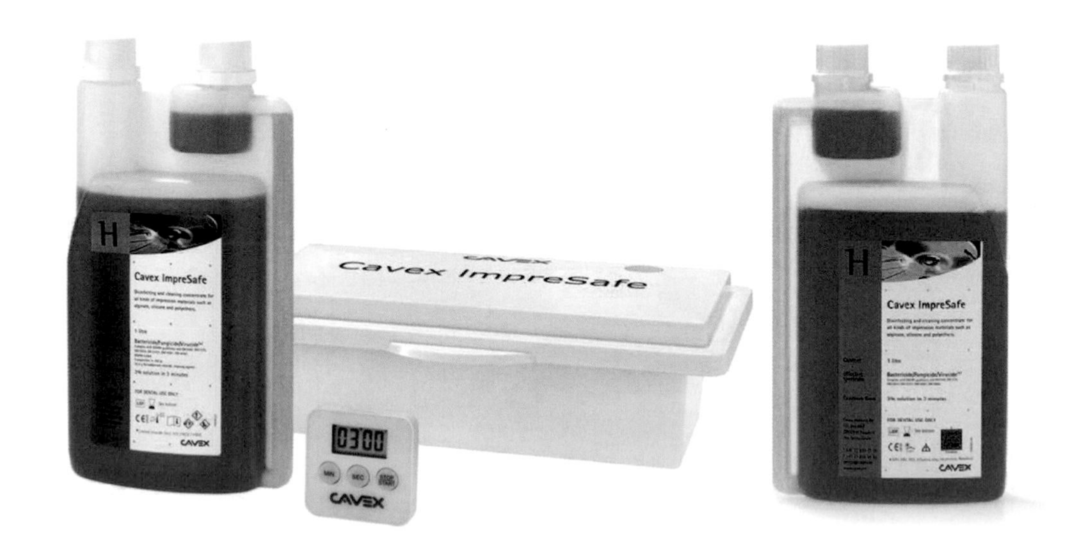

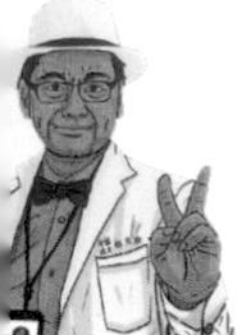

Pearl 97

Duomix II Dynamic Mixing Machine
（Dentsply Sirona）

徒手用調拌刀混合印模材料，需要有點經驗，而且耗時、易生氣泡。「槍型自動調拌器」（gun-type automixer）省時、省力，不易生氣泡。需要多少材料，就推擠出多少材料，反而不浪費。使用槍型自動調拌器裝填印模材料到全牙弓的印模托，也是挺累人的。

「動態機械式印模材攪拌機」（dynamic mechanical mixer）調拌出來的印模材料，更均勻一致性、手部比較不會疲勞、更快、更乾淨。但缺點就是價位、體積太大佔空間、不是所有的印模材料皆適用。

Duomix II Dynamic Mixing Machine（Dentsply Sirona）是第二代動態機械式印模材攪拌機，直覺式操作容易，速度超快。控制面板最上一顆按鈕，按一下，機械式的柱塞會回縮。中間是較低速的啟動按鈕，適用充填「印模注射器」（impression syringes）時使用。最下面是啟動高速按鈕，適用充填「印模托」（impression trays）時使用。印模卡匣的裝填、操作容易。兩種攪拌速度選擇，是所有品牌中速度最快，整體設計精良堅固。停止推擠材料後，柱塞會自動稍微回縮，避免材料繼續滴落。

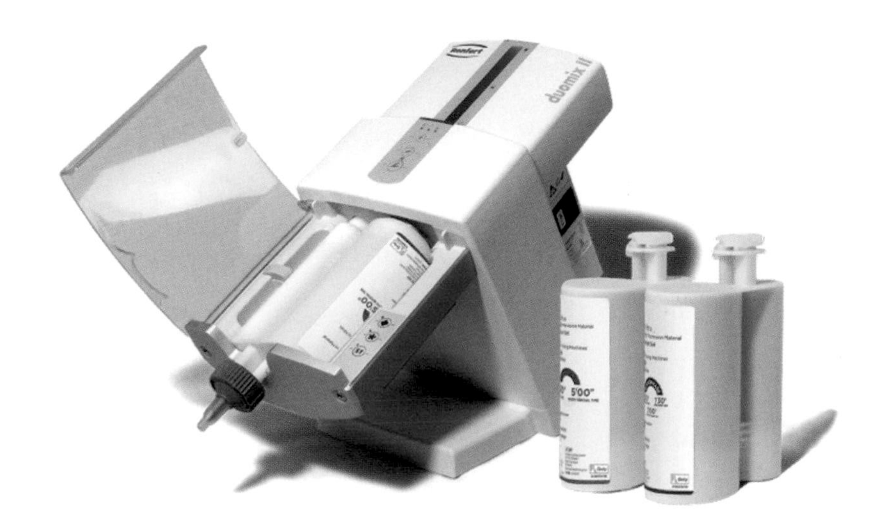

Pearl 98

Green Envy Tray Cleaner（Whip Mix）and Cavex GreenClean（Cavex）

印模托清潔劑 Green Envy Tray Cleaner（Whip Mix）是用來清除印模托上殘留的「藻膠印模材」（alginate）和「石膏」（gypsum）。

Green Envy Tray Cleaner 中性酸鹼值，不含腐蝕性的化學物，環保、具有生物可分解性、不傷皮膚、味道宜人。可藉由反應，裂解微生物，溶解殘留的藻膠與石膏。

一匙的 Green Envy Tray Cleaner 粉末，溶解在兩杯水裡。印模托浸泡 20 分鐘至 60 分鐘即完成。

類似的印模托清潔劑產品還有 Cavex GreenClean（Cavex）。

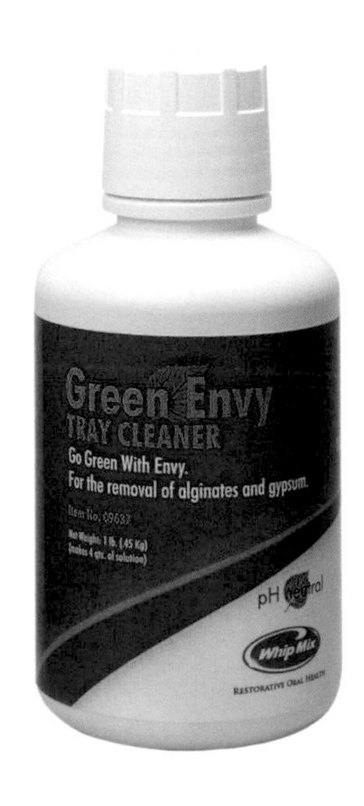

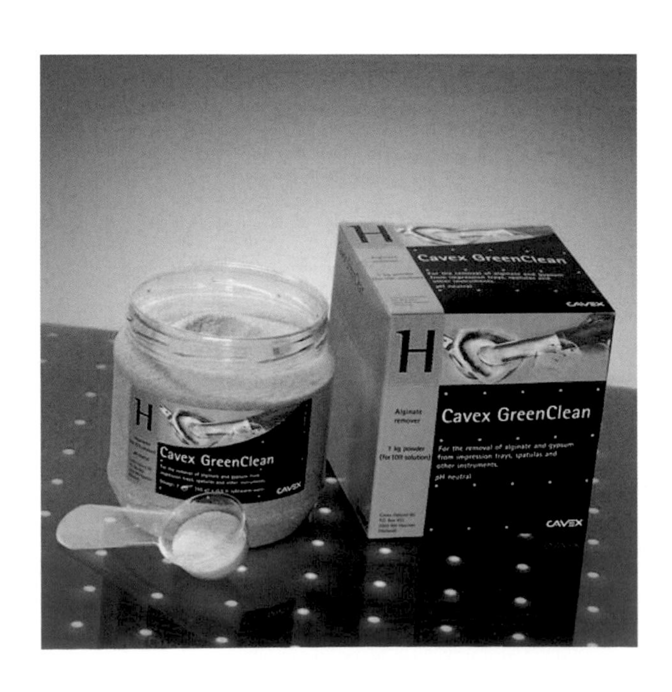

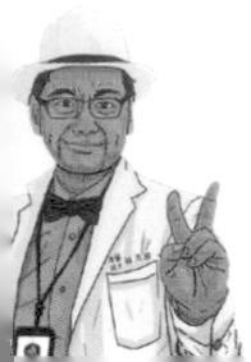

Pearl 99

MixStar eMotion
（DMG）

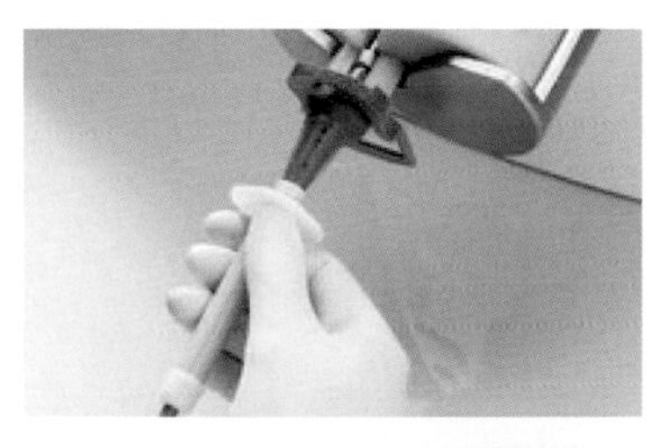

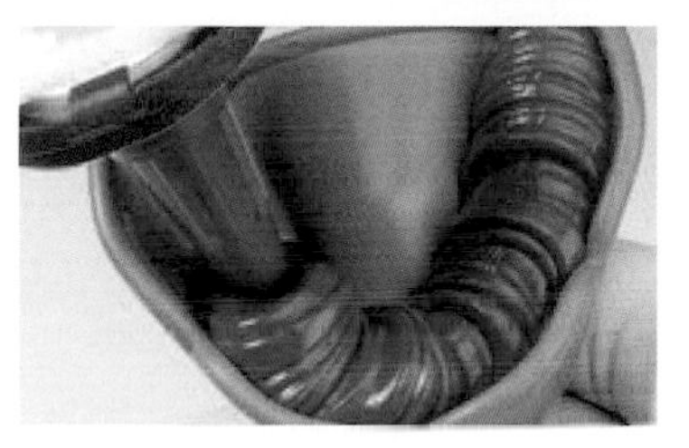

印模材電動攪拌機 automatic mixing machines 可以幫助醫師獲得一混合均勻的印模材料。最新印模材產品還被製造廠商植入晶片辨識系統，可以辨識材料的類型和適當的操作時間。

「動態機械式印模材攪拌機」（dynamic mechanical mixer）MixStar eMotion（DMG）為高科技設計，有三種調拌速度選擇，材料用盡時，柱塞（plunger）會自動回縮。

MixStar eMotion 主機底座 45 度人體工學設計，往後曲線形成優雅弧形。白色塑膠外殼有平滑、光澤表面。軟觸控面處只在機台上方佔據一小長方形。三個控制按鈕，分別是：柱塞自動回縮按鈕、計時器、啟動按鈕。調拌速度非常快。另有腳踏板選購。

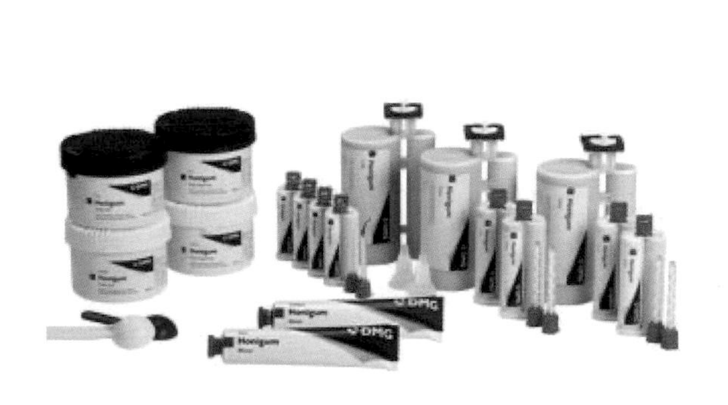

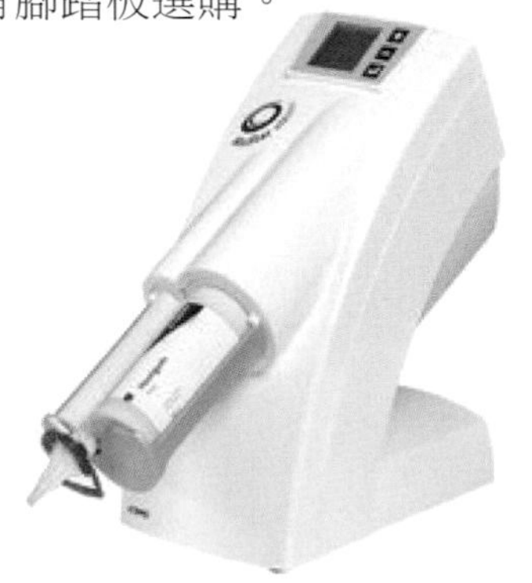

動態機械式印模材攪拌機優缺點

優點：一致性均勻的混合材料、較不花費力氣調拌材料、減少氣泡、節省時間。
缺點：機器佔據空間、一台機器一次只能調拌一種材料，而且不是所有的印模材料皆有 polybags 的包裝。

Pearl 100

Single-Use Intraoral Syringe
（3M ESPE）

臨床印模的時候，使用「自動調拌槍」（automix gun）調拌混合印模材料，省時、省力，而且混合物均勻，不易有氣泡。

在 automix gun 前端裝上 Single-Use Intraoral Syringe（3M ESPE）以取代傳統的 mixing tip，可以均勻地混合印模材料，直接將印模材料注射到患者口腔裡。使用 Single-Use Intraoral Syringe 減少印模材料的浪費，拋棄式產品，一次性使用，乾淨衛生。容易使用，減少體積及重量，也減少印模材料的花費。

Single-Use Intraoral Syringe 搭配 50 毫升「自動調拌槍」包裝的「卡匣」（cartridges）使用。印模前 12 小時內，即可提前準備好，預先將 Single-Use Intraoral Syringe Plungers 連結到卡匣，節省臨床操作時間。

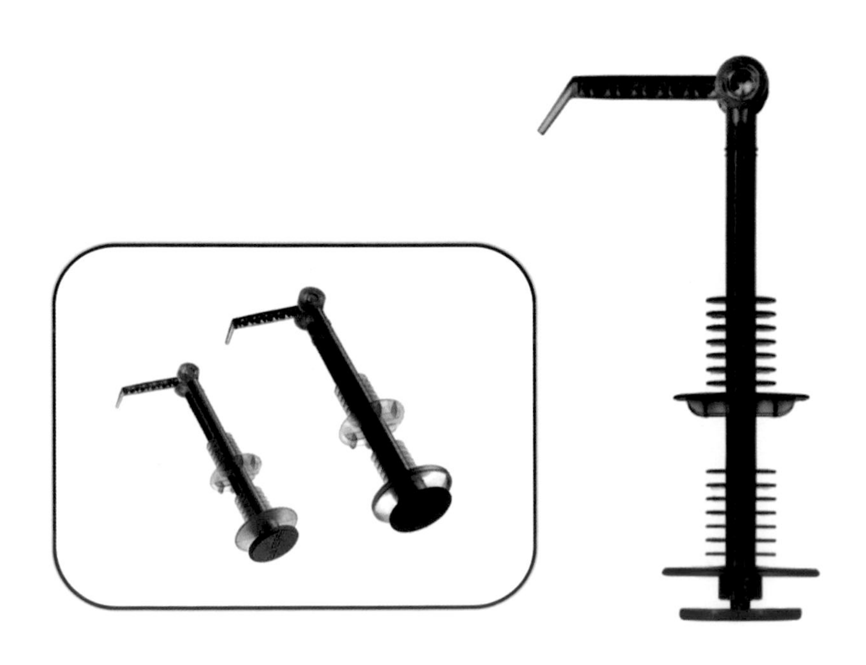

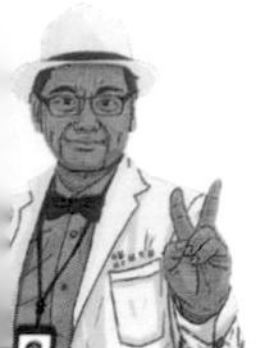

Single-Use Intraoral Syringe 最大填充量 1.5 毫升，可以應用在 2 至 4 顆修形牙齒的印模。180 度「最優化混合螺旋」（optimized mixing spiral），以確保印模材料混合均勻。

使用時，將混合頭扳成 180 度，啟動 Intraoral Syringe。先擠出些許混合材料後，才可使用。

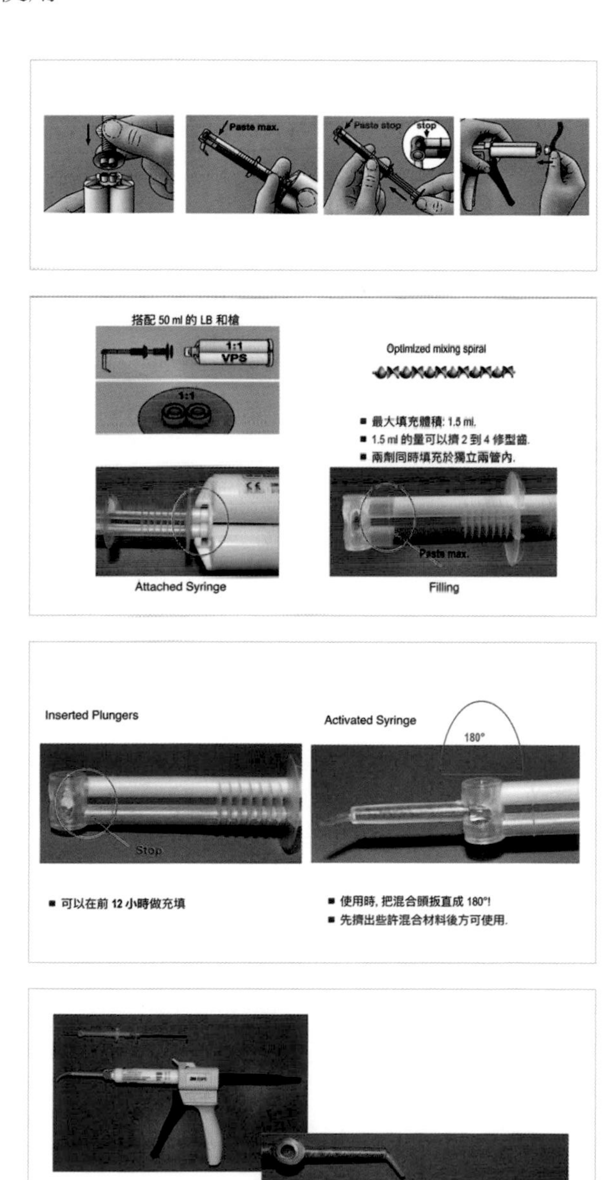

Pearl 101

Tray Adhesive
（3M ESPE）

臨床運用「模托黏膠」塗佈於「印模牙托」（impression trays）上，以加強印模材料與印模牙托之間的黏著力，避免印模從患者口腔裡取出的時候，印模材料與印模牙托分離，造成印模不精準。

Polyether Adhesive（3M ESPE）模托黏膠用於黏著印模牙托與「聚乙醚橡膠印模材」（polyether impression materials）時，塗上薄薄一層的 Polyether Adhesive 於印模牙托上，等待 90 秒後，就可以進行印模。

VPS Tray Adhesive（3M ESPE）模托黏膠用於黏著印模牙托與「加成式矽膠印模材」（vinyl polysiloxane， 簡稱 VPS）時，塗上薄薄一層 VPS Tray Adhesive 於印模牙托上，等待 10 分鐘後，就可以進行印模。

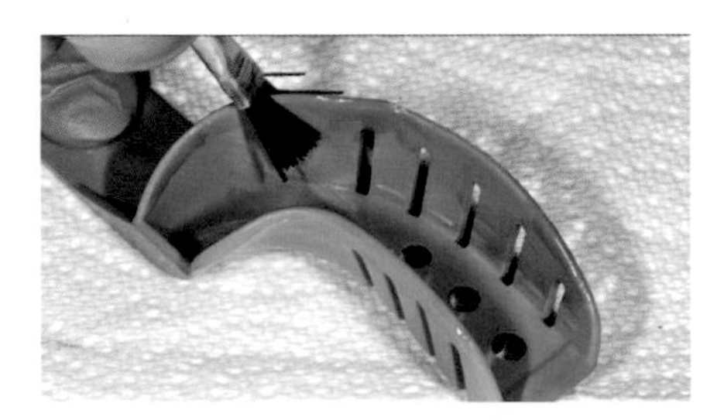

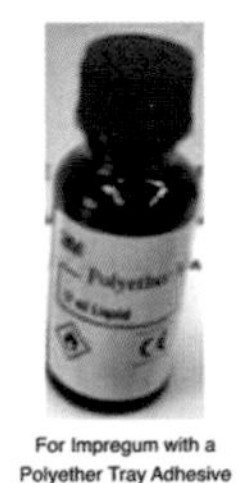

For Impregum with a Polyether Tray Adhesive

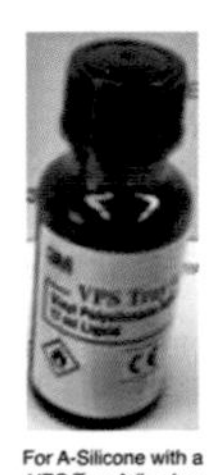

For A-Silicone with a VPS Tray Adhesive

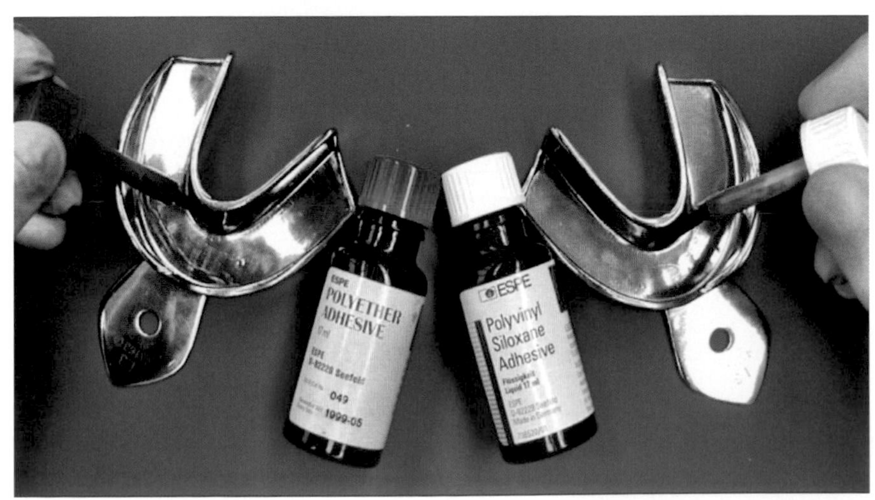

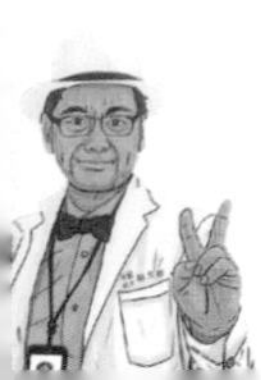

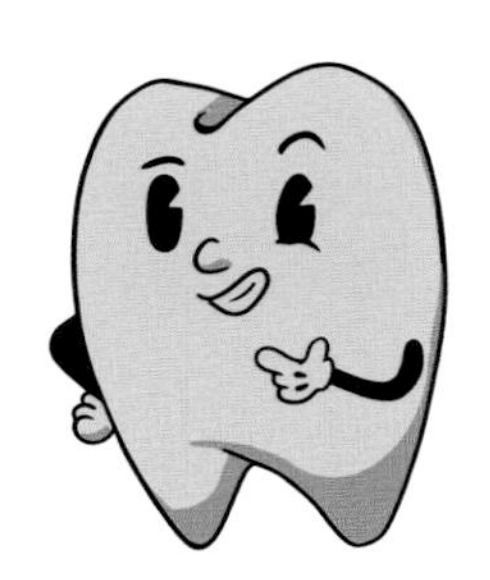

第26篇

印模材料

Impression Materials

Pearl 102

Aquasil Ultra Smart Wetting Impression Material（Dentsply Sirona）

精準印模取決於印模材料的特性與印模技術。彈性橡膠印模材（elastomeric impression material）具有極佳的物理、機械性質（包括：細部複製、彈性恢復、體積穩定性），是精準的印模材料。

「加成式矽膠印模材」（addition silicone），又稱 vinyl polysiloxane（簡稱 VPS）是最普遍使用的印模材料。有各種不同的黏稠度選擇，可以採用各種印模技術，應用在各種印模症例。材料的味道宜人，合理的操作時間與硬化時間，體積穩定性佳，是彈性橡膠印模材的主流。再加上很多製造廠商皆生產，市場競爭，價格迷人。

VPS 材料「固有的疏水性」（inherent hydrophobicity），在潮濕的口腔環境裡，會減少印模的精準度。現在很多 VPS 材料皆添加「表面活性劑」（surfactants），讓材料更具「親水性」（hydrophilicity），即使在潮濕的口腔環境裡，也可以獲得較佳的印模。這些「親水性加成式矽膠印模材」（hydrophilic addition silicone）有別於「傳統的加成式矽膠印模材」（traditional addition silicone）。

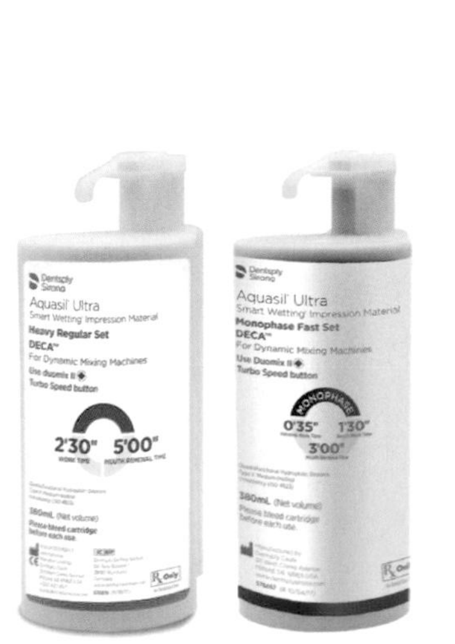

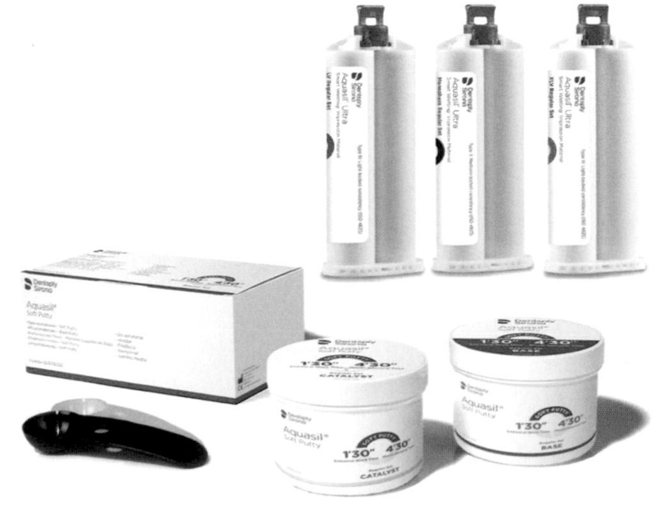

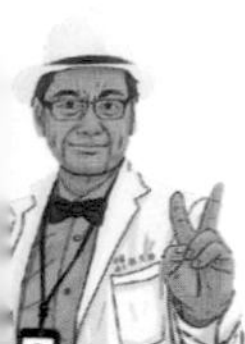

Aquasil Ultra（Dentsply Sirona）有多種黏稠度選擇，應用在各種印模技術與臨床症例。宜人的薄荷味道，患者喜歡。

親水性加成式矽膠印模材 Aquasil Ultra+（Dentsply Sirona）的「親水性」（hydrophilicity）與「抗撕裂強度」（tear strength）再升級，臨床有更佳表現。

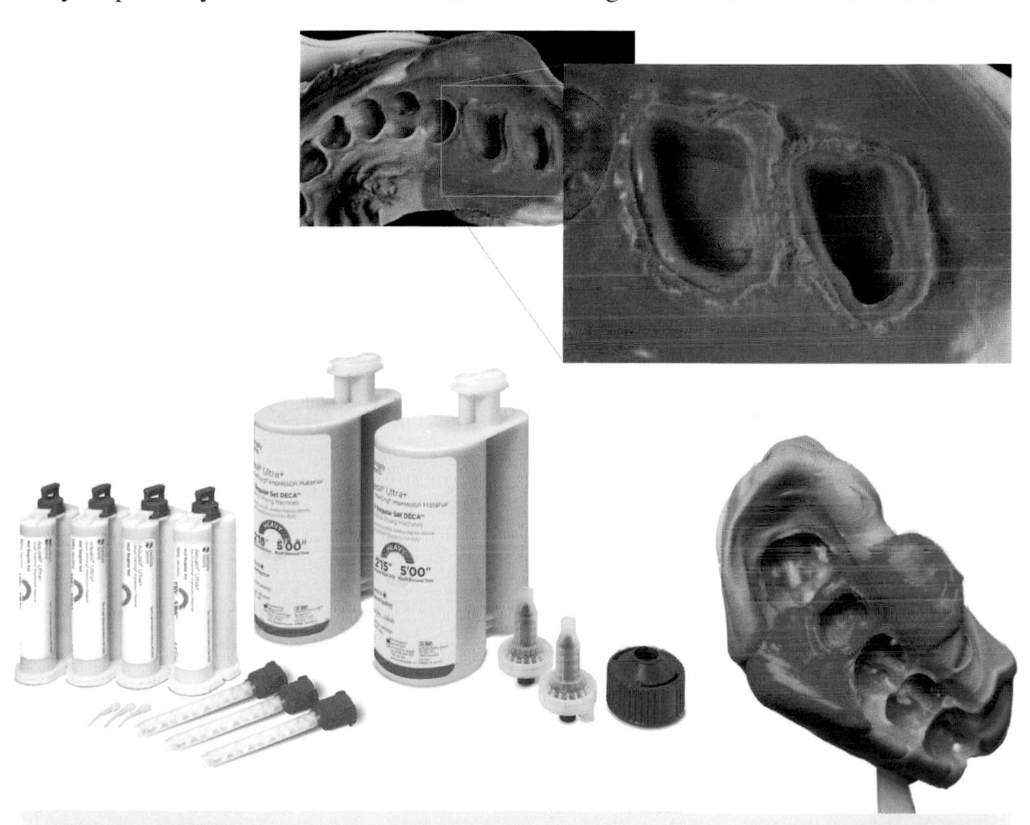

VPS 材料優缺點

優點：

1. 最高的「精準度」（accuracy）與「彈性恢復」（elastic recovery）
2. 長期的「體積穩定性」（dimensional stability）
3. 味道宜人
4. 高「抗撕裂強度」（tear strength）
5. 浸泡消毒藥水體積不受影響（由於材料固有的疏水性）

缺點：

1. 材料「固有的疏水性」（inherent hydrophobicity）
2. 「乳膠手套」（latex gloves）含硫，影響 VPS 材料凝固硬化
3. 石膏模型可能會有針孔狀外觀（有些 VPS 產品凝固硬化過程會釋放出氫氣。印模完後，延遲 1 小時再灌模，即可避免這問題發生。）

Pearl 103

Cavex ColorChange
（Cavex）

藻膠印模材 Cavex ColorChange（Cavex），無粉塵，有三階段顏色變化（從調拌、放置印模托到印模可從患者口腔裡取出），適用所有傳統藻膠印模材的臨床印模症例。以藻膠印模材的標準來看，Cavex ColorChange 的抗撕裂強度與堅硬度，性質超越其他的產品。

廠商宣稱，使用 Cavex ColorChange 取好的印模，只要放在密封的塑膠袋內，可以放置五天，不會變形。雖然可以重複灌模，一樣精準，但仍然建議取完模後，盡速灌模。若要延遲或重複灌模，改用體積穩定性更好的精密「彈性橡膠印模材」（elastomeric impression materials）較適合。

臨床建議使用蒸餾水調拌 Cavex ColorChange 藻膠印模材，以標準化顏色變化。徒手調拌 30 秒，材料 2 分鐘固化（這包括放置口腔裡的 1 分鐘）。可以使用手動調拌或印模材機械式攪拌機混合材料，很容易即可得到平滑、均勻、很少氣泡的奶油狀凝膠。如果患者在印模時會有強烈的「嘔吐反射」（gag reflex），可以提高粉／水比例，調得稠些。

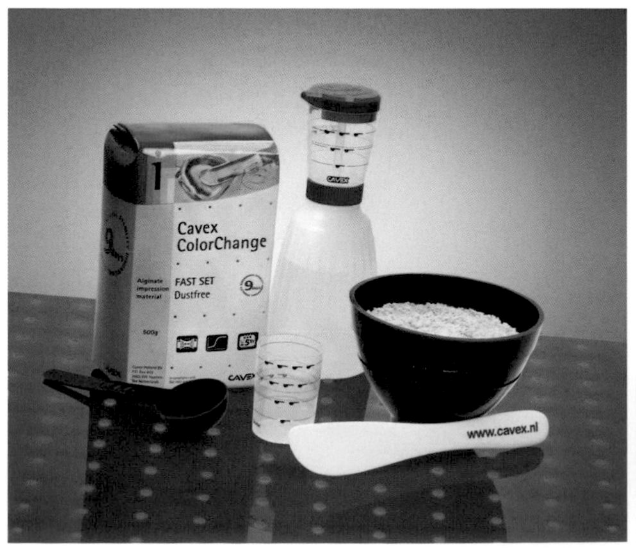

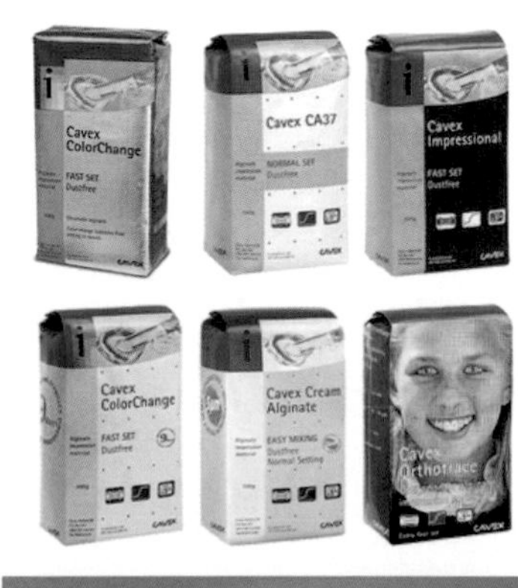

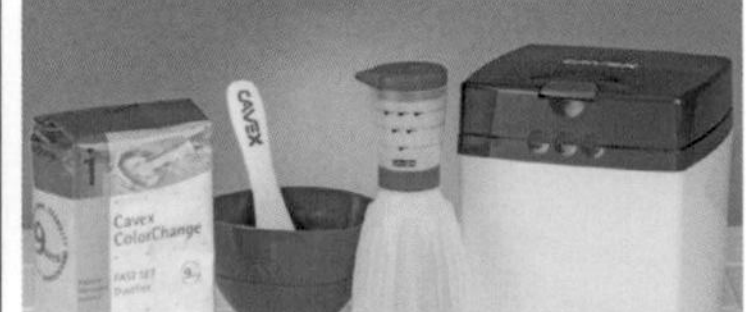

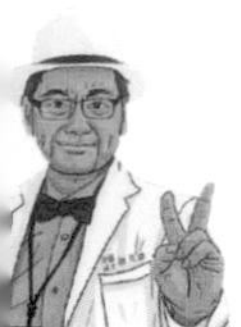

Pearl 104

Cavex Outline
(Cavex)

不含丁香油的「氧化鋅印模膏」(zinc oxide impression paste) 產品 Cavex Outline (Cavex),可以應用在「無牙嵴」(edentulous jaws),搭配「個人特製模托」(custom tray) 使用的取模,以及活動假牙「換底」(rebase) 的印模。

材料低黏稠度,施加輕輕的壓力,即有很好的流動性,可獲得精準印模,味道中性宜人,患者接受度高。

將 Cavex Outline 管裝的藍色、白色兩管糊劑,擠出等長的量,在調拌紙上,用調刀混合 30 秒,即可得到平滑、均質、細緻的膏狀糊劑。

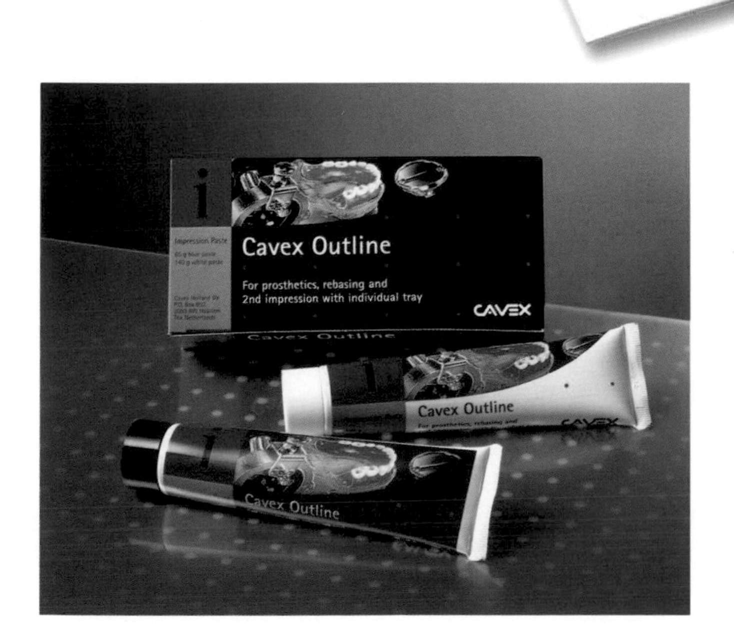

Pearl 105

Fusion II
（GC）

使用口掃機（intraoral scanner）做數位印模已逐漸流行，但目前「加成式矽膠印模材」（VPS）、「藻膠印模材」（alginate），和「聚乙醚橡膠印模材」（PE）仍是主流。

最新一代、超親水性的混合矽膠印模材 VPES（vinyl polyether silicone）產品「二代融合印模材」Fusion II（GC），結合了 VPS 材料的柔韌性與體積穩定性，和 PE 材料的超親水性的優點，並增加了快速硬化的特性。

二代融合印模材 Fusion II 採用 GC 獨創 Self-Wetting Technology，使得疏水性的 VPS 和親水性的 PE 均勻混合。Fusion II 不易受出血或滲液影響，可以取得細部與重要邊緣的精準印模，且容易辨識、味道宜人。

與前一代產品比較，二代融合印模材 Fusion II 的抗撕裂強度增加，硬化更快速。各種不同黏稠度、regular set 與 fast set、cartridge 與 370 火腿包皆有。極佳的精準度與親水性，Rigid 可以用在雙重牙弓印模技術。使用 VPS Tray Adhesive 模托黏膠，取模後要等待 1 個小時再灌模。

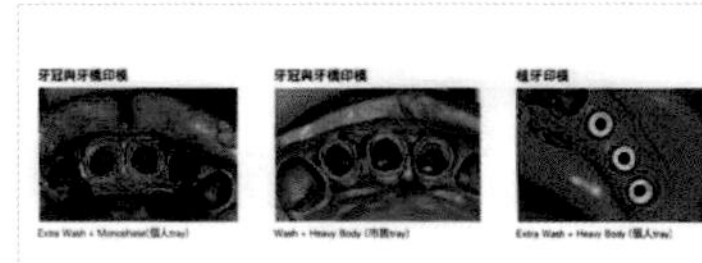
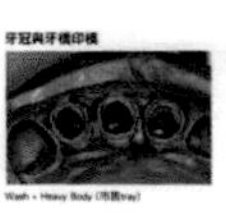
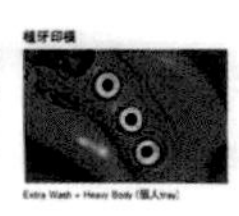
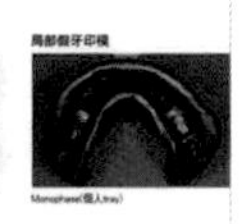
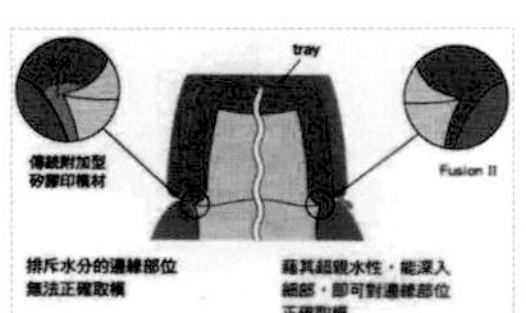

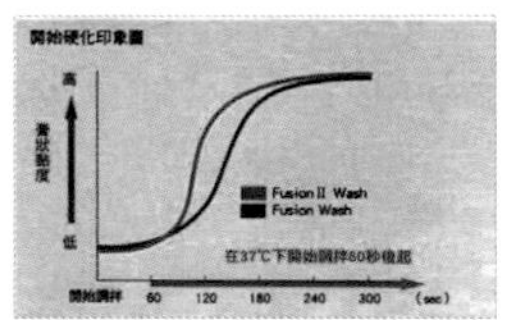

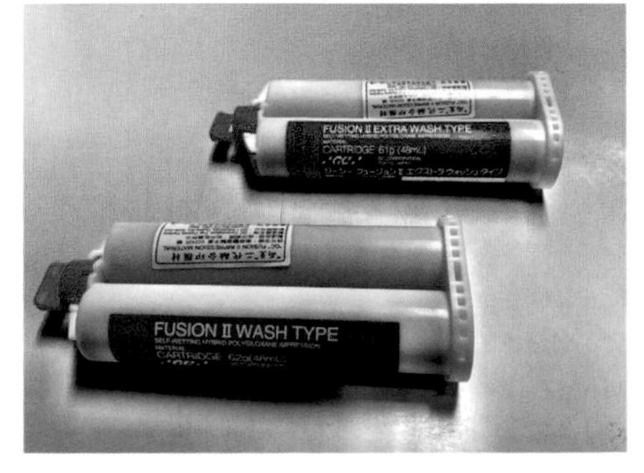

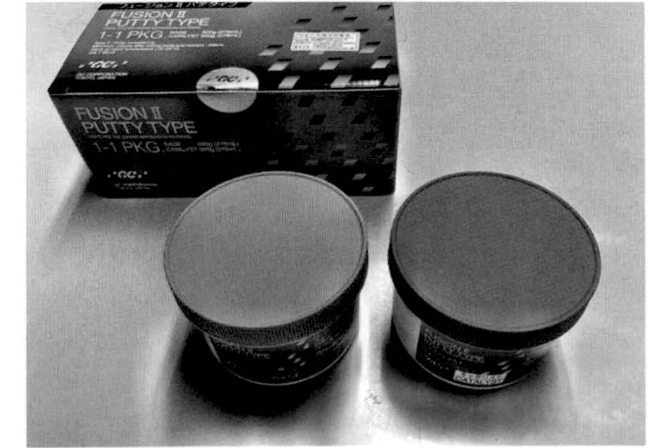

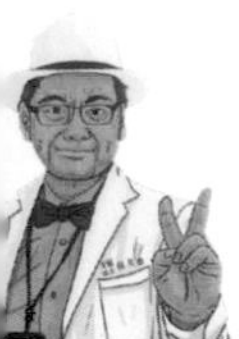

Pearl 106

Honigum
（DMG）

製作口腔贗復件或裝置需要精密印模。而印模材料的選擇與印模技術的應用扮演著極重要角色。「彈性橡膠印模材」（elastomeric impression materials）主要分為三大類：「加成式矽膠印模材」（vinyl polysiloxane，簡稱 VPS）、「聚乙醚橡膠印模材」（polyether，簡稱 PE），與「融合印模材」（vinyl polyether silicone，簡稱 VPES）。

Honigum（DMG）是很獨特的加成式矽膠印模材料，材料含有反應性「聚矽氧烷」（polysiloxane）與「微晶體蠟基質」（microcrystalline wax matrix），使用「槍型自動調拌器」（gun-type automixer）或「動態機械式攪拌機」（dynamic mechanical mixer）調拌材料。有四種黏稠度可供選用：Putty、Heavy Body（藍色）、Monophase（綠色）、與 Light Body（黃色）。

Honigum 材料表現極明顯的「觸變性」（thixotropy），在承受壓力下有很好的流動性，沒有承受太大的壓力（例如：裝填在印模托上）時，又可堆疊得很好，不會亂流。Honigum 印模精準，適用各種不同的臨床症例與印模技術。

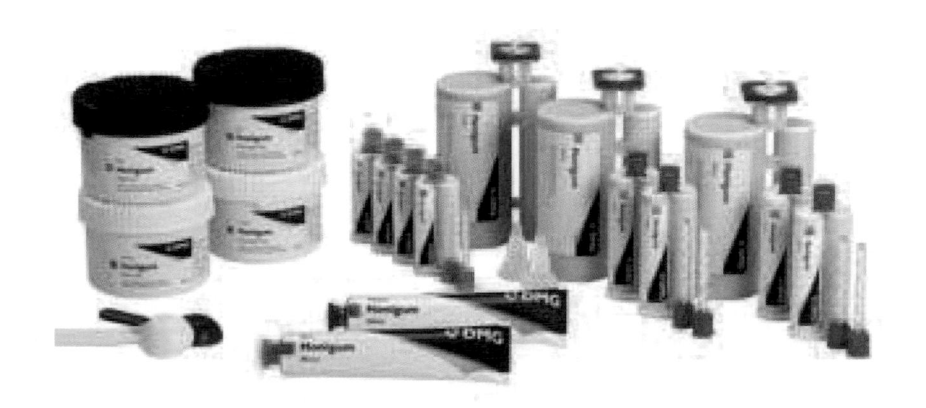

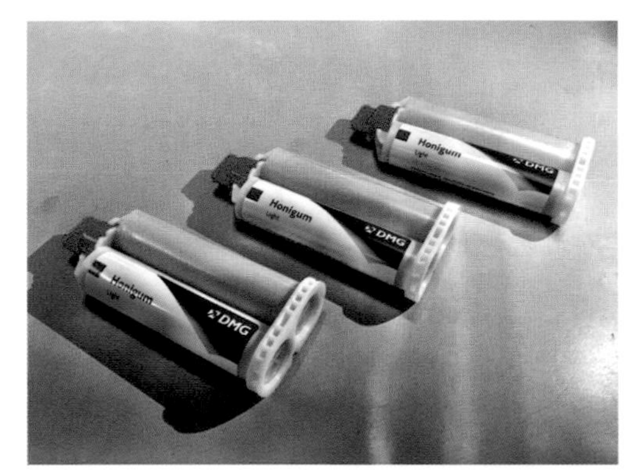

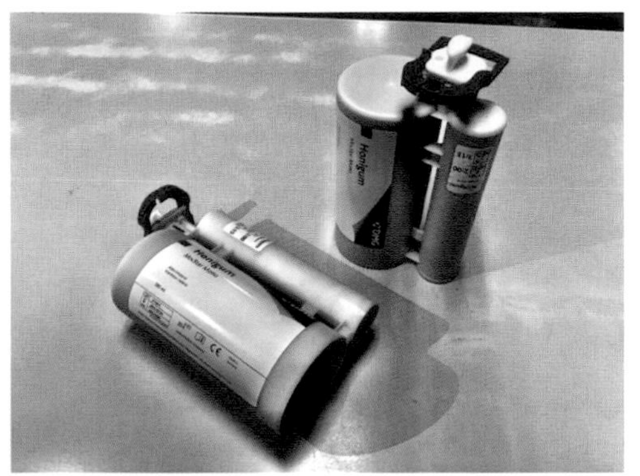

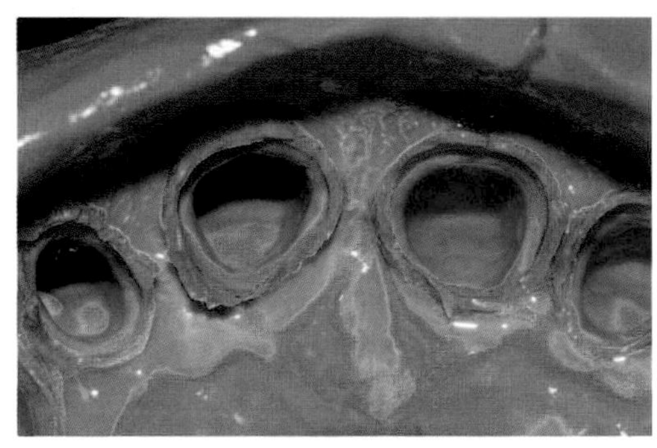

印模材料六大關鍵性質與臨床意義

1. 親水性／濕潤性（hydrophilicity / wettability）：印模材料能將濕氣排開，並與牙齒和口腔組織形成親密接觸。
2. 柔韌性（flexibility）：具有柔韌性的印模材料「凝結硬化」（setting）後，較容易從口腔取出。
3. 彈性恢復（elastic recovery）：凝結硬化後的印模從口腔「倒凹」（undercut）區域取出，應能恢復原來的尺寸（dimension），沒有「扭曲變形」（distortion）。
4. 抗撕裂強度（tear strength）：印模從口腔取出，或與石膏模型分離時，需能抵抗「撕裂」（tear），尤其在「鄰接面區域」（interproximal areas）。
5. 細部複製（detail reproduction）：印模材料應能複製牙齒與口腔組織的細部，並精準地轉移到石膏模型上。
6. 體積穩定性（dimensional stability）：取完模後，過一段時間（例如：二個星期）再灌模，仍然一樣精準。

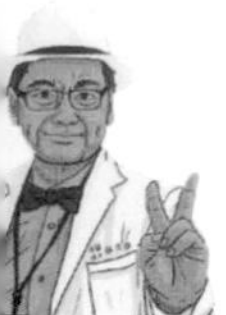

Impregum Penta Soft Quick Step
（3M ESPE）

「數位印模」（digital impressions）技術引進至牙科領域，經過多年發展，其具可攜性、精準、容易使用等優點，已漸成趨勢。但由於價位、學習曲線等因素，再加上有些臨床症例不適合，數位印模仍無法完全取代「傳統印模」（traditional impressions）。

製作精準的膺復件，需要精密印模材料。「細部複製」（detail reproduction）與「體積穩定性」（dimensional stability）為主要性質考量。材料發展至今，「彈性橡膠印模材」（elastomeric impression materials）主要分為三大類：「加成式矽膠印模材」（vinyl polysiloxane，簡稱 VPS）、「聚乙醚橡膠印模材」（polyether，簡稱 PE），與「融合印模材」（vinyl polyether silicone，簡稱 VPES）。

VPS 材料極佳的「彈性」（elasticity）、高的「抗撕裂強度」（tear strength），與高的「體積穩定性」（dimensional stability）。

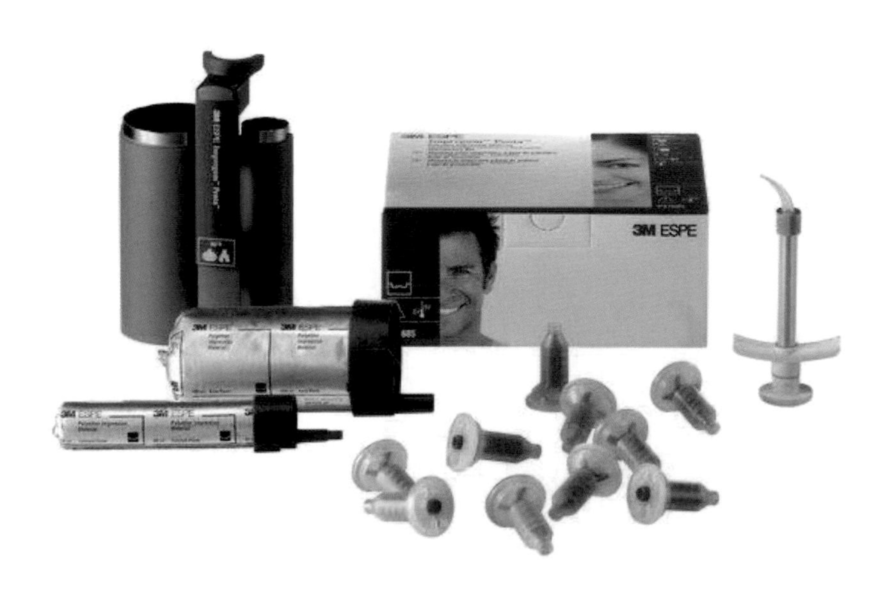

PE 材料「固有的親水性」（inherent hydrophilicity）與「流動性」（flow）為其最大特點。在牙科市場已超過 45 年歷史的 PE 材料，早期產品最為人詬病的地方，即是「堅硬」（rigidity）與「苦味」（bitter taste），現在材料已大有改善。「固有的親水性」提供材料超級的「濕潤性」（wettability），可以獲得很好的表面複製。尤其在很難維持乾的印模區域，PE 特別有用。這也是很多牙醫師喜好 PE 產品的原因，這是 VPS 材料無法比擬的。

Impregum Penta Soft Quick Step（3M ESPE）為 PE 印模材，黏稠度有三種選擇：Light Body、Medium Body，與 Heavy Body。Medium Body 用在「單相印模技術」（monophase impression technique），Heavy Body 和 Light Body 用在「雙相一步印模技術」（two-phase, one-step impression technique）。Heavy Body 與 Medium Body 材料火腿包裝，使用「動態機械式印模材攪拌機」（dynamic mechanical mixer）攪拌。Light Body 則使用槍型自動調拌系統。

Impregum Penta Soft Quick Step 最大特點：混合好的材料有均勻的一致性、合適的操作時間、不同黏稠度材料間有明顯的顏色對比、印模有足夠的堅硬度。材料「固有的親水性」，即使在有些濕潤的印模區域，也可獲得很好的表面複製及精確印模。與前一代產品 Impregum Penta Soft 比較，味道改善，硬化更快。

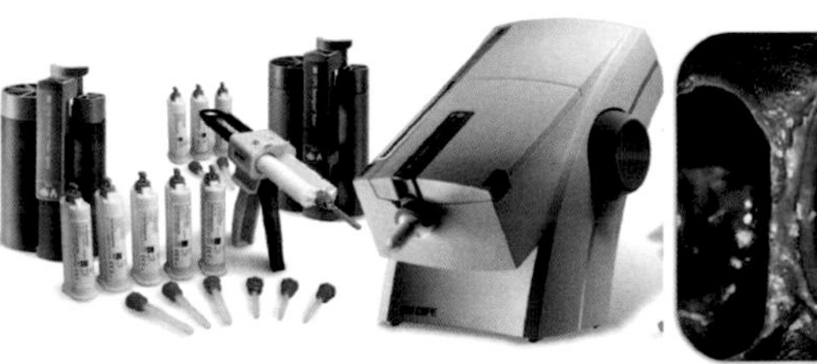

PE 材料優缺點

優點：

1. 固有的親水性，提供極佳的「濕潤性」與「流動性」
2. 好的「表面複製」
3. 材料硬化不受乳膠手套的影響（因為乳膠手套含硫）

缺點：

1. 材料味道（有點苦味，雖較早期產品已有改善）
2. 體積穩定性較 VPS 稍差
3. 浸泡消毒藥水過久會變形（因為材料「固有的親水性」）
4. PE 材料只有一個製造廠商生產，醫師沒有選擇空間

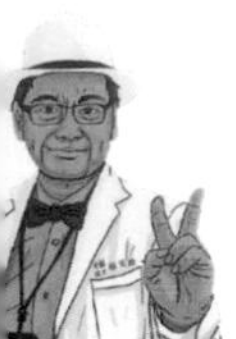

Pearl 108

Jeltrate Alginate Impression Material
（Dentsply Sirona）

印模粉「藻膠」，又稱「藻酸鹽」（alginate），使用容易、便宜、黏稠度可調整。用在牙科製作研究模型、對咬齒列模型、製作臨時假牙模型等印模。但操作起來有點凌亂，大部分產品又必須立即灌模，以免變形。

Jeltrate Chroma（Dentsply Sirona）的材料在生產過程中加入了「顏色指示劑」（color indicator），根據材料凝結過程中「酸鹼值」的變化，顏色變化（紫紅色→薰衣草色→淡藍色），容易辨識材料調拌混合完成、放入患者口腔、從患者口腔取出的時機。

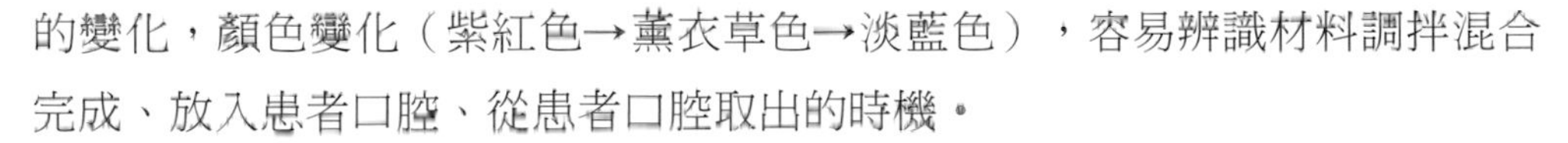

Jeltrate Plus（Dentsply Sirona）材料在生產過程中添加「抗菌劑」（antimicrobial）「四級銨化合物」（quaternary ammonium compound），以減少印模的「交叉感染」（cross contamination）。使用藻膠印模完，應該在30分鐘內盡速灌模，才能獲得最精準的結果。

根據Clinicians Report的研究結果，藻膠取模完後，若無法馬上灌模，應該用濕紙巾包起來（4小時內），或是用密封袋包起來，裡面滴2至4滴水（18小時內），仍可維持最小的體積變化。如果印模要存放更久的時間，應改採用VPS、PE或VPES彈性橡膠印模材料。

選擇印模粉產品考量因素

1. 粉末不會結塊（使用前無需攪動）
2. 粉塵不會飛揚（避免吸入）
3. 調拌完後呈平滑均勻狀（沒有氣泡）
4. 適當的流動性
5. 提供數分鐘的「凝結時間」（setting time）
6. 好的「彈性恢復」（elastic recovery）（至少97%，減少印模從口腔倒凹區取出後扭曲變形）
7. 足夠的「抗撕裂強度」（tear strength）
8. 合理的「細部複製」（detail reproduction）
9. 宜人的味道

Pearl 109

StatusBlue
（DMG）

「藻膠印模材」（alginate）是水／粉調拌混合，操作起來有點凌亂，取完模需盡速灌模，因此「加成式矽膠材料」（VPS）製造的「藻膠替代品」（alginate substitutes）應運而生。與傳統的 VPS 材料比較，「藻膠替代品」比較便宜，也沒有那麼堅硬。

與「藻膠印模材」比較，「藻膠替代品」的「彈性恢復」（elastic recovery）、「抗撕裂強度」（tear strength）、「體積穩定性」（dimensional stability）皆增加，可以重複灌模，或延遲到 2 週後灌模，一樣精準，但「柔韌性」（flexibility）卻減少。藻膠替代品都是以「槍型自動調拌器」（gun-type automixer）或「動態機械式攪拌機」（dynamic mechanical mixer）調拌混合，使用方便，但不能改變材料的黏稠度。與傳統藻膠印模材比較，替代品較堅硬（較低的柔韌性），有可能會卡在較大的倒凹區域或牙縫間。「親水性」（hydrophilicity）較傳統藻膠印模材差，使用藻膠替代品印模，若沒有保持乾的印模區域，較易有氣泡形成。

藻膠替代品 StatusBlue（DMG）是加成式矽膠材質（VPS），黏稠度「中體」（Medium Body），利用「槍型自動調拌器」（gun-type automixer）或「動態機械式攪拌機」（dynamic mechanical mixer）調拌混合。黏稠度適中，剛好可以記錄「上顎穹頂」（palatal vault），又不易流入喉嚨裡。抗撕裂強度和柔韌性都還可以，是「藻膠替代品」的材料首選。

藻膠替代品的建議用途

所有藻膠印模材的適應症，替代品皆合適

1. 術前的印模（製作臨時復形物）
2. 診斷模型的印模
3. 製作「夜間磨牙套」（night guard）、「美白牙托」（whitening tray）的印模
4. 複製現有的模型
5. 對咬牙弓的印模（不需要求那麼精密）

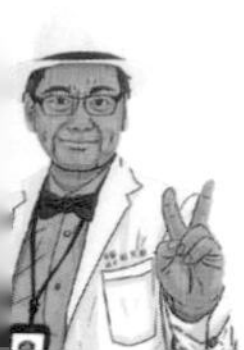

Pearl 110

Xantasil
（Kulzer）

使用「傳統藻膠印模材」（traditional alginate）取模，便宜、容易操作。由於體積穩定性不夠，需立刻灌模，而且不能重複灌模。現在有很多「藻膠印模材替代品」（alginate substitutes）的產品，以「加成式矽膠」（VPS）材料製成，取完模可以延遲至 2 個星期後再灌模，而且可以重複多次灌模，一樣精準。

藻膠印模材替代品 Xantasil（Kulzer）材料呈淡橘色，中等的黏稠度，剛剛好的流動性，不易流入患者喉嚨，硬化快速，沒有任何味道。在口腔外有 1 分鐘的操作時間，2 分鐘後（從開始調拌算起），即可容易從患者口腔取出。

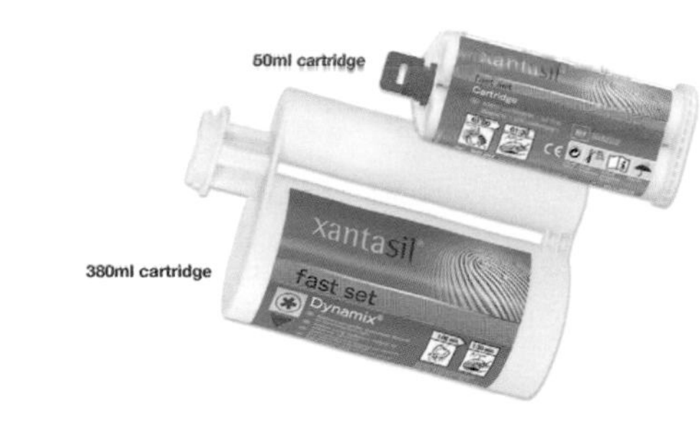

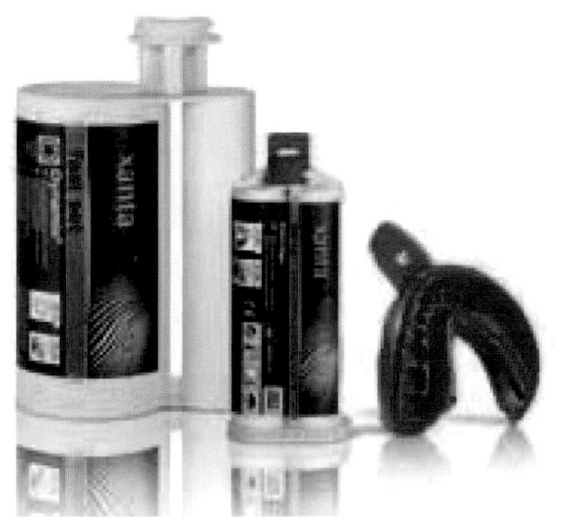

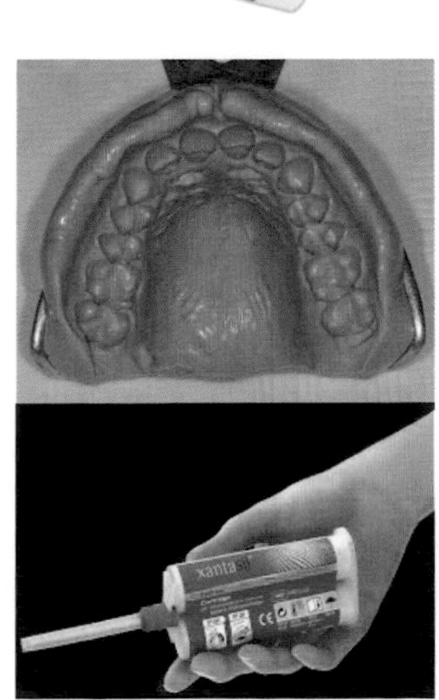

Xantasil 材料有 50 毫升「槍型自動調拌器」（gun-type automixer）和 380 毫升火腿包，以「動態機械式攪拌機」（dynamic mechanical mixer）調拌混合。材料操作容易，沒有氣泡。用在製作臨時牙冠「模板」（template）、矯正裝置和對咬牙弓印模，精準度綽綽有餘。

藻膠印模材替代品優缺點

優點：容易使用（自動調拌）、無塵、細部複製、清潔容易、體積穩定性、可以重複灌模。

缺點：價格較傳統藻膠印模材高、有些情況不適用（牙齒的倒凹或動搖情況嚴重、有些活動假牙支架的印模，藻膠印模材仍是較佳的選擇）、釋出氫氣（有些產品材料聚合後會釋出氫氣 hydrogen degassing，為避免石膏模型表面有針孔狀外觀，取完模後，應延遲 1 個小時後再灌模）、缺少親水性（傳統藻膠印模材有較好的親水性）、沒有多種黏稠度可以選擇。

藻膠印模材替代品臨床操作訣竅

1. 選擇合適大小的印模托、使用紗布控制濕氣。
2. 使用「拋棄式模托」（disposable tray）塗上 VPS「模托黏膠」（tray adhesive）。
3. 材料混合好使用前，先擠出一點材料確認混合是否均勻。
4. 避免材料接觸到乳膠手套。
5. 材料凝結硬化後才可從口腔取出。
6. 取完模，等待 1 小時後再灌模，以避免因為氫氣釋出造成石膏模型表面針孔狀外觀。

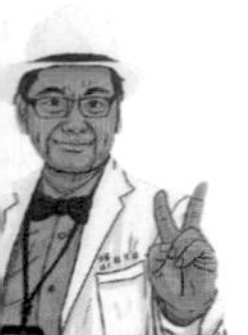

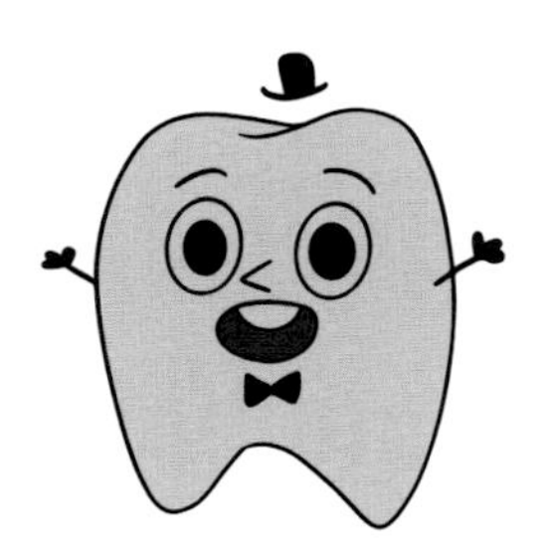

第27篇

印模托

Impression Trays

Pearl 111

Heatwave Customizable Impression Trays（Clinicians Choice）

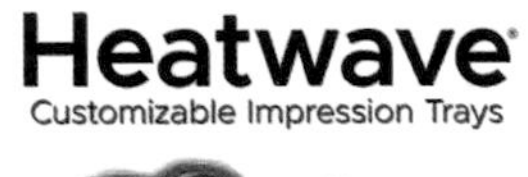

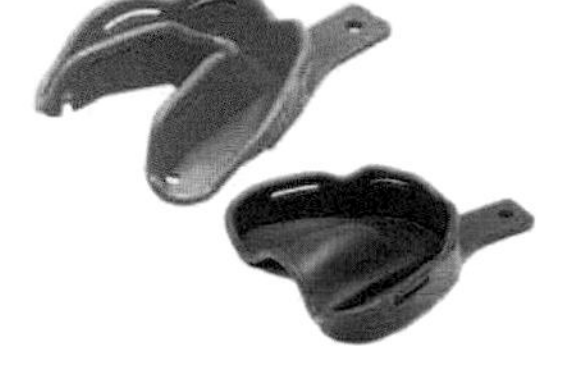
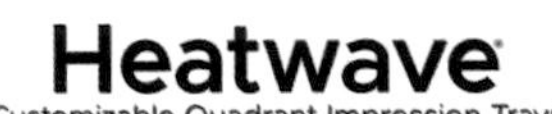

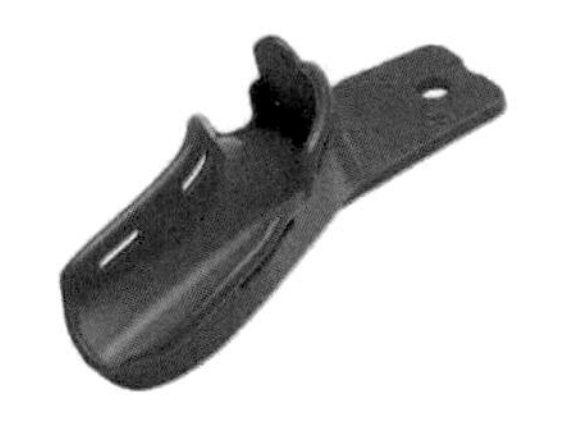

臨床取模時，選擇印模托，常常是用猜測的。如果只是要做研究模型，或不需要那麼精密的應用，多數情況下，「儲備模托」（stock trays）已足夠應付。但若要製作多單位復形體的精密應用，黃金準則就是製作「個人模托」（individual trays）或「客製化模托」（custom trays）。有沒有「儲備模托」經過修改後，很容易就變成「客製化模托」的呢？

由「熱塑性」（thermoplastic）材料製作的 Heatwave Customizable Impression Trays（Clinicians Choice），是一種「穿孔性模托」（perforated trays），可以經由加熱調整，變成非常具有解剖型態的個人模托。上、下顎牙弓各有四種大小尺寸可以選擇，上顎模托橘色，下顎模托黃色。盒組裡面附有一支可以高溫高壓滅菌、塑膠製的測徑器（caliper）。

Heatwave Customizable Impression Trays 這種可以加熱調整的印模托，邊緣設計相當圓滑，患者會感到舒適，加上印模托堅硬度夠，又有很好的解剖型態，雖然無法完全取代「個人客製化模托」，但在很多症例（尤其有隆凸的患者），是一便利的選擇。

Heatwave Customizable Impression Trays 臨床使用步驟

1. 先將 Heatwave Customizable Impression Trays 浸泡在「水浴」（water bath）或裝熱水的容器。熱水溫度攝氏 70 度。
2. 浸泡熱水 1 分鐘後，取出模托調整。有半分鐘的時間可以修改。如果冷卻，模托變堅硬，可以重複加熱步驟，調整至所需要的形狀。
3. 最後再用冷水沖洗即可。

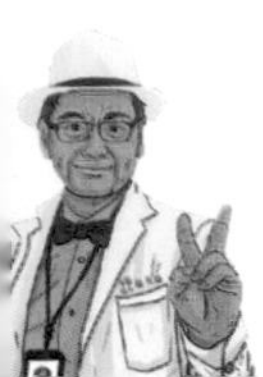

Pearl 112

Quad-Tray
（Clinicians Choice）

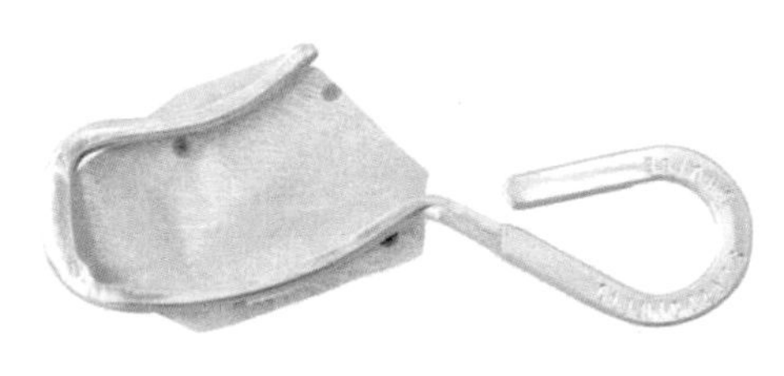

「雙重牙弓印模」（double-arch impressions）或稱「閉式咬合印模」（closed-bite impressions）可以同時記錄治療的區域、對咬牙弓、咬合情形，既省時、又省材料。

塑膠材料製的印模托容易彎曲變形，需要搭配較堅硬的印模材料，或是使用有側邊設計的印模托固位印模材料，印模才會精準。而金屬材料製的印模托，較堅硬、不易彎曲，印模不會扭曲變形。

「雙重牙弓印模技術」（double arch impression technique）適用於製作一至二單位的復形體，而且患者咬合狀況穩定的印模。製作太多顆復形體，使用「雙重牙弓印模技術」會失準。

閉式咬合印模托產品 Quad-Tray（Clinicians Choice），鋁製支架，中間有類似紙的網狀構造。有三種規格（Quad-Tray Xtreme、Quad-Tray Anterior、Quad-Tray XL）、更寬（覆蓋較廣區域）、更堅硬（不易彎曲變形）。印模托的兩個側邊間距較寬，容納較多印模材料。舌側邊高度較矮，適合嘴巴較小的患者。後側支撐變薄，較不會撞擊到「臼齒後墊」（retromolar pad）。

第二代的 Quad-Tray 產品，經過改良，臨床有較佳的印模效果。堅硬的印模托設計，顏舌側間的寬度避免印模變形，較矮的側邊高度避免軟組織或咬合干擾，薄而不具吸水性的「咬合間網孔」（interocclusal mesh），再加上正確的操作技術，即可獲得精準印模。

Anterior
Quad-Tray X2

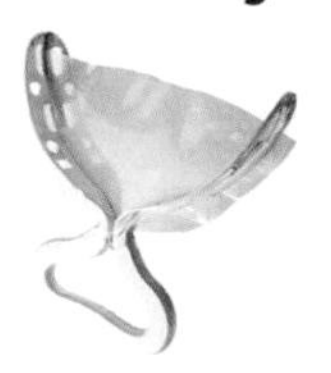

Quad-Tray
Xtreme

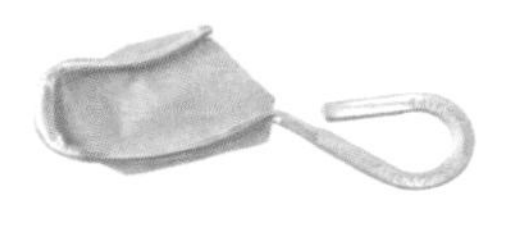

Quad-Tray XL
Xtra Long

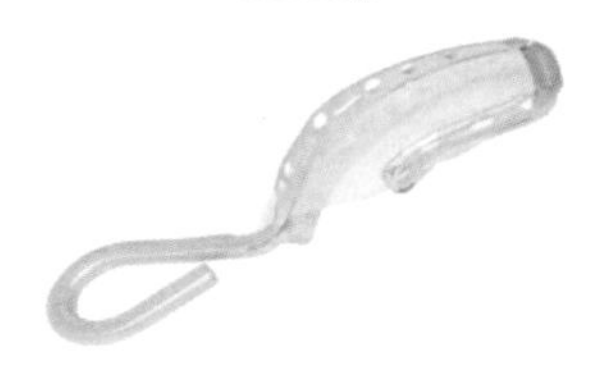

Pearl 113

Triple Tray（Premier Dental Products）and Disposable Bite Tray（Jini Dental）

「雙重牙弓印模技術」（double-arch impression technique）同時取得上、下牙弓的印模與咬合記錄，可以節省材料與時間，患者舒適。

上、下牙弓要在「最大咬頭嵌合」（maximum intercuspation）位置，牙齒表面要清乾淨。臨床上間接式復形，約有 80% 左右是單顆牙冠。使用 Sideless Triple Tray（Premier Dental Products）或 Quad-Tray（Clinicians Choice）雙重牙弓印模技術，正確選擇印模材料，可以得到精準印模。如果患者的最大咬頭嵌合位置容易找到，咬合關係即可很穩定，重現性高。

雙重牙弓印模托，又稱「閉式咬合印模托」（closed-bite tray）。Triple Tray（Premier Dental Products）硬塑脂框架，中間有似紙狀的網眼（mesh），有多種選擇：Three-Quarter Arch、Half Arch、Quadrant-Posterior、Quadrant-Posterior（Sideless）、Extended Quadrant-Posterior、Quadrant-Anterior。

由於 Triple Tray 塑膠製模托本身有柔韌性，應搭配選用非常堅硬的印模材料，印模才不會變形。

另外，Jini Dental 公司生產製造的 Premium Color Impression Bite Tray、Disposable Bite Tray（有金屬製與塑膠製），有各種不同大小尺寸的雙重牙弓印模托，也是臨床印模托很好的選擇。

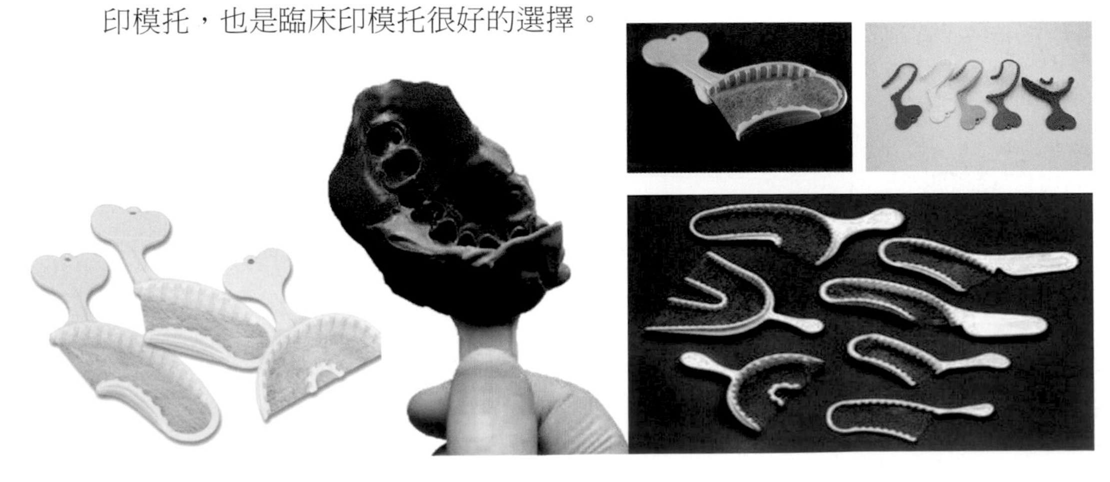

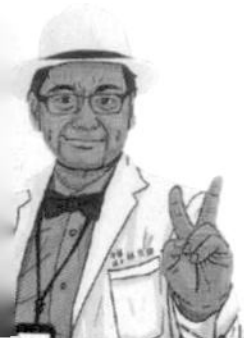

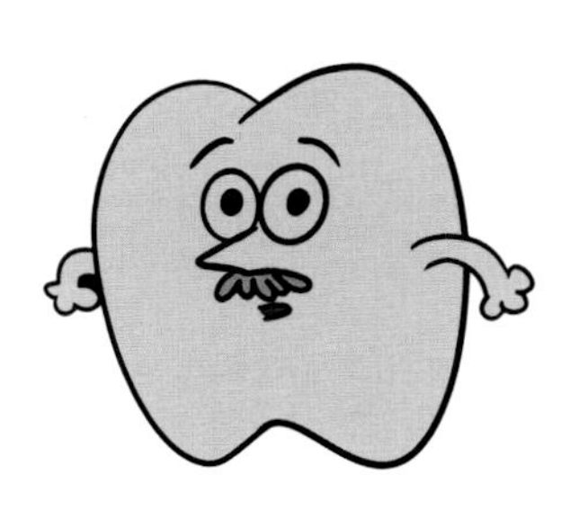

第28篇

玻璃離子體與樹脂離子體

Ionomers-Glass / Resin

Pearl 114

GC Fuji IX GP EXTRA（GC）

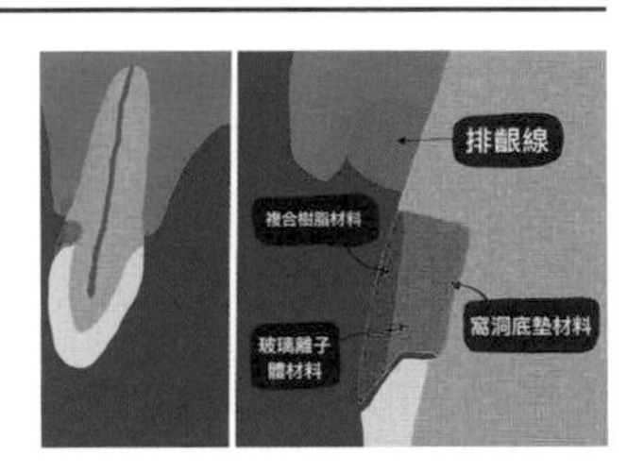

現在較少牙醫師使用傳統玻璃離子體材料，但由於有氟釋出的特性，材料性質大大改善，應重新考量這類材料的使用。

GC 公司在 1995 年發展上市 Fuji IX 產品，這產品名稱連結到 Atraumatic Restorative Technique 的九個步驟。簡稱 ART 的 Atraumatic Restorative Technique 是指持手動挖匙器械，清除齲齒，然後使用玻璃離子體材料，快速填補窩洞。這項技術通常運用在一些行為有困難的人或經濟有問題的地區。

而最新的傳統玻璃離子體產品GC Fuji IX GP EXTRA（GC），GP代表「廣用的」（general purpose），EXTRA是指前一代產品的進階版。凝固硬化時間、審美性、半透明性、氟釋出皆有改善，但仍保有前一代產品Fuji IX GP Fast的強度。Fuji IX GP EXTRA產品「自固化」，但審美性、耐磨度，與強度皆不如複合樹脂復形材料。

Fuji IX GP EXTRA 特點包括了：與牙齒牙釉質／牙本質發生化學性黏著、釋出氟化物、生物相容性、適宜的強度、放射線阻透性、審美性提高、凝固硬化較快、很少發生術後敏感性。

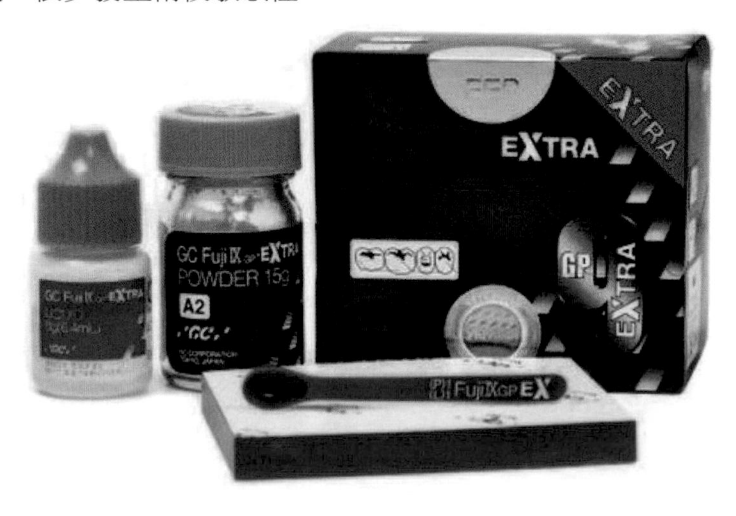

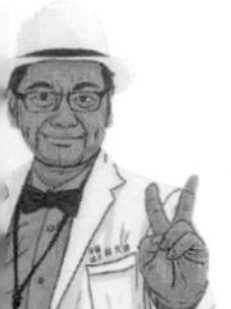

GC Fuji IX GP EXTRA 產品有多種不同顏色可供選擇，而且半透明性／審美性增加，前牙審美區域的復形也可用。適用於小孩、老人、齲齒風險高的患者。齒頸部需要高氟化物釋出的症例，EXTRA 特別適用。而較長期的暫時性填補以及「三明治技術」（sandwich technique），EXTRA 也適合。另外，針對高齲齒風險患者，GC Fuji IX GP EXTRA 復形，建議例行使用中性氟化鈉牙膏或凝膠，以維持高氟釋出，避免二度齲齒。

使用前，牙齒表面先用 CAVITY CONDITIONER（GC）處理，去除「塗抹層」（smear layer），沖洗後吹乾，但又不能太過乾，否則會有黏著問題和「術後敏感性」（post-op sensitivity）發生。

調拌或操作的器械，使用過後，立即用冷水擦拭乾淨。材料從開始調拌混合起，有 1.5 分鐘的操作時間，2.5 分鐘後即可進行精加工修整的步驟。

GC Fuji IX GP EXTRA 產品需要搭配 G-COAT PLUS（GC）使用。在 EXTRA 填補完後，立即塗上一層 G-COAT PLUS，光照。復形體精加工後，再塗上一層，光照。避免材料在成熟固化過程中脫水，並且提供保護塗層。

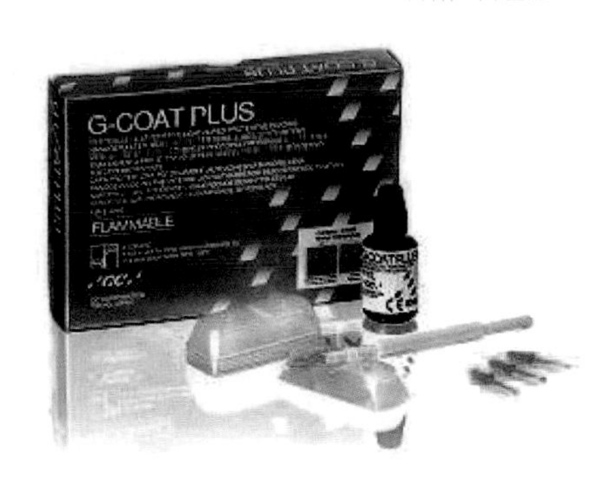

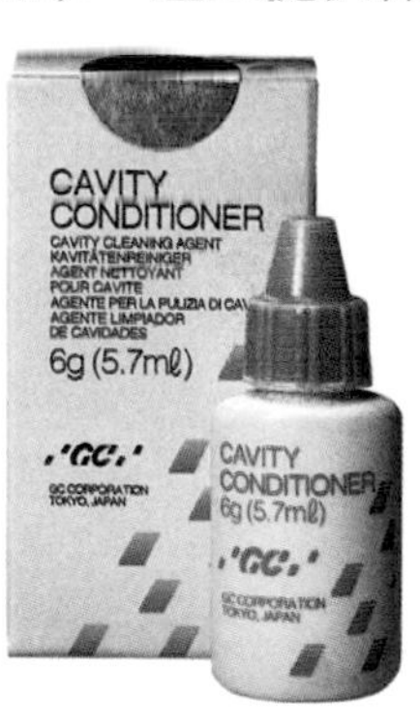

GC Fuji IX GP EXTRA 臨床使用訣竅

1. 牙齒不需要酸蝕或是使用牙科黏著劑（因為玻璃離子體材料會與牙齒發生化學性黏著）。
2. 使用 Cavity Conditioner（一種聚丙烯酸溶液）清潔窩洞表面。
3. 牙本質表面要稍微有點濕潤（不要過乾）。
4. 材料塗佈以後，稍等片刻，再用器械操作，以增進操作性（因為材料會沾黏器械）。
5. 充填窩洞時，稍微過量，待材料初凝（initial set）後，再「精加工」（finishing），記得要噴水。
6. 材料初凝後，先塗上第一層保護性材料，例如 G-Coat Plus（GC）或類似產品。待精加工完成後，再塗上第二層保護性材料。

Ionolux
(VOCO)

光固化的「樹脂強化玻璃離子體」(resin-modified glass ionomer，RMGI)復形材料 Ionolux(VOCO)，具有放射線阻透性、生物相容性、審美性的特性，不易沾黏器械，提供高強度與低溶解度、可釋出氟化物，與牙齒構造有很好的黏著力。有 A1、A2、A3、A3.5、B1 等五種顏色選擇。

與傳統的玻璃離子體材料比較，Ionolux 性質大大改善，其審美性接近複合樹脂，可以快速使用。適用窩洞底墊材、乳牙復形、Class III 和 Class V 復形、小的 Class I 復形，特別適用於兒童齲齒與老年人牙根齲齒的復形。

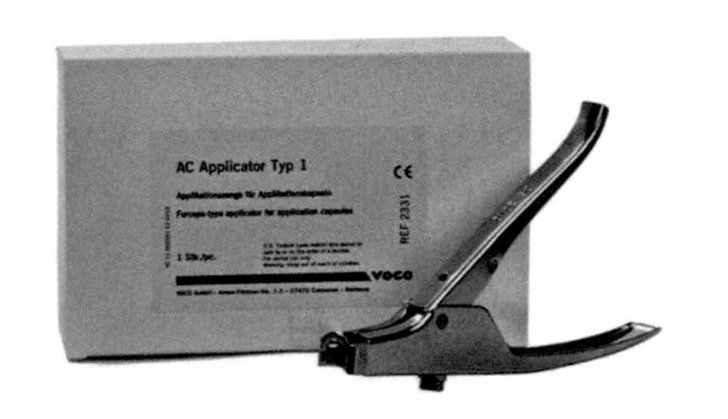

臨床使用時，牙齒表面無需酸蝕處理或塗佈牙科黏著劑。Ionolux 膠囊包裝，放入「研磨機」(triturator)混合前，先在硬的桌面，壓一下膠囊，以活化膠囊。混合時間 10 秒鐘，有 2.5 分鐘的操作時間，光固化機照射 20 秒。復形完成後，表面塗上一層保護層，例如：G-Coat Plus(GC)，以提升性質。

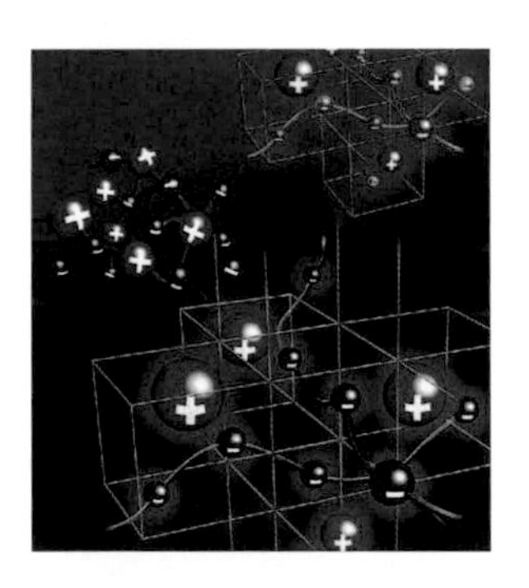

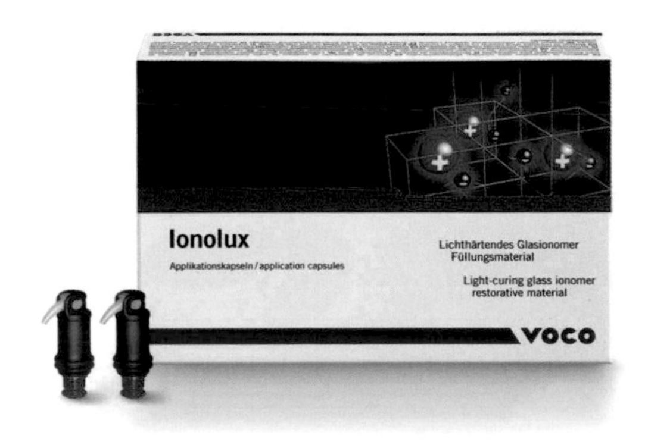

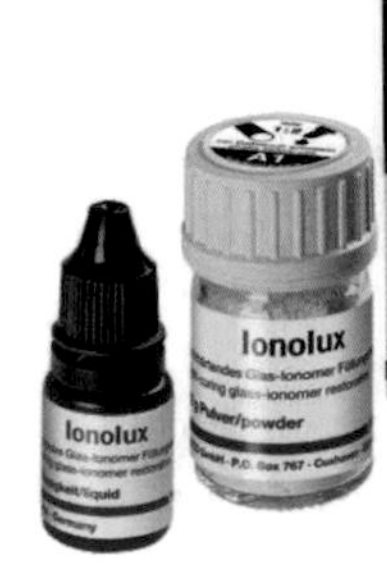

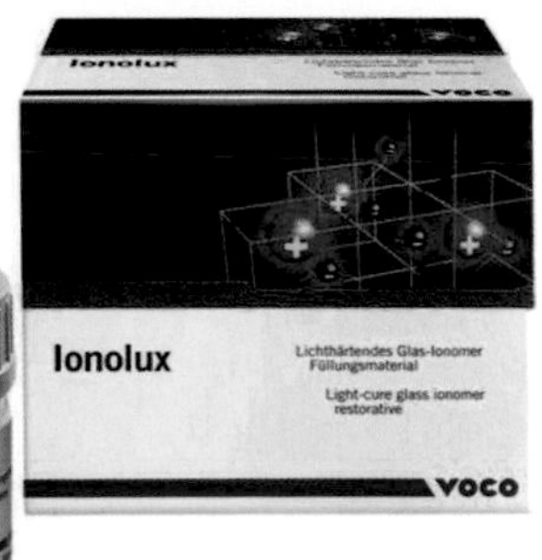

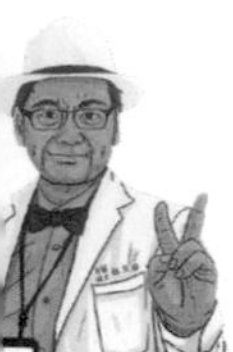

Riva Self Cure HV and Riva Light Cure HV（SDI）

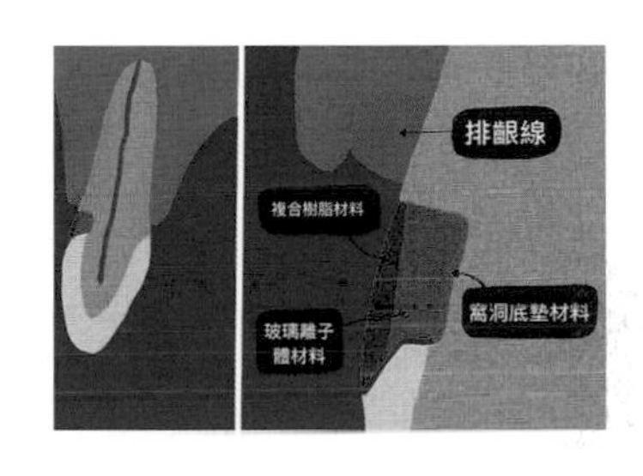

可雕刻、不沾黏器械的玻璃離子體復形材料 Riva Self Cure HV（SDI），有粉／液手動調拌和使用研磨機機械式混合「膠囊」（capsule）二種包裝。採用特殊的 SDI「離子玻璃」（ionomer glass）技術，材料更具反應性、耐腐蝕性，並釋出更多氟化物。

Riva Self Cure HV 適用非應力承載區、較小窩洞的復形、窩洞底墊材、「冠心建築材」（core build-up）。有四種顏色可以選擇（A1、A2、A3、A3.5），因為是玻璃離子體材料，所以比較不透明。

臨床使用時，先在牙齒窩洞壁塗抹一層「聚丙烯酸溶液」（polyacrylic acid）產品 Riva Conditioner（SDI）。10 秒過後，沖洗、吹乾或吸乾。如果沒有 Riva Conditioner，可使用磷酸酸蝕劑，塗抹 5 秒後，沖洗、吹乾（或吸乾）。

使用材料的時候，要先擠壓膠囊背面的橘色柱塞以活化膠囊。膠囊放入「研磨機」（triturator）機裡，機械式混合 10 秒。利用 Riva Applicator（SDI）或 Riva Applicator 2（SDI），將混合好的材料推擠出來，放到窩洞裡。

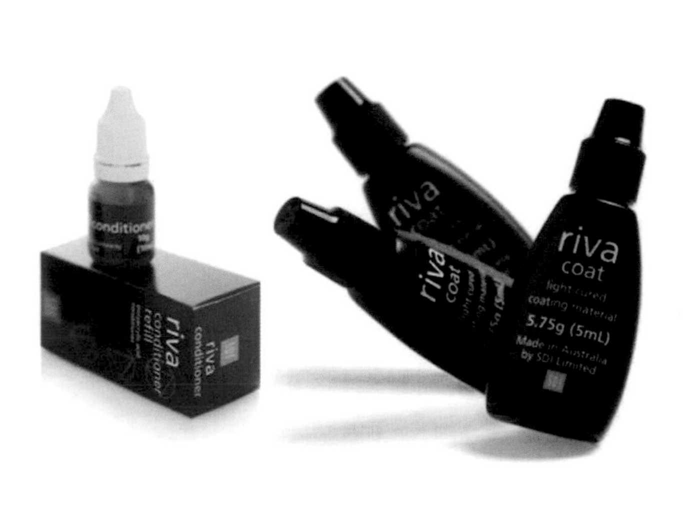

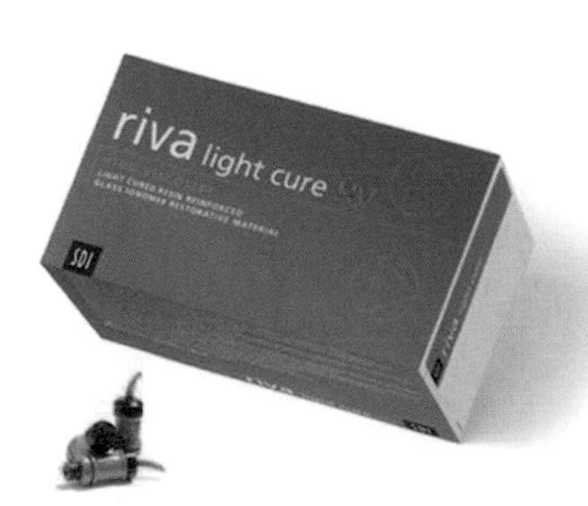

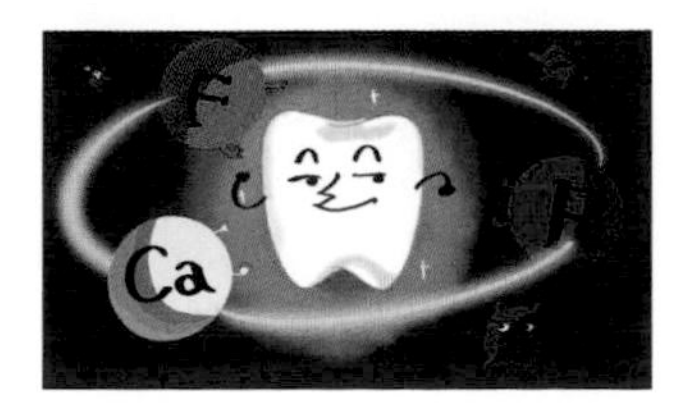

材料自混合起，有 1.5 分鐘的操作時間，足夠雕刻與塑形。自調拌混合開始算起，5 分鐘發展出可接受的強度。10 分鐘後的硬度比牙本質稍軟，但 24 小時後，即發展出超越牙本質的硬度。

使用 Riva Self Cure HV 復形，很少有脫落或術後敏感的問題發生。復形完成，外形精加工、抛光後，建議塗抹上一層「保護性塗層」（protective coatings）。產品有 Riva Coat（SDI）、G-Coat Plus（GC），保護 GI 材料。避免材料前 24 小時受到唾液或水氣的污染，影響到最後的固化。

「光固化」（light-cured）的「樹脂強化玻璃離子體」（resin-modified glass ionomer，RMGI）材料 Riva Light Cure HV（SDI）具有「按需固化」（cure-on-demand）和較佳強度的特點，還能釋出氟，與窩洞壁有很好的密貼性。材料的黏稠度可雕刻，容易塑形，不易沾黏器械，硬化迅速。

Riva Light Cure HV 適用於保守性窩洞、乳牙、老年人的復形症例，也可以應用當複合樹脂復形「三明治技術」（sandwich technique）的窩洞「底墊材」（base）。有五種顏色選擇（A1、A2、A3、A3.5、B1），膠囊包裝，使用「研磨機」（triturator）自動調拌混合材料。

充填前，先用聚丙烯酸溶液（例如：Riva Conditioner）擦拭窩洞壁 10 秒，去除「塗抹層」（smear layer）。充填後，表面塗抹保護塗層（例如：Riva Coat），以保護材料。

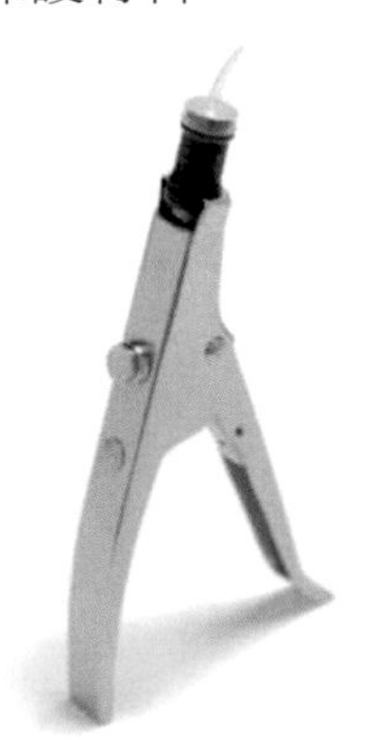
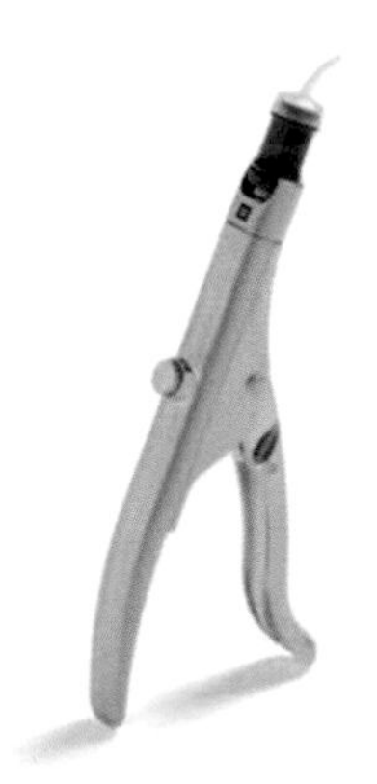
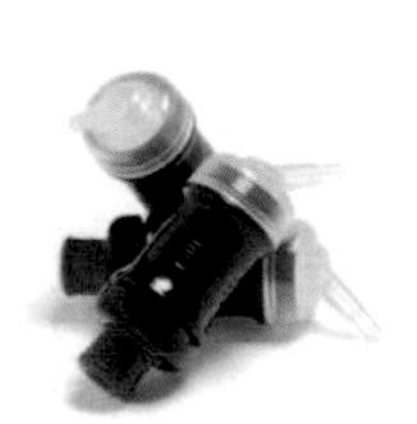

玻璃離子體材料的優缺點

優點：牙齒顏色、與牙釉質／牙本質有化學性黏著、生物相容性、熱膨脹係數與牙齒構造接近、抗齲齒活性（含氟）、沒有聚合收縮的問題、氟化物的釋出／充值。
缺點：低耐磨度、低斷裂強度，無法達到類似複合樹脂材料的光澤抛光表面。

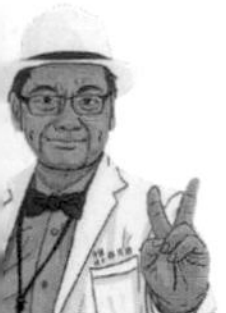

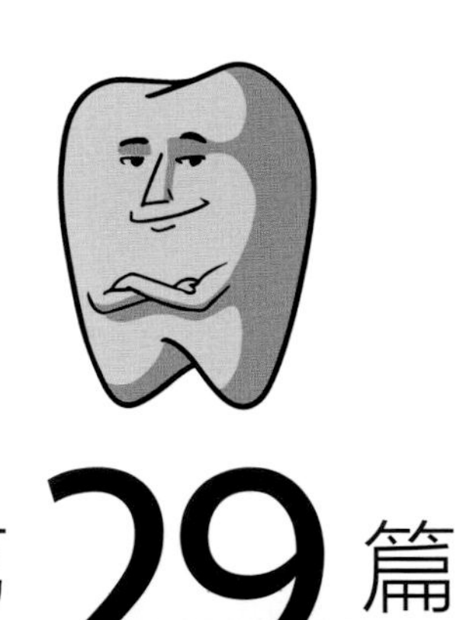

第29篇

其他

Miscellaneous

Pearl 117

GC Pliers
（GC）

用外科「止血鉗」（hemostat）將已黏合的臨時牙冠從患者口腔拆下，常會遇到止血鉗的鳥嘴從臨時牙冠滑移，這是一項很具挑戰性的工作。

而不銹鋼製、緞面光的 GC Pliers（GC），外觀看起來類似縮小版的拔牙鉗，最特殊的就是末端有兩個圓形鳥嘴，鳥嘴內表面有交叉線網狀設計，中央有個小孔，可以裝上橡皮墊。應用在永久性牙冠拆下工作，較不易傷害贗復材料。

GC Pliers 盒組附有灰黑色「金鋼砂粉」（emery powder），可以增加磨擦力，使用起來，更不易滑移。

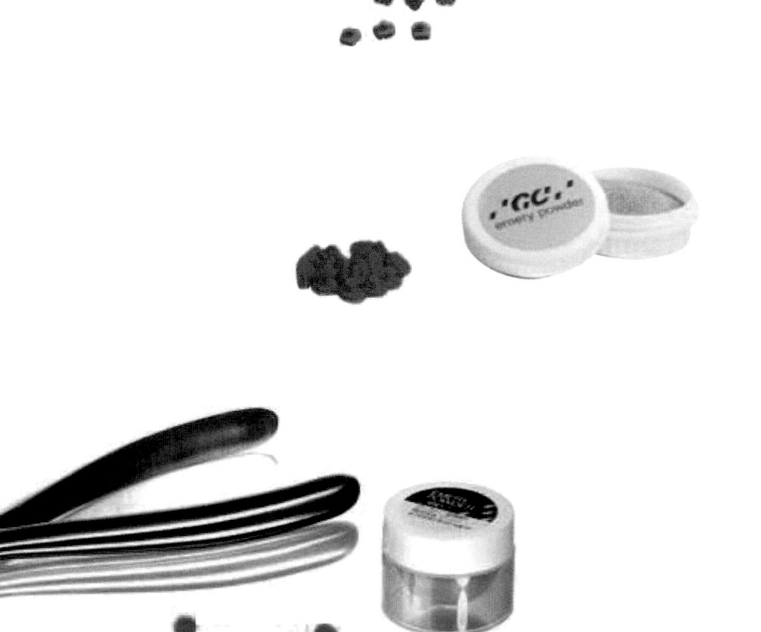

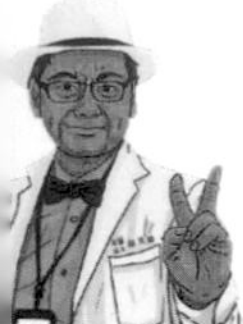

Pearl 118

Icon
（DMG）

牙齒鄰接面難以進入清潔與治療，齲齒在這裡容易形成，不僅難以發現，治療上更是一大問題。侵入性治療會導致健康齒質大量流失，特別是對於鄰接面齲齒，會去除較多的健康齒質，才能完全清除齲齒與填補。因此，追蹤觀察或是立即治療，是一大挑戰。有沒有可靠、溫和的解決方案？

Icon（DMG）「齲齒浸潤」（caries infiltration）治療，彌補了預防和傳統復形治療之間的缺口。操作簡便，無痛、無需打針及磨牙，短時間即可完成整個療程，適合兒童齲齒治療。材料與健康的牙釉質發生光學融合，產生自然的演色效果，無從察覺，在前牙的美容治療上，扮演著重要角色。

早期的齲齒會導致牙齒表面的顏色變化（白斑）、去除矯正器後出現的白斑，到目前為止，還沒有令人滿意的解決方案，但 Icon 解決了這個問題，呈現接近完美的表現。其專利、創新的「樹脂浸潤」微創治療，盡早治療，保存時間更長。榮獲多項先進專利技術及獎項，前牙表面的極佳美學效果，後牙鄰接面的極佳保護，齲齒的早期抑制與封閉，延長牙齒生命週期。

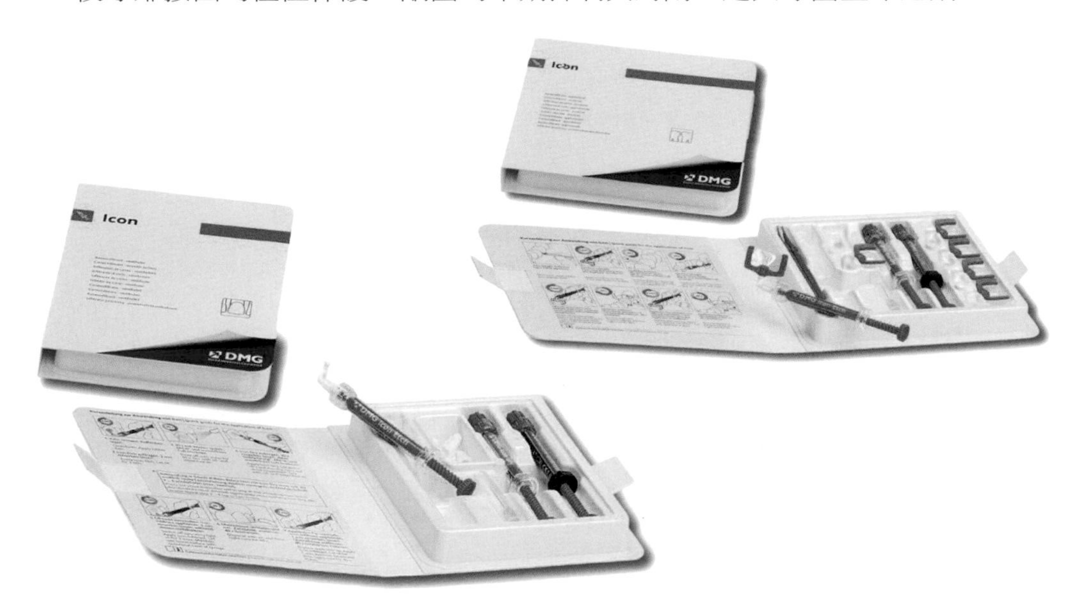

Icon 操作過程無痛，無需麻醉或鑽孔，也不用另外採購特殊工具與器械，即可操作，30 分鐘左右完成療程。材料反射周圍牙齒顏色，不挑色，自然、融合。不需等待，現場立即可見的完美效果。其創新的材料輸送系統，尤其是 smooth surface tips，非常有效，可按照需要，轉動柱塞，容易控制。

對於「平滑表面」（smooth surface）的牙白斑病變，治療效果佳，頗受患者喜歡。對於「鄰接面」（proximal surface）的牙白斑病變，Icon 治療過程仍有極佳的封閉效果。

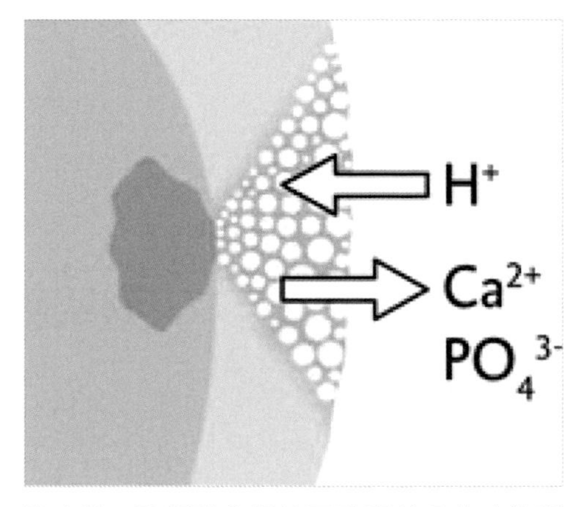

治療前：致齲酸會侵蝕牙釉質並吸收礦物質導致脫鈣，牙齒變得稀疏多孔。

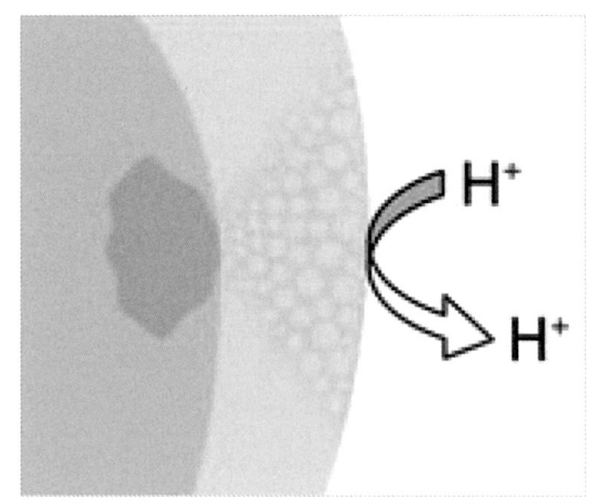

治療後：毛孔系統被封閉，防止酸滲透牙齒，阻止新生齲齒的發展

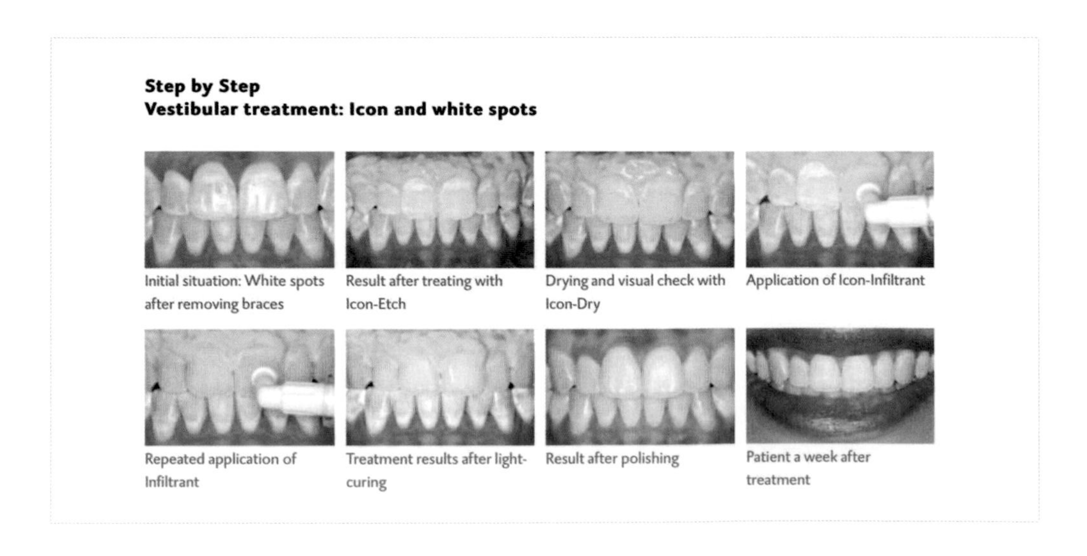

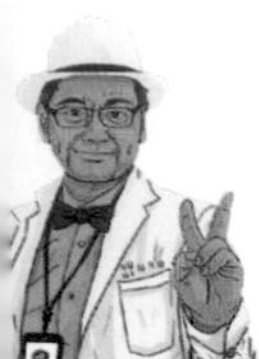

Pearl 119

Ivoclean
（Ivoclar Vivadent）

間接式復形體（例如：牙冠／牙橋）在患者口腔內試戴完後，要黏合之前，該如何有效清潔這些受唾液、血液污染的黏著表面呢？Ivoclean（Ivoclar Vivadent）產品氫氧化鈉溶液，與所有的復形材料皆相容（包括玻璃陶瓷、氧化鋯、氧化鋁、貴金屬、賤金屬、複合樹脂）。

使用前，用力搖一搖瓶罐，再用毛刷將 Ivoclean 塗佈在復形體的黏著表面，可將復形體上的唾液、血液等污染物完全清除乾淨，還能有效提升樹脂黏合劑與復形材料間的黏著力。材料呈薰衣草的顏色，辨識容易。使用後，要徹底沖洗乾淨。

要特別注意的是，Ivoclean 只限口腔外使用，做好防護措施，避免傷害皮膚。

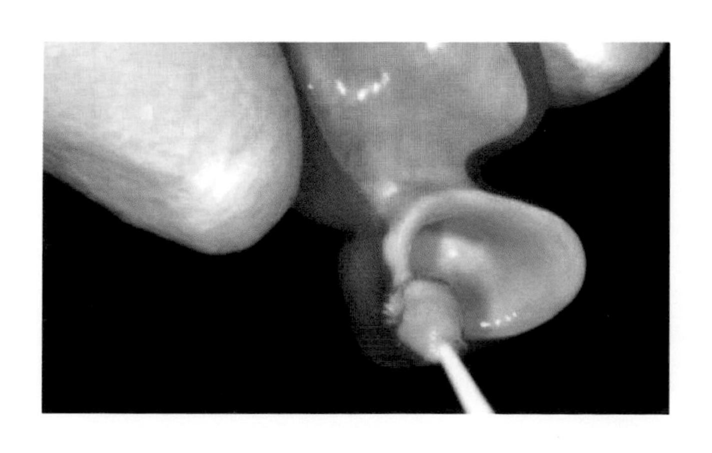

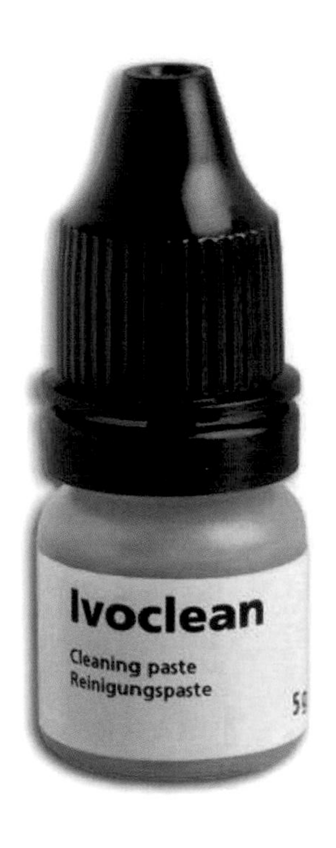

Pearl 120

Tooth Mousse and MI Paste Plus (GC)

MI Paste Plus（GC）是一種乳膏產品，塗在牙齒表面，幫助牙齒「再礦化」（remineralization），可預防齲齒發生。特別適用於高齲齒風險、乾口症、正在接受矯正治療、美白治療後有需求的患者。

MI Paste Plus 內含 CPP-ACP（酪蛋白磷酸肽 – 無水磷酸鈣氟化物，casein phosphopeptide - amorphous calcium phosphate fluoride）和氟素。氟素含量高達 900ppm。將其抹於口腔環境中，它會結合到「生物膜」（biofilm）、細菌、「羥基磷灰石」（hydroxyapatite）及軟組織，並局部釋出「可生物利用的」（bioavailable）鈣、磷酸、氟離子，以加強牙齒保護，中和牙菌斑細菌產生的酸，中和內生性、外生性的酸性物質來源。

MI Paste Plus 可以在診間使用，利用牙托、棉花棒、手指、牙間刷塗佈。患者居家照護使用也合適。有五種口味可選擇：「草莓」（Strawberry）、「薄荷」（Mint）、「哈密瓜」（Melon）、「香草」（Vanilla）、「水果丁霜淇淋」（Tutti Frutti）。

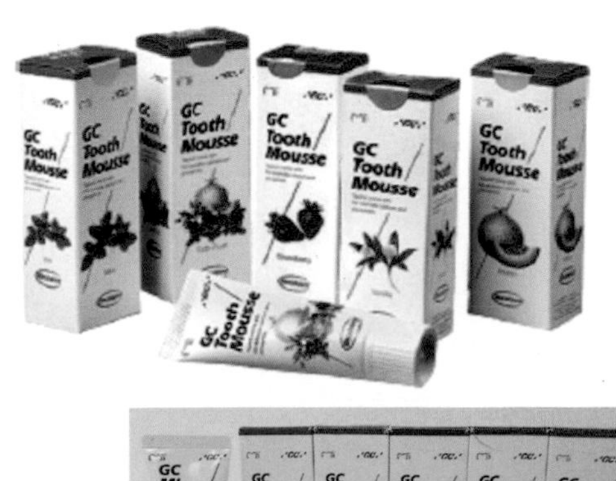

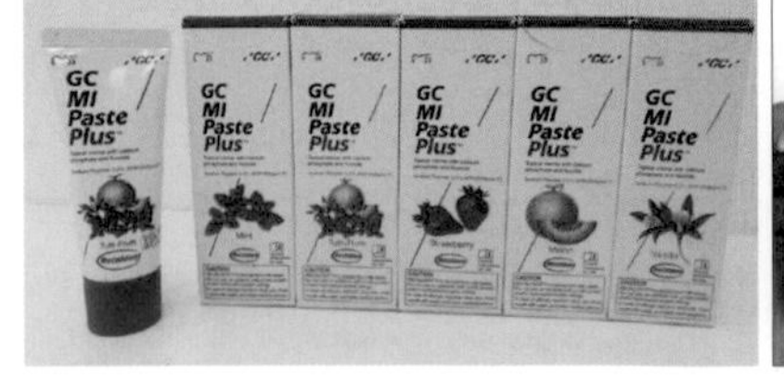

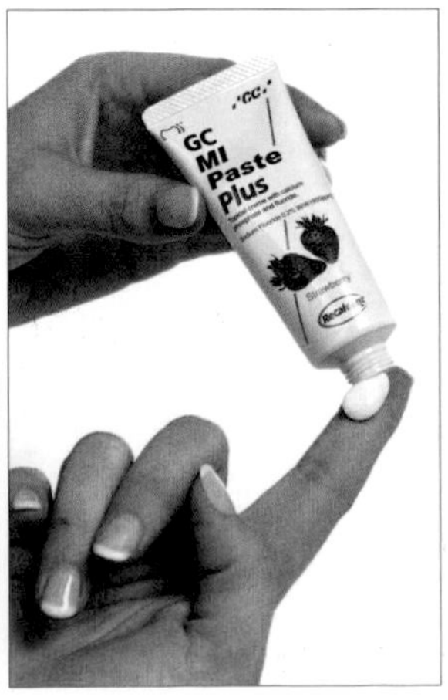

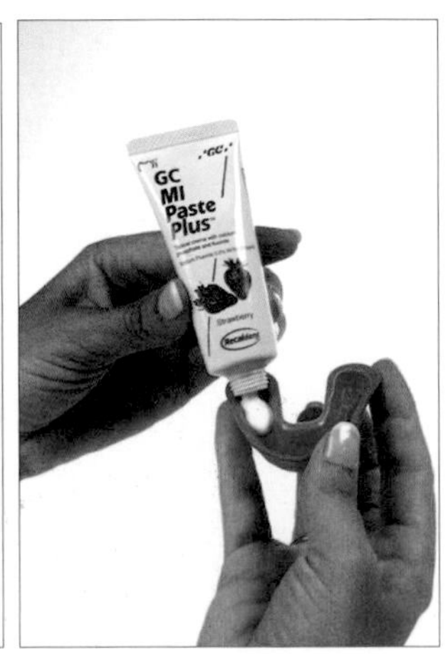

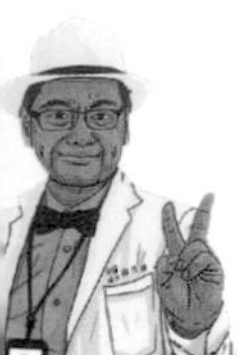

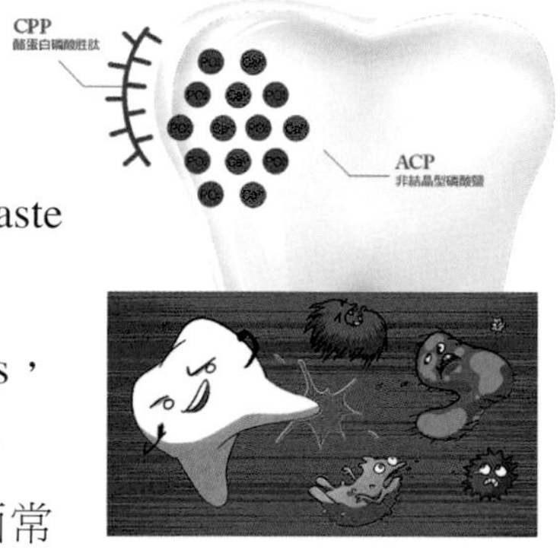

以下情形建議使用 MI Paste Plus：

1. 患者接受牙結石清除治療前，先塗上 MI Paste Plus，可以有效減少牙齒敏感。

2. 美白治療開始前兩週，先使用 MI Paste Plus，可有效防止或減少美白治療期間與術後的敏感性。

3. 矯正治療患者，拆掉矯正器後，牙齒表面常出現「白斑」（white spot）。使用 MI Paste Plus，牙齒可發生再礦物化，改善白斑現象。

4. 敏感性牙齒的患者，使用 MI Paste Plus 也有很好的療癒效果。

MI Paste Plus 可以留置在口腔隔夜。應向患者強調長期使用 MI Paste Plus 的效益。

Tooth Mousse / MI Paste Plus 適用對象：Tooth Mousse（牙齒乳膏）適用於所有人，特別推薦 6 歲以下兒童使用。MI Paste Plus（牙齒研磨乳膏）則建議 6 歲以上的人使用，尤其成人，因其含有與成人使用的含氟牙膏相當的氟化物（900ppm F），以加強口腔保健。

Tooth Mousse / MI Paste Plus 一般建議每晚睡前、潔牙後使用，因為睡覺時唾液分泌量減少，可增加護牙效果。

使用 Tooth Mousse / MI Paste Plus 可有助於改善情況

1. **口腔酸性環境**：牙齒出現脫鈣現象、白斑（white spot），甚至蛀牙等，使用 Tooth Mousse / MI Paste Plus 後，刺激唾液分泌，中和口腔酸性環境，釋放牙齒所需的礦物質。
2. **敏感性牙齒**：因酸蝕、磨耗或牙齒美白等導致牙齒敏感，可補充牙齒所需鈣及磷，強健齒質。
3. **矯正患者**：預防配戴矯正器時所造成的白斑，形成保護。
4. **口乾症及其他因服用藥物（例如：糖尿病等）或放射線治療導致唾液分泌量減少，高蛀牙風險者。**
5. **懷孕婦女**：預防因孕吐導致牙齒酸蝕的情形及防止蛀牙發生。

★特別注意事項：

1. 乳糖不耐症者可使用。但對於牛奶「酪蛋白」（casein）或苯甲酸鈉防腐劑（benzoate preservatives）過敏的患者，禁用 Tooth Mousse / MI Paste Plus。
2. 若有塗氟時，請隔日再使用 Tooth Mousse / MI Paste Plus。

op-d-op Face Shields
（op-d-op）

牙醫師每天在患者的血液、唾液中工作，還要面對噴濺、飛沫與氣霧的來襲。一個設計精美、舒適的防護性「面罩」（face shields）是有必要的。美國 op-d-op 公司生產三款防護性面罩產品，是牙醫師每天臨床工作必戴的感染控制產品。

戴著 op-d-op 面罩，保護臉部，隔離噴濺、飛沫、氣霧。佩戴眼鏡、放大鏡、頭燈、口罩時也適用。可以減少接觸到病患的血液、唾液，以及其他感染性體液的機會。使用過後，面罩塑膠透明防護片需適當的消毒或丟棄。

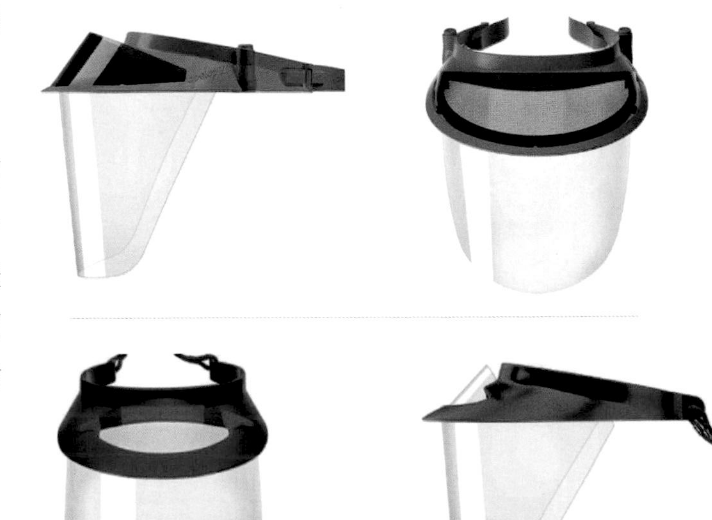

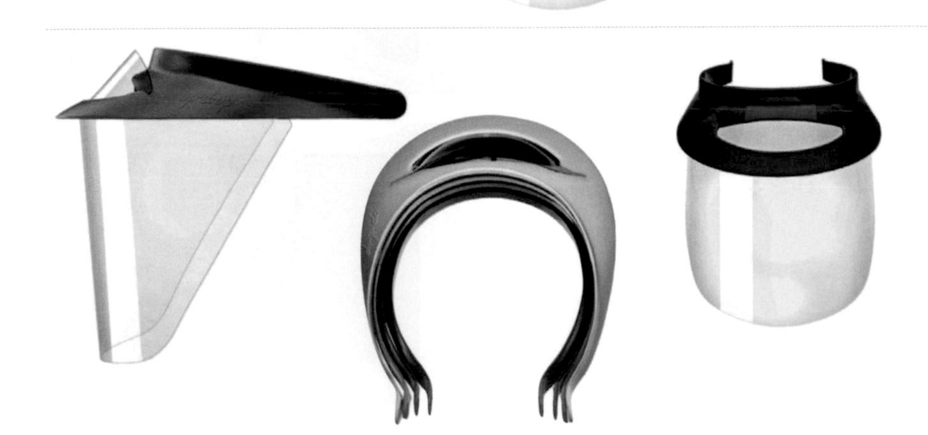

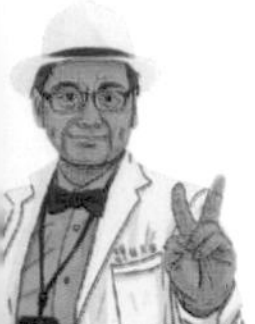

可調式卡榫面罩 The OP-D-OP II（op-d-op）適用於所有頭圍尺寸，重量輕巧，配戴無負擔，單一尺寸，調整簡便，上方附遮光片，避免強烈光線影響視線，塑膠透明防護片可更換。

束帶式面罩 The POLYSOFT（op-d-op）附鬆緊調節卡榫，瞬間束緊，適用於所有頭圍尺寸，重量輕巧，配戴無負擔，單一尺寸，調整簡便，塑膠透明防護片可更換。

The ABS（op-d-op）簡單、流線型、有四種大小尺寸（小、中、大、超大），塑膠透明防護片可更換。

Light Cure 專用高效能濾光片針對 op-d-op 所有款式及尺寸之防護片設計，可有效阻隔光固化機產生之強烈藍光，減低長期操作對雙眼造成之職業傷害。

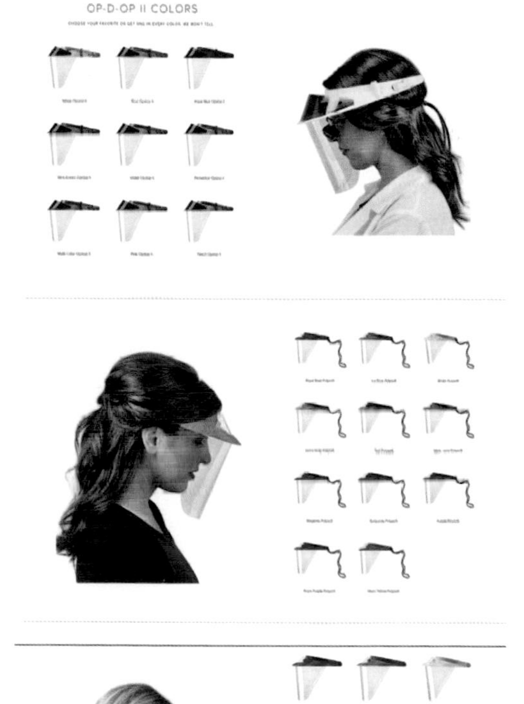

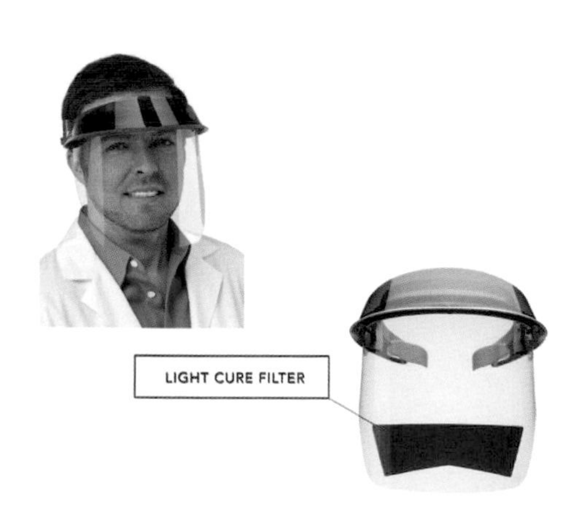

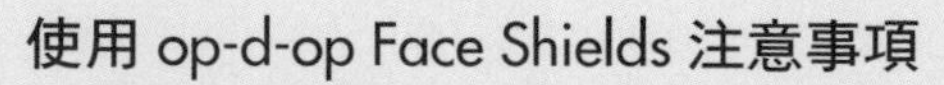

使用 op-d-op Face Shields 注意事項

1. 塑膠透明防護片髒污時，請以清水洗滌，或以中性清潔劑清潔，並以清水沖洗乾淨。
2. 請立放於檯面或吊掛方式收納，避免防護片刮傷。
3. 濾光片僅適用於 op-d-op 生產之各款面罩。

Pumice、Pumice Preppies and Preppies Plus Pumice Paste（Whip Mix）

浮石粉產品 Pumice（Whip Mix）具有極佳的拋光性質，有粗、中、細三種顆粒度選擇。

Pumice Preppies（Whip Mix）是單一劑量包裝的「浮石粉糊劑」（pumice paste），不含調味劑、油質或氟化物。使用後，清潔容易，沒有殘留。臨床用途包括：牙齒進行黏著步驟前的清潔、復形物黏合前牙齒表面的清潔、汞齊銀粉或複合樹脂復形的拋光、重度濁色牙齒的去色斑、牙齒美白前的齒面清潔等。

Pumice Preppies「無麩質」（gluten-free），對麩質有過敏的患者可以安全地使用。單一劑量包裝，每一個小杯子裡面的容量，足夠一個患者一次使用，感染控制佳。

Preppies Plus Pumice Paste（Whip Mix）是浮石粉糊劑，含有 2%「葡萄糖酸氯已定」（chlorhexidine gluconate，又稱「洗必泰」）。單一劑量包裝，用來清潔與消毒牙齒表面。不含調味劑、油質、麩質、氟化物，不會影響黏著，不會過敏。平滑的稠度，可減少飛濺。使用 Preppies Plus Pumice Paste 清潔、消毒牙齒表面，可大大減少術後敏感性的發生。1.3 公克潔牙杯包裝，感染控制佳。

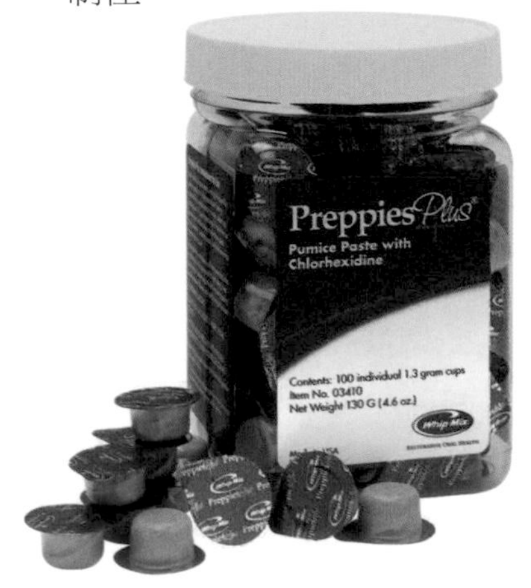

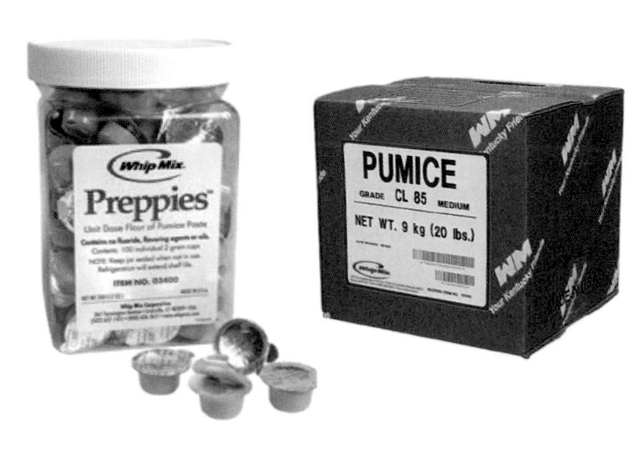

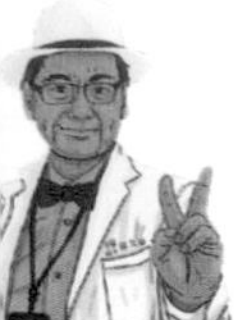

Pearl 123

Snap-Stone
(Whip Mix)

臨床有時候需要很快得到一個石膏模型，但是石膏的「凝結硬化」（setting）常需等待一段時間。超硬石膏產品 Snap-Stone（Whip Mix）是 ISO Type IV high-strength dental stone，5 分鐘即可拆模，材料 15 分鐘即發展出很高的「抗壓強度」（compressive strength）。

Snap-Stone 的強度、表面性質、耐磨度皆有優異表現，與所有類型的印模材料皆相容。材料有 60 秒至 90 秒的操作時間，2 分鐘即凝結硬化，幾乎無需等待。灌模的時候，動作要迅速。

臨床急需一個研究模型或修復用的工作模型時，Snap-Stone 是超硬石膏的唯一選擇。

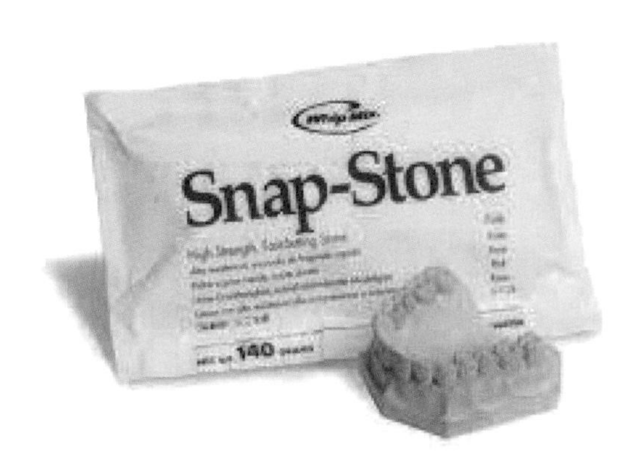

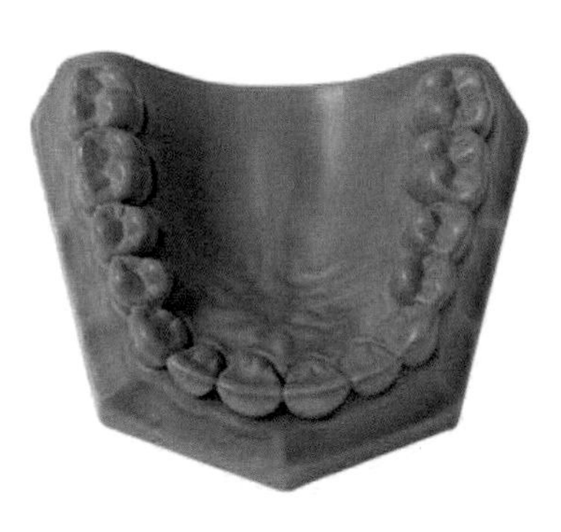

Physical Properties

Water / Powder Ratio
23mL / 100g

Working Time
60 ～ 90 seconds

Setting time
2 minutes

Setting Expanasion
0.15%

Early Compresive Strength, Wet（1 hr.）
6,000 psi（41 Mpa）

Early Compresive Strength, Dry（48 hr.）
14,000 psi（97 Mpa）

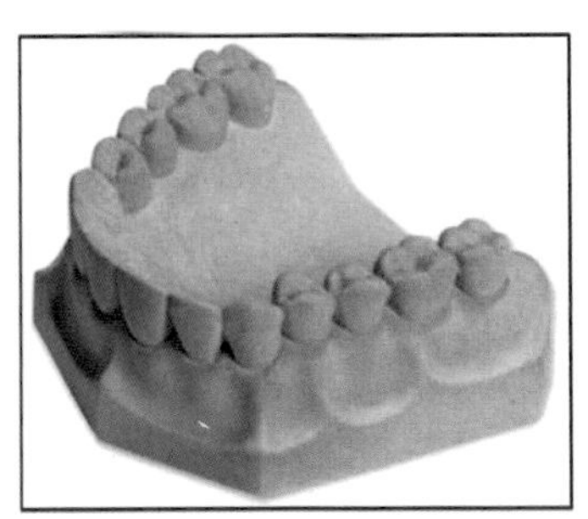

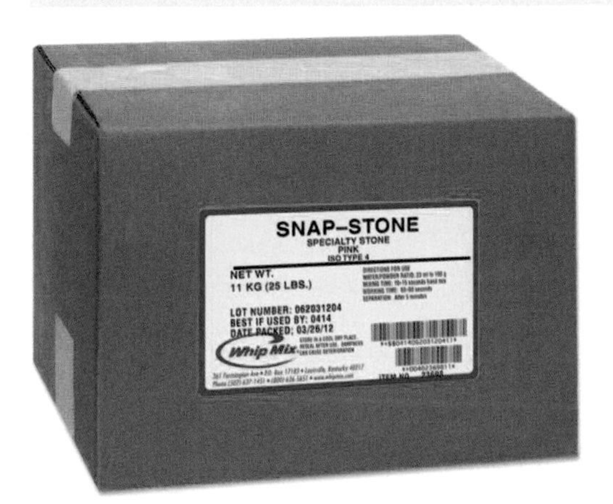

Snap-Stone 灌注石膏模型可加速的步驟

1. 美白牙托（bleaching trays）
2. 護牙牙套（mouth guards）
3. 真空成型咬合夾板（vacuum-formed splints）
4. 客製化模托（custom trays）
5. 矯正裝置（orthodontic appliances）
6. 臨時假牙（provisionals）
7. 活動假牙的修復（denture repair）
8. 研究模型（study casts）
9. 咬合器模型安裝（articulator cast mounting）
10. CAD-CAM 復形體（CAD-CAM restorations）

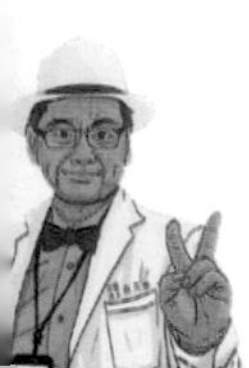

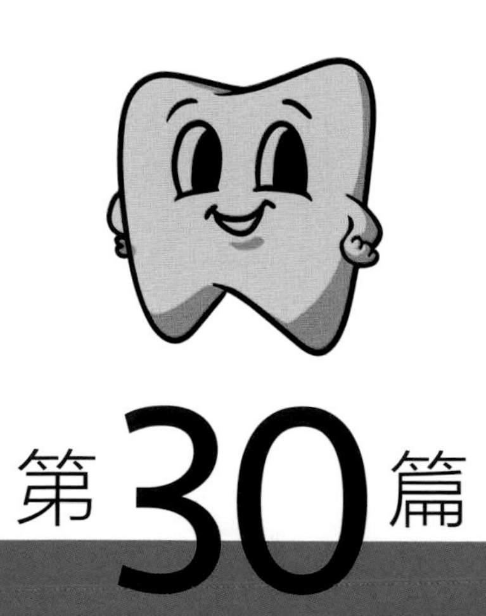

第30篇

矯正

Orthodontics

Pearl 124

Attachment Removal Kit for Clear Aligners（SHOFU）

隱形矯正治療完成後，牙齒表面留下的「附件」（attachments）或「舌側扣」（buttons），要如何高效率的清除，又不會傷害到牙釉質呢？ SHOFU 公司生產的研磨器與抛光器頗受全球牙醫師好評，經過挑選的一些器材與建議的技術，可以安全地去除矯正「附件」（attachments）或「舌側扣」（buttons），回復牙齒美觀，又不傷牙。

Attachment Removal Kit for Clear Aligners（SHOFU）盒組內涵蓋了所需的研磨器與抛光器三項寶物：Super-Snap（Singles Mini Size Disks and SuperBuff Disks）、Robot Carbide CTF-FG Finisher、 OneGloss PS Polishers。OneGloss PS 有 points、cups、discs 三種形狀，增加應用的靈活性。另外附加 Beautifil II A2 tips、Beautifil Flow Plus F00 A2 與 Beautifil Flow Plus F03 A2 三項復形材料。

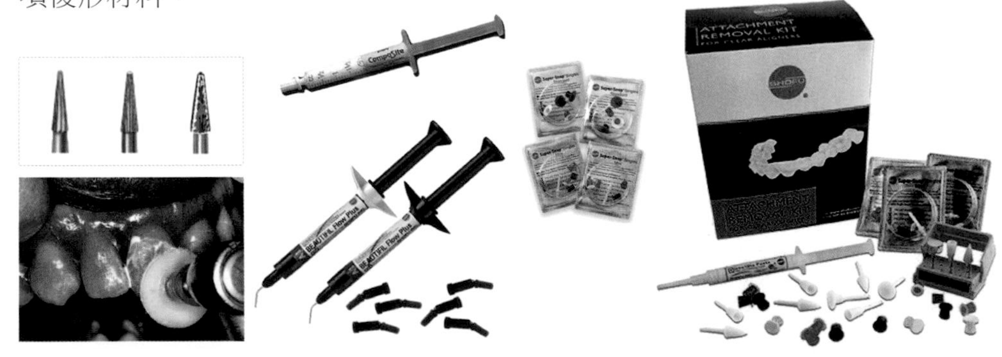

Attachment Removal Kit for Clear Aligners 臨床操作步驟

1. 先使用鉛筆將矯正 attachments 或 buttons 外緣標示。
2. 使用 Super-Snap 黑色圓盤或 Robot Carbide CTF-FG Finisher 將大部分的矯正 attachments 或 buttons 磨除。必須使用低速角機（low-speed contra-angle handpiece），轉速 10,000rpm。
3. 最後再用 OneGloss PS 抛光器，轉速 10,000rpm，輕輕施力即可將全部的鉛筆標示記號完全磨除。

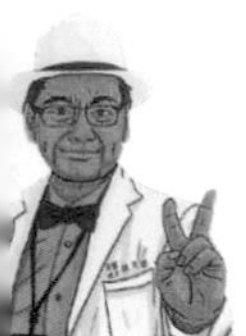

Pearl 125

Gishy Goo!

(Ultradent)

病患裝上矯正器後(尤其是初戴矯正器時期或矯正器有鉤子),常因矯正器摩擦刺激軟組織,造成不適應,甚至破皮,疼痛不堪。經典的做法是給患者一段蠟條,放置在矯正器上,以避免或減少軟組織的刺激,但是蠟條很黏稠,不易取下。Gishy Goo!(Ultradent)「矽膠」(VPS)材質,是保護蠟條的替代品,更容易放置。可以嘗試先使用保護蠟條,如果效果不佳,再建議使用 Gishy Goo!

Remove cap by twisting to the left one-quarter turn (cap only twists one way) and pulling cap off.
Squeeze out a pea-sized amount onto finger or hard surface. Be sure to get the same amount of both white and colored material. If only one color comes out, throw that material away and try again.
Mix by hand for about 10 seconds.
Place mixed Gishy Goo on the brackets at the point of irritation. Gishy Goo takes about 2 minutes to set.
After use, put the cap back on and twist one-quarter turn to right. Make sure cap is on tightly.
Gishy Goo may remain in place for up to 12 hours. Remove all Gishy Goo from brackets before going to sleep, eating or drinking.

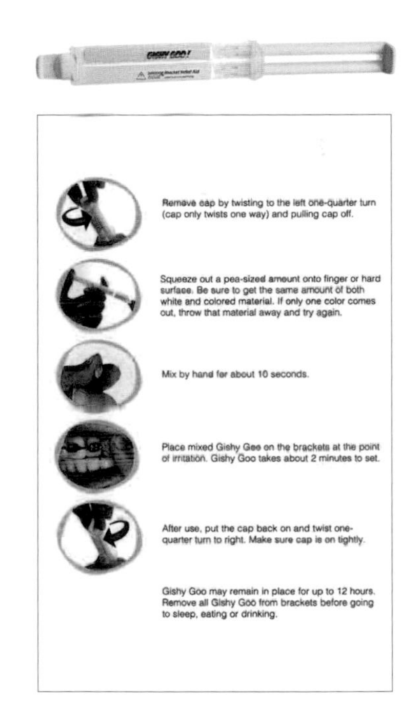

「雙管注射筒」(dual-barrel syringe)包裝,將材料推擠出後,手動調拌混合,就像印模材的putty,放置在矯正器上,2分鐘即可固化。只要2分鐘,立即免除口腔黏膜不適,效果可達12小時以上。材料呈現非常淡的桃色,容易調拌混合、塗上、拿下。口香糖的味道,材料具有「觸變性」(thixotropic)。表面非常平滑,深受患者喜歡。

ahh...way better
GISHY GOO!
silicone bracket relief
GISHY GOO!
opal pix
ULTRADENT

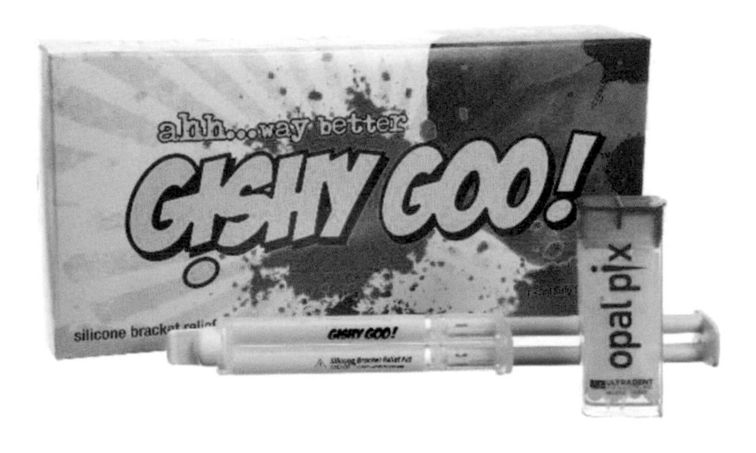

IPR, Interproximal Enamel Reduction System（Various manufacturers）

「鄰面去釉」（IPR, Interproximal Enamel Reduction）又稱「牙釉質切削」、「片切」或「減徑」，是透過對牙齒鄰接面牙釉質磨削、再成形，獲得間隙或調整牙齒的大小，達到矯正目的的一種矯正臨床操作技術，為一種較為常規的獲得間隙的輔助治療方法。

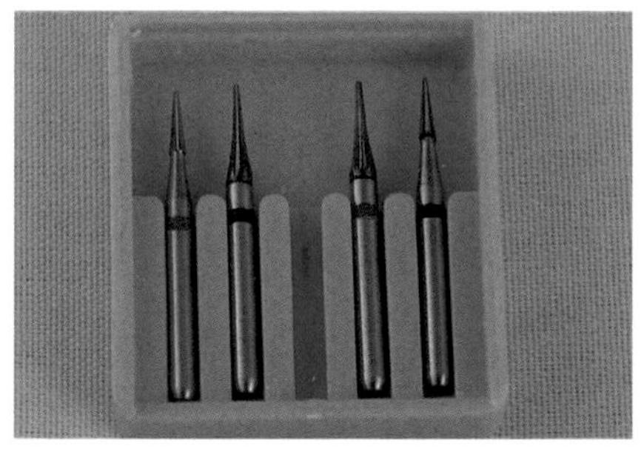

金剛砂磨針或鎢鋼車針：多用於去釉量大於或等於 0.4mm 或犬齒、小臼齒的片切。

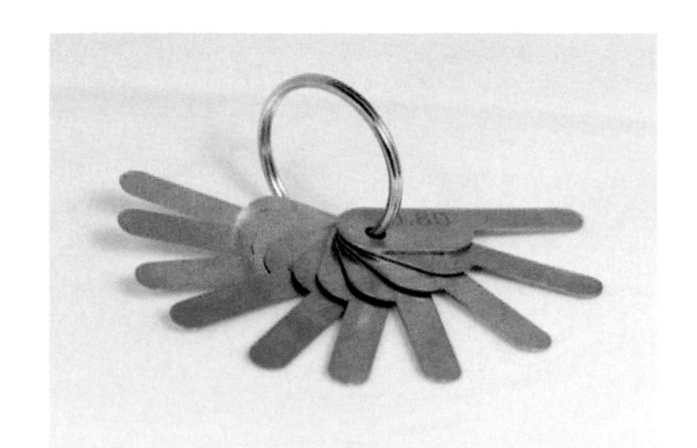

間隙量尺：用於測量去釉間隙，不銹鋼材質，可重複消毒使用。

鄰面去釉的理論基礎和安全性

研究遠古人類顎骨化石，發現牙齒鄰接面普遍存在著生理性磨耗，這會使牙齒的鄰接面接觸，從點接觸逐漸變為面接觸。「鄰面去釉」實際是對這個自然生理磨耗過程的重現。牙齒鄰接面牙釉質的厚度為 0.75 ～ 1.25mm，而適量的、安全的鄰接面去牙釉質量，既能獲得需要的間隙，同時又能降低齲齒發生的可能性。下表為安全去釉量。

齒位	正中門齒		側門齒		犬齒		第一小臼齒		第二小臼齒		第一大臼齒	
	近心	遠心	近心	遠心	近心	遠心	近心	遠心	近心	遠心	近心	遠心
上顎	0.3	0.3	0.3	0.3	0.3	0.6	0.6	0.6	0.6	0.6	0.6	0.6
下顎	0.2	0.2	0.2	0.2	0.2	0.3	0.6	0.6	0.6	0.6	0.6	0.6

每顆牙齒的安全去釉量 *（單位：mm）：

* Fillion D. Apport de la sculpture amélaire interproximale à l' orthodontie de l' adulte（deuxième partie）. Rev Orthop Dento Faciale 27 : 189-214, 1993

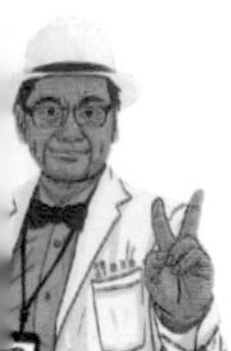

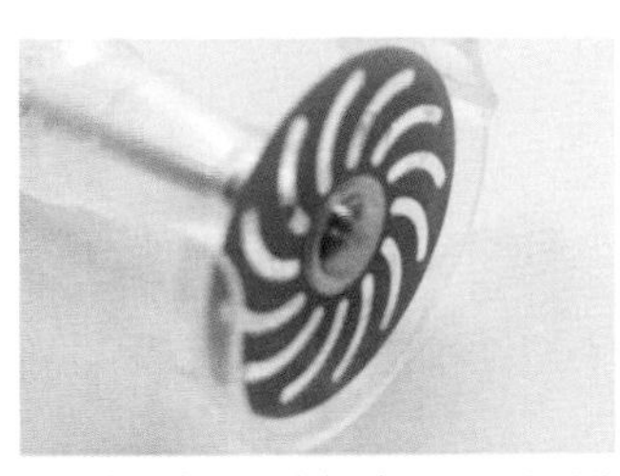

金剛砂盤（片切盤）及保護罩：用於去釉量大於或等於0.2mm。

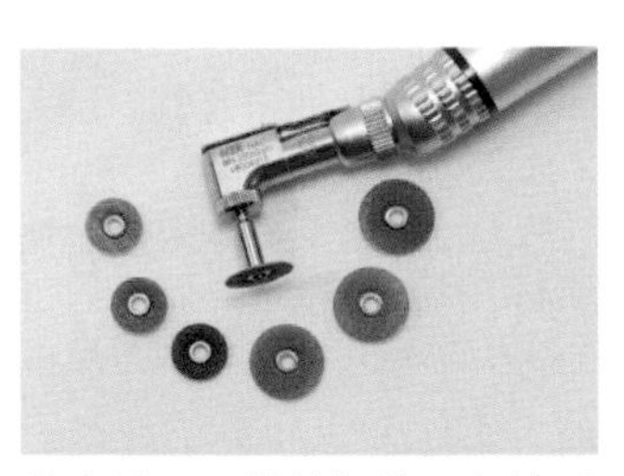

抛光片：用於片切後，鄰接面的拋光處理。

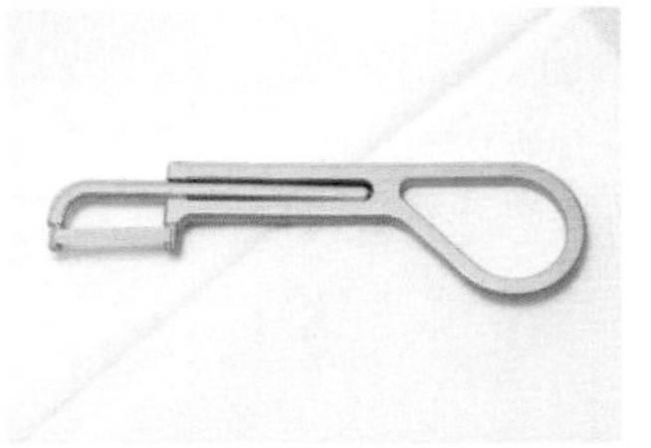

金剛砂條：用於去釉量小於0.4mm。

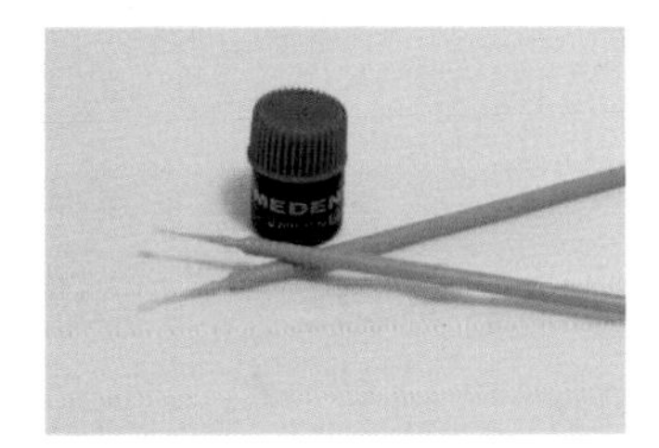

氟化物：用於牙面的再礦化處理。

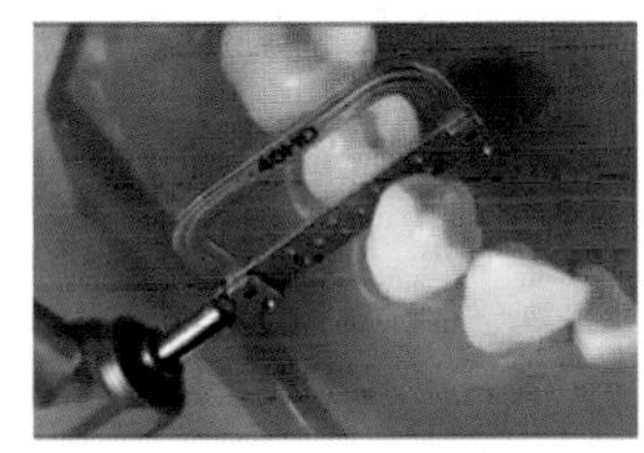

鄰面去釉專用手機：用於鄰面去釉。

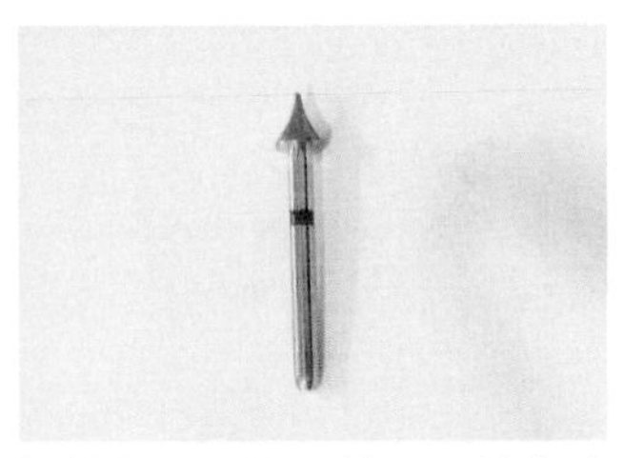

修整鄰面形態磨針：用於去釉後鄰間隙的修整，常用於犬齒及小臼齒區域。

鄰面去釉的適應症與注意事項

需要進行鄰面去釉的適應症：

1. 單顎 6mm 以內的齒列擁擠
2. 成年患者
3. 前牙牙冠呈「倒三角」型態
4. 上下牙齒寬度比例失調（Bolton 指數不協調）
5. 無法擴弓或拔牙的
6. 牙齦萎縮導致前牙鄰間隙呈「黑三角」

★注意事項：

1. 將去釉量控制在安全範圍。去釉時工具的選擇要小於設計去釉量。去釉時需使用專用間隙量尺反覆測量間隙，避免過量去釉。
2. 外形修整。去釉後應注意對牙齒進行外形修整，特別是上門齒和後牙。建議使用細鑽石磨針或細鎢鋼磨針。
3. 牙面拋光。去釉後的牙齒鄰接面都會有不均勻的磨痕，這樣的粗糙面易於造成牙菌斑堆積，增加了患齲齒風險。而良好的牙面拋光可以避免牙菌斑堆積。
4. 氟化物防齲。拋光後，塗抹氟化物可促使新釉面再礦化，降低患齲齒風險。建議使用高濃度牙齒氟漆、低濃度氟化物溶液或凝膠。同時建議患者，在去釉後使用含氟牙膏及含氟漱口水。
5. 鄰接關係不佳的牙位，不要勉強實施去釉，可以通過分牙或矯正中牙間有間隙後再進行操作。
6. 仔細分析去釉量，必要時做模型排牙，準確測量去釉量。

（感謝張治安先生及正雅隱形矯正公司提供相關資料）

Pearl 127

IPR Strip System & Incremental Thickness Gauge（ContactEZ）

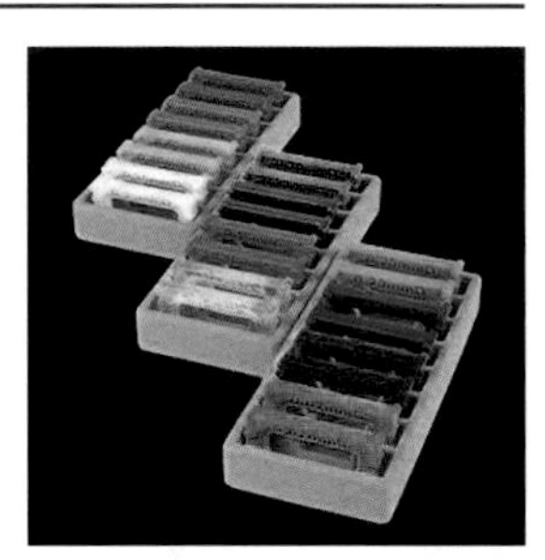

切削一些牙齒的鄰接面牙釉質，以提供牙齒排列所需的空間，是傳統矯正或隱形矯正常用的技術。牙齒鄰接面牙釉質厚度為 0.75 ～ 1.25mm，切削少許的鄰接面牙釉質是安全的。

「鄰面去釉」（IPR, Interproximal Enamel Reduction），又稱「牙釉質切削」（enamel stripping），有許多方法。可以使用高速手機配合鑽石鑽針、鎢鋼鑽針或鑽石磨盤，但是切削的量不易控制，常造成牙齒表面形成「水溝」（ditch），有不均勻的磨痕。若使用傳統的手動鑽石磨條（diamond strips）切削，不易控制，易造成軟組織傷害。

IPR Strip System（ContactEZ）鑽石磨條連接到塑膠製支架上。提供精準、安全的牙釉質切削。IPR Strip System 的鑽石磨條具有可彎曲性，更貼適牙齒鄰接面。使用手動的 IPR Strip System 來做牙齒瘦身的動作，較機械式的產品耗時，但更易精準控制，使用安心。若要將去釉量控制在安全範圍內，需藉助間隙測量尺。使用 Incremental Thickness Gauge（ContactEZ）可以精準測量切削的牙釉質量。不銹鋼製的 Incremental Thickness Gauge 有六種厚度規格：0.10mm、0.20mm、0.25mm、0.30mm、0.40mm，以及 0.50mm，測量精準，使用方便。

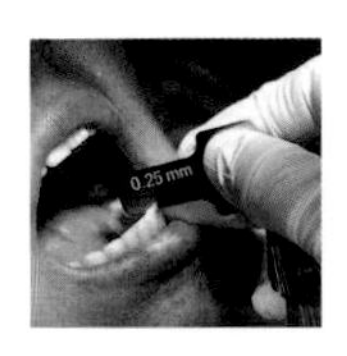

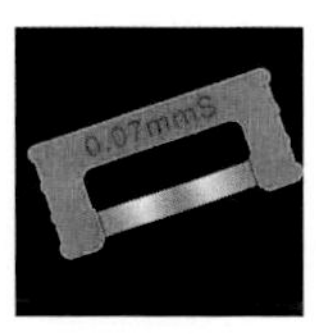

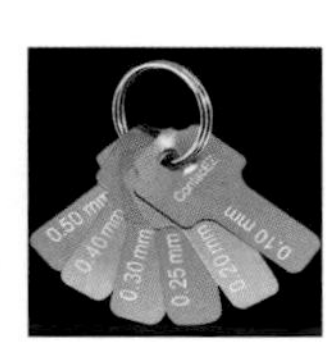

IPR Strip System 臨床操作訣竅

1. 先用超細的鑽石磨條 extra-fine（厚度 0.06mm，黃色的柄，單側）。
2. 再用中等粗細度鑽石磨條 opener stripper（厚度 0.12 mm，紅色的柄，雙側）。
3. 若需要更多的空隙，依序使用較粗的鑽石磨條（厚度 0.15mm，藍色的柄，雙側），或更粗的鑽石磨條（厚度 0.2mm，綠色的柄，雙側）。

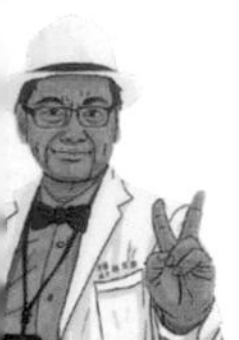

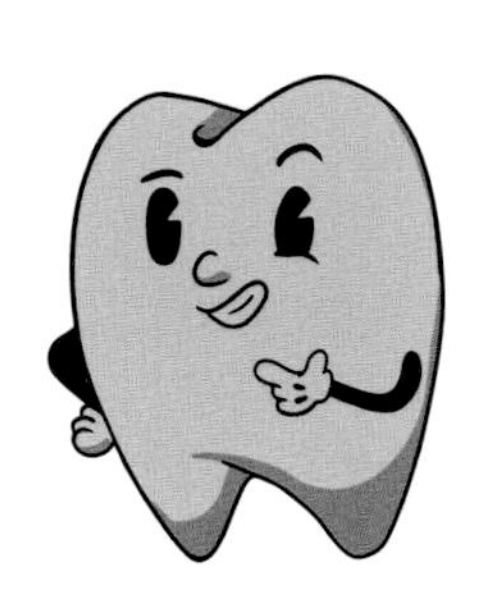

第31篇

窩溝封閉劑

Pit and Fissure Sealants

Pearl 128

UltraSeal XT hydro
（Ultradent）

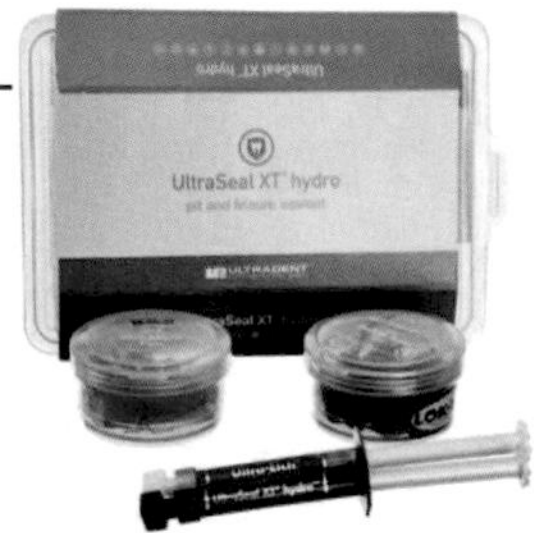

窩溝封閉劑（pit and fissure sealants）失敗的最主要原因是在塗佈過程中，不能維持一個理想的乾燥操作區域。小朋友填補窩溝封閉劑，常常因為很難做好隔濕措施而失敗，無法有效達到預防效果。為了克服這些濕氣的問題，建議選擇「親水性窩溝封閉劑」（hydrophilic pit and fissure sealant），步驟簡單、親水性再加上觸變性，黏著封閉效果超強。

窩溝封閉劑產品 UltraSeal XT hydro（Ultradent），不含塑化劑「雙酚 A」（Bisphenol A），因含有獨特的「親水性」（hydrophilic）化學成分，即使在稍微潮濕的環境裡，也可以和經過酸蝕處理過的牙釉質發生黏著。材料親水性提升黏著強度，「自黏性」（self-adhesive）可以減少微滲漏。材料的黏稠度有顯著的「觸變性」（thixotropic），很容易流入窩溝裡，又不會亂流，還可以釋放氟離子，預防齲齒。

材料在「黑燈光」（black light）的照射下，會呈現「螢光」（fluorescence），可以檢測窩溝封閉劑的覆蓋範圍。在光固化機 VALO Grand（Ultradent）加裝一個鏡頭，或另外選購「鑰匙扣黑燈光」（Keychain Black Light, Ultradent），即可發出黑燈光。UltraSeal XT hydro 有兩種顏色選擇：自然色 Natural（接近 Vita A2 的牙齒顏色）與乳白色 Opaque White（不透明白色）。

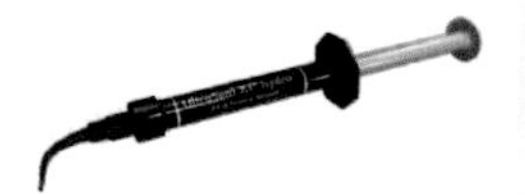

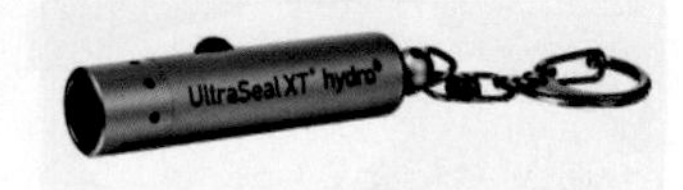

UltraSeal XT hydro 臨床操作步驟

1. 先用磷酸酸蝕劑（例如：Ultra-Etch）酸蝕牙齒表面 30 秒。
2. 沖洗、吹乾。
3. 再利用 Inspiral Brush 螺旋毛刷刷毛尖端塗佈 UltraSeal XT hydro 窩溝封閉劑。
4. 最後，光固化機照射 10 ～ 20 秒。

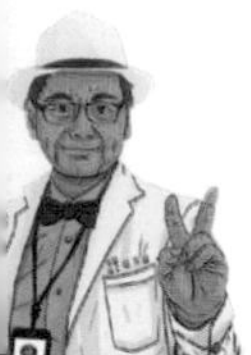

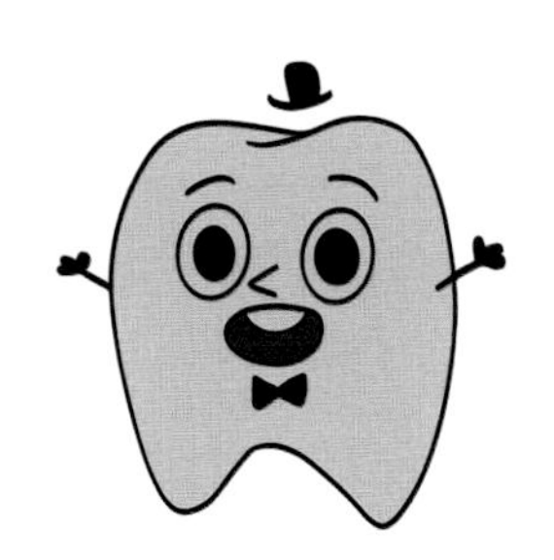

第32篇

瓷牙破裂修復盒組

Porcelain Repair Kits

Pearl 129

Ultradent Porcelain Repair Kit
(Ultradent)

由於技術改進，瓷牙修復（porcelain repair）越來越流行。只要慎選材料，操作正確，不但可以延長瓷牙使用年限，更具微創性與成本效益。

瓷牙修復盒組 Ultradent Porcelain Repair Kit（Ultradent）內容物包括所有必要的材料，產生高黏著強度，臨床運用快速容易。

瓷牙修復盒組 Ultradent Porcelain Repair Kit 內容物包括：

1.2 ml PermaFlo Dentin Opaquer syringe x 1

1.2 ml EtchArrest syringe x 1

1.2 ml OpalDam syringe x 1

1.2 ml Peak Universal Bond syringe x 1

1.2 ml Porcelain Etch syringe x 1

1.2 ml Ultradent Silane syringe x 1

Black Mini Brush tips x 20

Black Micro tips x 20

Micro 20 ga tips x 20

Inspiral Brush tips x 20

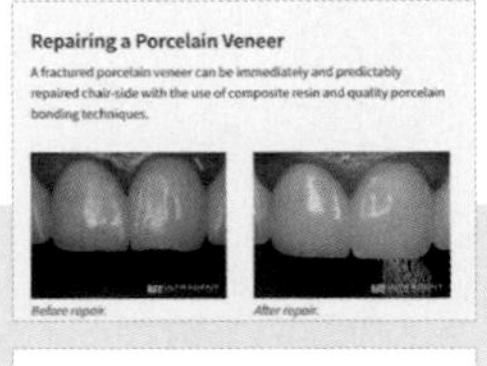

Ultradent Porcelain Repair Kit 臨床操作步驟

1. 噴砂。
2. 塗抹氫氟酸瓷牙酸蝕劑 Ultradent Porcelain Etch（Ultradent），持續 1 分鐘。
3. 塗抹 EtchArrest（Ultradent）。
4. 徹底沖洗乾淨並吹乾。
5. 塗上 Ultradent Silane（Ultradent）矽烷 60 秒，之後吹乾。
6. 塗上牙科黏著劑 Peak Universal Bond 15 秒，用氣槍吹薄。
7. 用光固化機照射 20 秒。
8. 補上復形用或流動複合樹脂 PermaFlo Dentin Opaquer，用光固化機照射 20 秒。
9. 精加工、拋光。

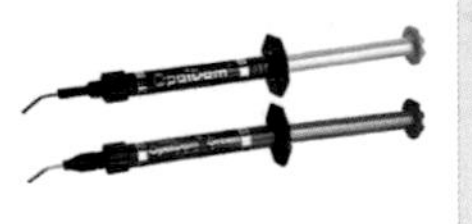

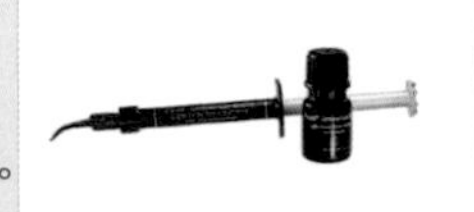

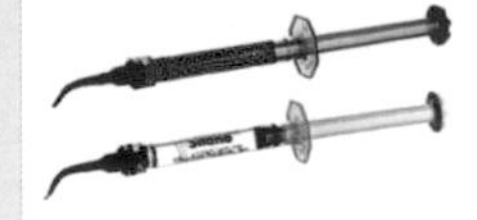

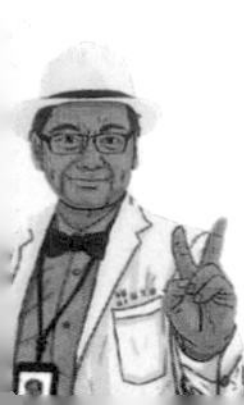

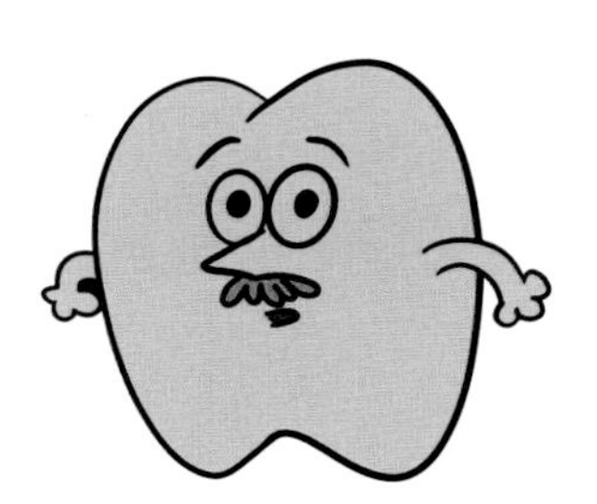

第33篇

根柱

Posts

Pearl 130

3M RelyX Fiber Post 3D Glass Fiber Post Kit（3M ESPE）

加強審美性的「玻璃纖維根柱」（glass fiber post）3M RelyX Fiber Post 3D Glass Fiber Post（3M ESPE），與牙齒的顏色、半透明性接近。根柱根尖末端二分之一有錐度，類似牙齒根管型態，備牙保守。根柱頭部有固位溝的設計，可以與冠心建立材料有高的機械性固位，同時擁有很好的放射線阻透性，根柱鑽很有效率，配合根管型態的合適錐度。

3M RelyX Fiber Post根柱有四支不同直徑選擇：#0 = 1.1mm、#1 = 1.3mm、#2 = 1.6mm、#3 = 1.9mm。另有四支與玻璃纖維根柱相對應的根柱鑽。根柱上有不同顏色標示的環帶，與根柱鑽顏色標示相對應。盒組還加上一支Universal Drill，做初階根柱空間修型用。

3M RelyX Fiber Post 可搭配 Single Bond Universal（3M ESPE）、RelyX U200（3M ESPE）、Filtek Bulk Fill Posterior Restorative（3M ESPE）使用。

如果是使用自黏性樹脂黏合劑產品 RelyX U200 黏合 RelyX Fiber Post，就不需要用「矽烷」（silane）預先處理 RelyX Fiber Post。RelyX U200 產品配有細窄的 endo tips，方便材料塗佈到根管，由根尖端往牙冠端，減少氣泡陷入的可能。

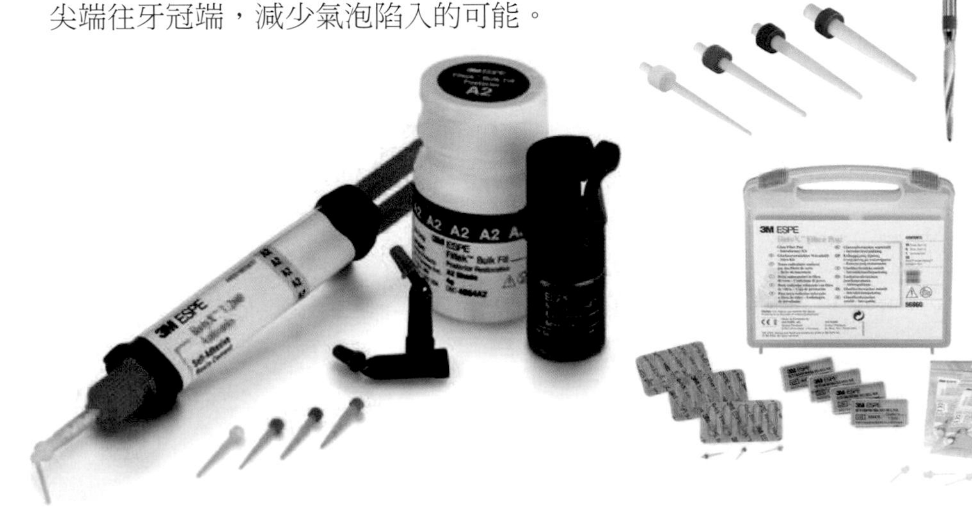

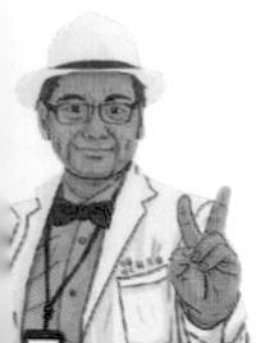

首先，使用 Universal Drill 磨除馬來牙膠。其次，選擇合適的 Post Drill 來修形根管的根柱空間至適當的大小。最後，選擇與 Post Drill 相對應直徑的 RelyX Fiber Post。在口腔外，使用 round diamond discs 垂直裁切根柱至適當的長度，再從根柱的冠端修正根柱長度，以保留根柱末端的錐度。根柱黏合以前，先用酒精擦拭。使用自黏性樹脂黏合劑 RelyX U200 來黏合根柱。

3M RelyX Fiber Post 3D Glass Fiber Post Kit 整個盒組包括根柱、根柱鑽、牙科黏著劑、自黏性樹脂黏合劑、冠心建立材料，非常好用。

COMBINATION POST/DRILL				
POST SIZE/COLOR CODE	0/white	1/yellow	2/red	3/blue
REMOVAL OF THE ROOT FILLING	Universal drill	Universal drill	Universal drill	Universal drill
PREPARATION OF THE ROOT CANAL	Drill white	Drill yellow	Drill red	Drill blue
TECHNICAL DATA POSTS				
DIAMETER OF APICAL POST END (MM)	0.60	0.70	0.80	0.90
DIAMETER OF CORONAL POST END WITHOUT RETENTION (MM)	1.10	1.30	1.60	1.90
TAPER	2.86° (5%)	3.44° (6%)	4.58° (8%)	5.72° (10%)
LENGTH	20 mm	20 mm	20 mm	20 mm

Fig. 1: 3M™ RelyX™ Fiber Post 3D Glass Fiber Post sizes and technical data.

3M™ RelyX™ Fiber Post 3D Glass Fiber Post

Universal drill　Size 0　Size 1　Size 2　Size 3

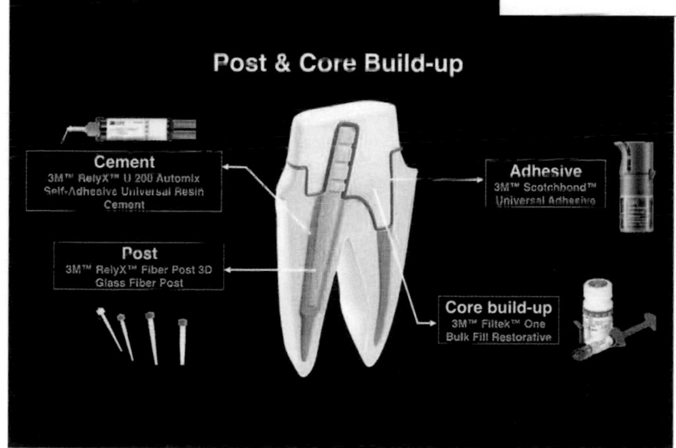

3M RelyX Fiber Post 3D Glass Fiber Post 的特點

1. 頂端 3D 設計，增強冠心建立材料的固位性。
2. 使用 RelyX U200 cement，可以與 post 表面微孔結合。根柱黏合前，無需先塗 silane。
3. 少瓶罐，簡化步驟。
4. 美觀，透光的牙根柱顏色不會影響到全瓷冠或是樹脂牙冠。
5. Elogation tip（延長細管）可深及牙齒根管，減少氣泡產生，增加黏著效果。
6. 明顯的放射線阻透性，增加 50%，更易判讀 X 光片。
7. 半透明外觀，良好聚合效果。
8. 良好的抗彎曲強度。

Pearl 131

ParaPost Taper Lux
（Coltene）

由於「全瓷冠」（all-ceramic crowns）的普遍應用，對根柱的審美性要求也越來越高。「玻璃纖維根柱」（glass fiber posts）提供絕佳審美的效果、較高的柔韌性（比金屬根柱的堅硬度小）、「化學性黏著」（chemical bondability）、深度傳輸「固化光」（curing light）。金屬根柱的暗黑顏色可能會穿透顯現出來，而審美性的玻璃纖維根柱則沒有這問題。

ParaPost Taper Lux（Coltene）是有「錐度」（taper）的「玻璃纖維根柱」（glass fiber posts），由單一向的玻璃纖維與樹脂基質所組成。牙齒顏色的根柱，用在前牙，審美性佳。ParaPost Taper Lux 根柱冠端圓頭設計，有三個具有倒凹的小球，用來固位冠心建立材料。

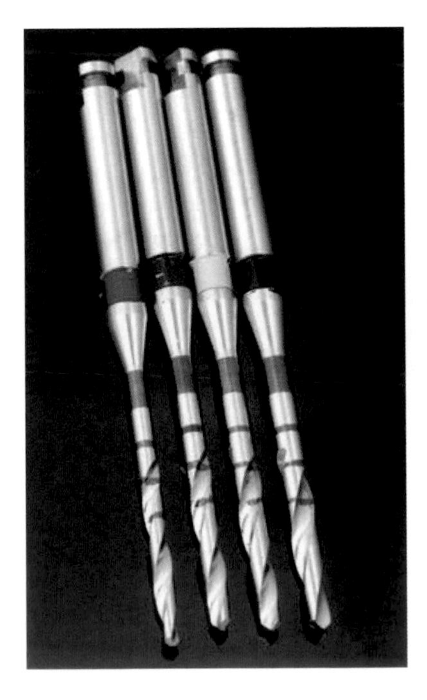

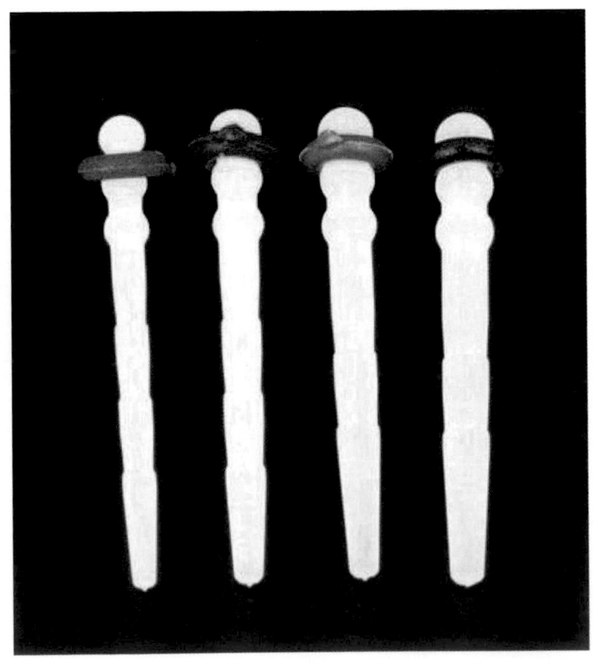

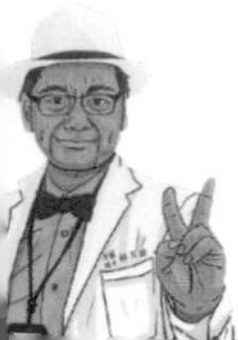

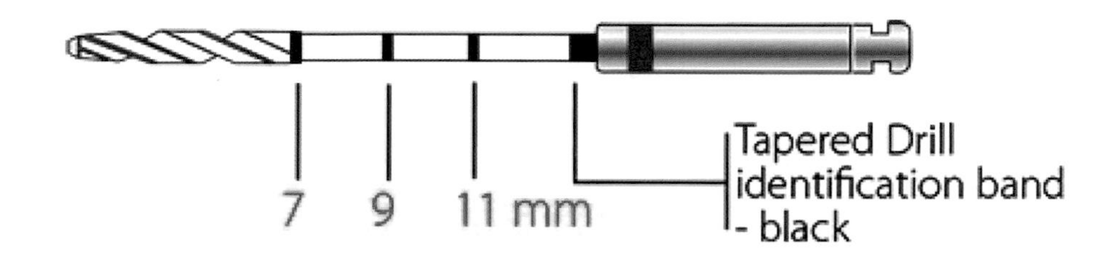

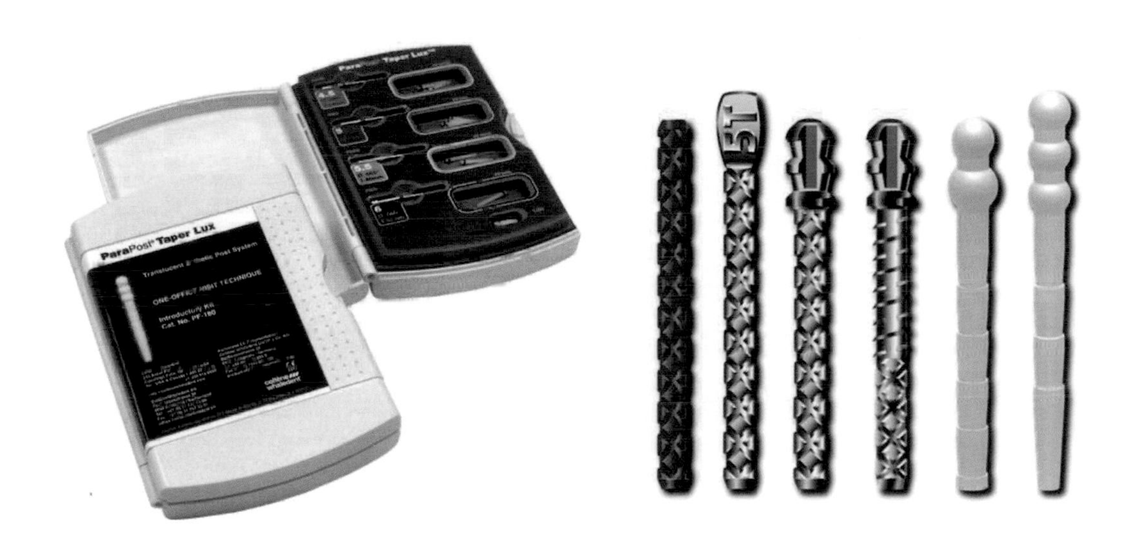

ParaPost Taper Lux 根柱有以下三項特點：

1. 不同顏色標示的環帶。

2. 0.04 錐度設計，特別適合窄的根管與較大錐度的修形。

3.「固位性壁架」（retention ledge）。

具有放射線阻透性的半透明 Parapost Taper Lux，可以使用「光固化」（light-cured）、「雙固化」（dual-cured）、「自固化」（self-cured）樹脂黏合劑（resin cements）來黏合。

ParaPost Taper Lux 根柱有四種直徑的選擇（4.5 藍色、5.0 紅色、5.5 紫色、6.0 紅色），足夠應付臨床遇到的各種情況。

ParaPost Taper Lux 根柱與 TaperLux Drills（Coltene）根柱鑽都有相對應的顏色標示。TaperLux Drills 根柱鑽錐度設計，可以有效率地修形根柱空間，並配合相對應粗細的根柱。盒組裡面還附有一支 Universal Drill。

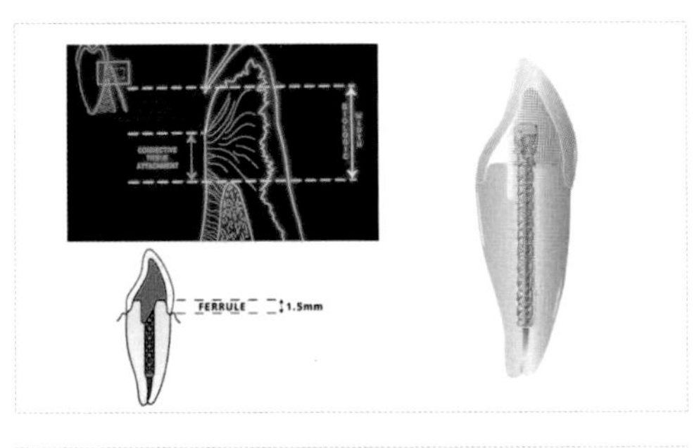

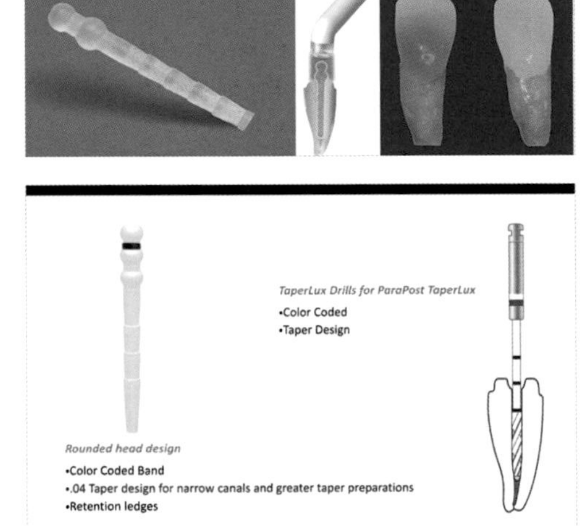

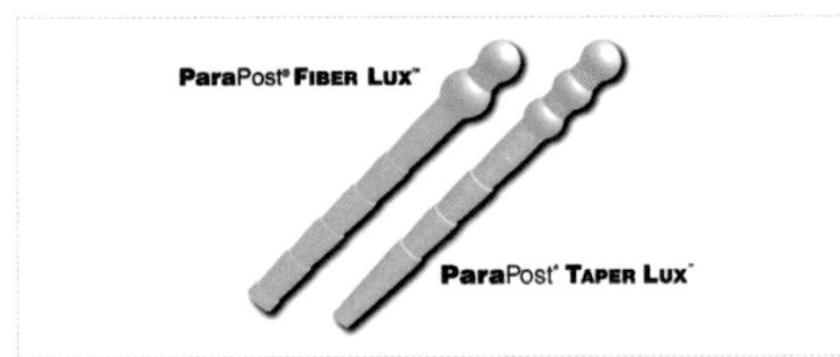

臨床選擇根柱考量因素

1. 剩餘牙齒構造的品質與量。
2. 牙冠／牙根比例。
3. 咬合功能。
4. 對咬牙的情況。
5. 牙齒在牙弓裡的位置。
6. 牙根的長度與寬度。
7. 牙周生物性寬度（biological width）：從「牙齦溝」（gingival sulcus）底部到「齒槽骨嵴」（crest of bone）的距離，平均值 2.04mm。
8. 圍箍效應（ferrule effect）：「冠心建立」（core build-up）往根尖的方向至少應有 1.5mm 高度、360 度環繞的完整牙齒構造。
9. 根柱長度的選擇：根柱至少應有牙冠的長度，或是牙根長度的二分之一至四分之三之間。根尖端至少應保留有 4 毫米的緻密馬來牙膠充填，根管壁要有足夠的完整牙齒構造（至少 1 毫米）。

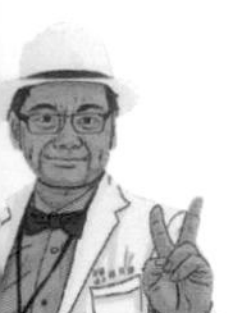

UniCore Post and Drill System
(Ultradent)

根管治療過的牙齒是否真的比較脆弱，容易斷裂呢？根據研究及臨床經驗，需要根管治療的牙齒，因齲齒或斷裂等因素，已喪失大量的完整齒質構造，所以比較脆弱、易斷裂，而不是因為根管治療的結果。

置放「根柱」（posts）能否強化牙齒結構呢？要置放根柱，需磨掉更多的牙齒構造，尤其是選用「平行根柱」（parallel-sided posts）。當牙齒構造所剩不多，無法固位「冠心建立」（core build-up）重建牙齒時，才需要置放根柱以固位復形材料。使用「有錐度的根柱」（tapered posts），能夠保留較多牙根牙本質的構造。

而「玻璃纖維根柱」（glass fiber posts）呈半透明，適用審美症例。材料的堅硬度（彈性模數）接近牙齒牙本質，受力的時候，較不易造成牙根斷裂。

有最高透光性、有錐度的根柱產品 UniCore Post and Drill System（Ultradent），玻璃纖維材料的根柱，搭配獨特的多功能「根柱鑽」（drills），無菌包裝，多種大小尺寸選擇，是根柱產品的最佳選擇。

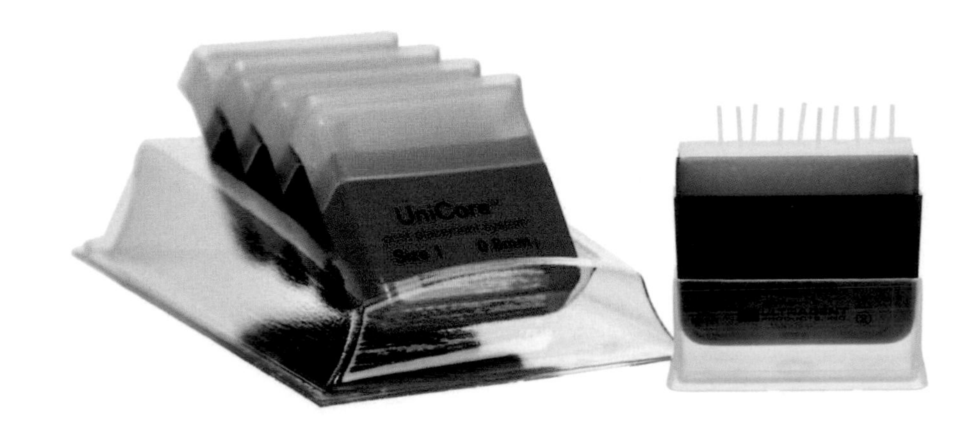

UniCore Drill（Ultradent）根柱鑽柄上有一環鑽石，能排除因操作時，根柱鑽與牙齒摩擦產生的障礙，進而保護牙齒（散熱效應）。有不同顏色標示大小尺寸，方便醫師辨識。寬版螺紋設計，能快速鑽出根柱空間並將殘屑帶出。根柱鑽的末端沒有切削能力，提供安全措施。

UniCore Post（Ultradent）表面經微處理（micro retention），增加與樹脂的黏著力。由「預加應力」（pre-stressed）的連續性玻璃纖維與「樹脂基質」（resin matrix）所組成。玻璃纖維含量大於 60%，連續單一方向排列，增加強度。完全半透明，中等放射線阻透性。平行合併 3% 錐度的二段式設計，符合根管解剖學。與牙本質堅硬度（彈性模數）相近，可避免牙齒斷裂。同時符合力學設計，易於置放。

UniCore Post 有不同顏色標示，容易辨識。共有六種大小尺寸可選擇：Accessory Post、#0（白色）、#1（黃色）、#2（紅色）、#3（藍色）、#4（綠色）。

要拿掉馬來牙膠，手機轉速調到 20,000rpm。#4（綠色）根柱鑽最高轉速可至 5,000rpm，#4（綠色）根柱鑽也可用來移除置放在根管內舊的玻璃纖維根柱。

使用「雙固化」（dual-cured）的牙科「黏著劑」（adhesives）與「樹脂黏合劑」（resin cements）來黏合根柱。

新上市的 #0 Post（白色）可以保留最多完整的牙根牙本質構造。在「主要的根柱」（master post）和根管壁間若有多餘的空隙，可以插入 Accessory Post，減少樹脂黏合劑的用量，增加根柱與根管壁的黏著強度。

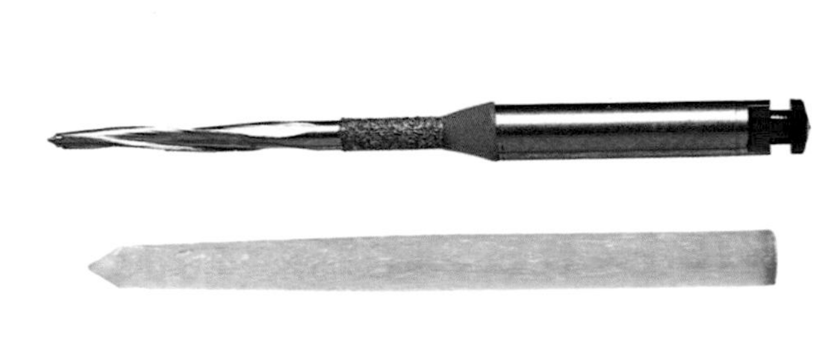

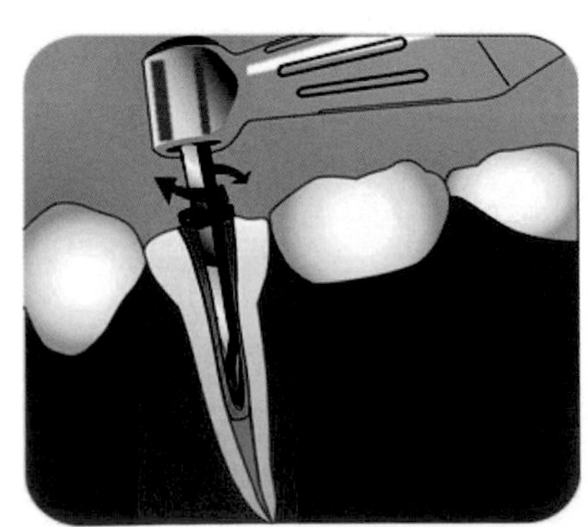

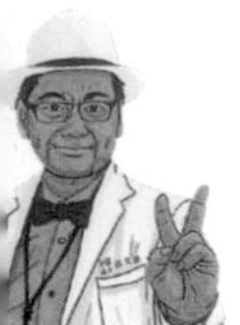

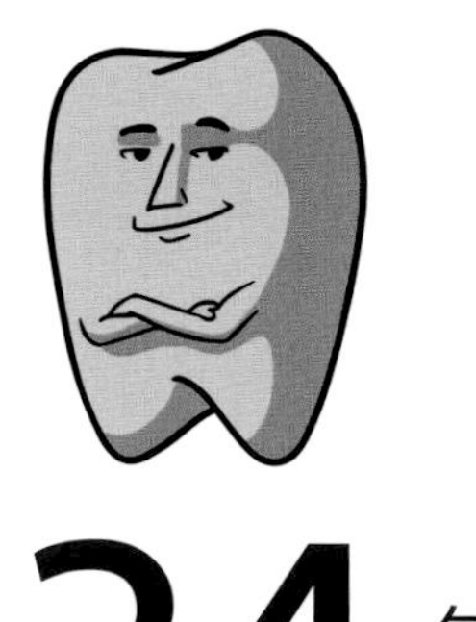

第34篇

陶瓷底劑

Primers, Ceramic

Pearl 133

Clearfil Ceramic Primer Plus
（Kuraray）

黏著陶瓷材料製作的復形體或是修復碎裂的陶瓷復形體，都需要用「陶瓷底劑」（ceramic primer）。

「矽烷耦合劑」（silane coupling agent）產品 Clearfil Ceramic Primer Plus（Kuraray）是單瓶包裝的「矽烷」（silane），含有「磷酸鹽單體」（phosphate monomer，MDP）成分。使用 Clearfil Ceramic Primer Plus，瓷牙表面不需要另外使用氫氟酸（HF）酸蝕。剛剛好的黏稠度，氣味也可接受，塗佈簡單，濕潤性好。產品不使用的時候，應存放冰箱冷藏。

Clearfil Ceramic Primer Plus「黏著性底劑」（adhesive primer）用來提升樹脂材料與陶瓷、複合樹脂、混合型陶瓷、二矽酸鋰、氧化鋯，與金屬之間的黏著強度。

Clearfil Ceramic Primer Plus 臨床操作步驟

1. 先使用鑽石磨針或噴砂將瓷牙表面弄粗糙。
2. 接著塗上傳統的磷酸酸蝕劑 5 秒鐘，沖洗，吹乾，不需要氫氟酸（HF）。
3. 最後塗上 Clearfil Ceramic Primer Plus，等待 60 秒，黏著效果最佳。

（搭配複合樹脂材料使用，口腔內修復破裂瓷牙；搭配樹脂黏合劑使用，黏合陶瓷復形體。）

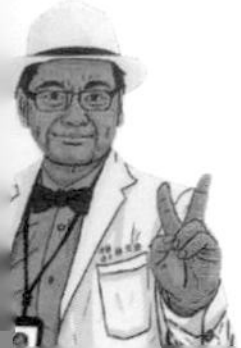

Pearl 134

Monobond Etch & Prime
(Ivoclar Vivadent)

傳統的「長石陶瓷」(feldspathic porcelain)和「玻璃陶瓷」(glass-ceramics)材料製作的間接式復形體，在「黏合」(cementation)或「修復」(repair)時，其「內表面」(intaglio surface，又稱「黏著表面」)，需用氫氟酸「瓷牙酸蝕劑」Porcelain Etch(Ultradent)酸蝕瓷牙，然後再塗上矽烷「陶瓷底劑」(ceramic primer) Silane(Ultradent)，進行表面處理，以增加黏著表面積與黏著強度。

「玻璃陶瓷」材料包括：「白雲石強化陶瓷」(leucite-reinforced porcelain)，例如：IPS Empress(Ivoclar Vivadent)和「二矽酸鋰」(lithium disilicate)，例如：IPS e.max(Ivoclar Vivadent)。而氫氟酸「瓷牙酸蝕劑」是由 4% 至 10% 的 hydrofluoric acid 所組成。一般使用氫氟酸「瓷牙酸蝕劑」處理陶瓷黏著表面 1 分鐘後，完成酸蝕，沖洗吹乾，還要再塗上「矽烷耦合劑」(silane coupling agent)。因為氫氟酸「瓷牙酸蝕劑」有潛在毒性，操作宜謹慎。

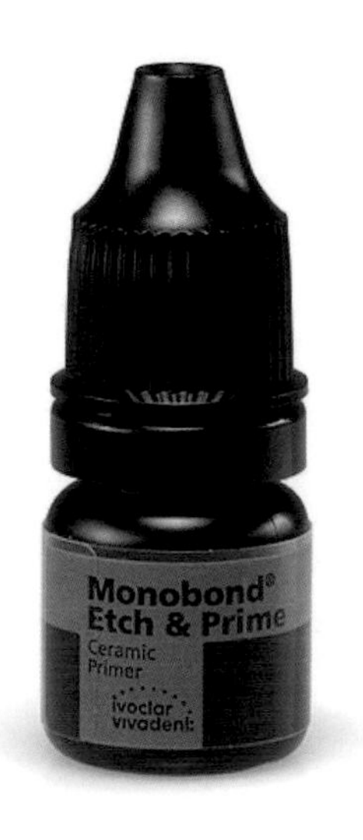

有些「第八代牙科黏著劑」（universal bonding agents）產品，例如：PALFIQUE Universal Bond（TOKUYAMA）、Single Bond Universal（3M ESPE），含有「矽烷」（silane），具有「矽烷耦合劑」「陶瓷底劑」（ceramic primer）的功效。

Monobond Etch & Prime（Ivoclar Vivadent）為單一瓶裝，將陶瓷的etching與priming兩個步驟合而為一，可加強陶瓷的黏著效果。臨床使用時，先將Monobond Etch & Prime產品塗到間接式復形體的黏著表面，攪動20秒，靜置40秒，徹底清洗吹乾，即完成陶瓷的etching和priming工作。無需使用氫氟酸，安全可靠，操作方便。

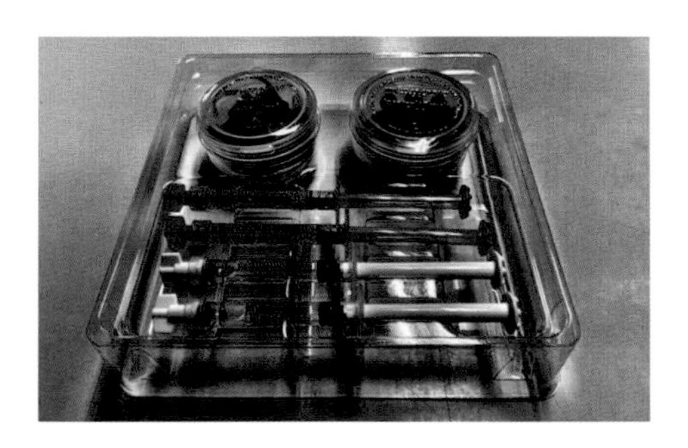

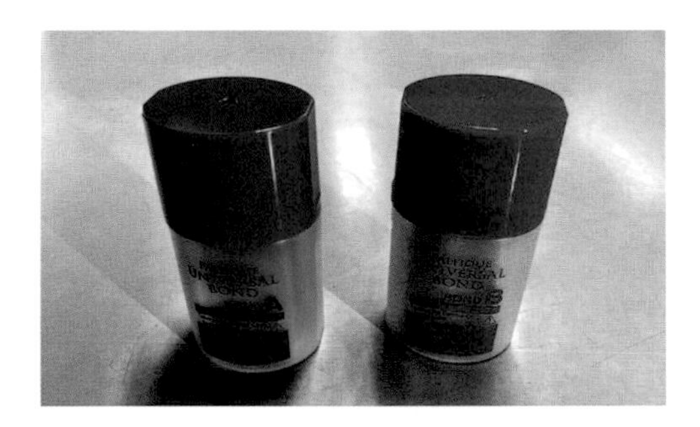

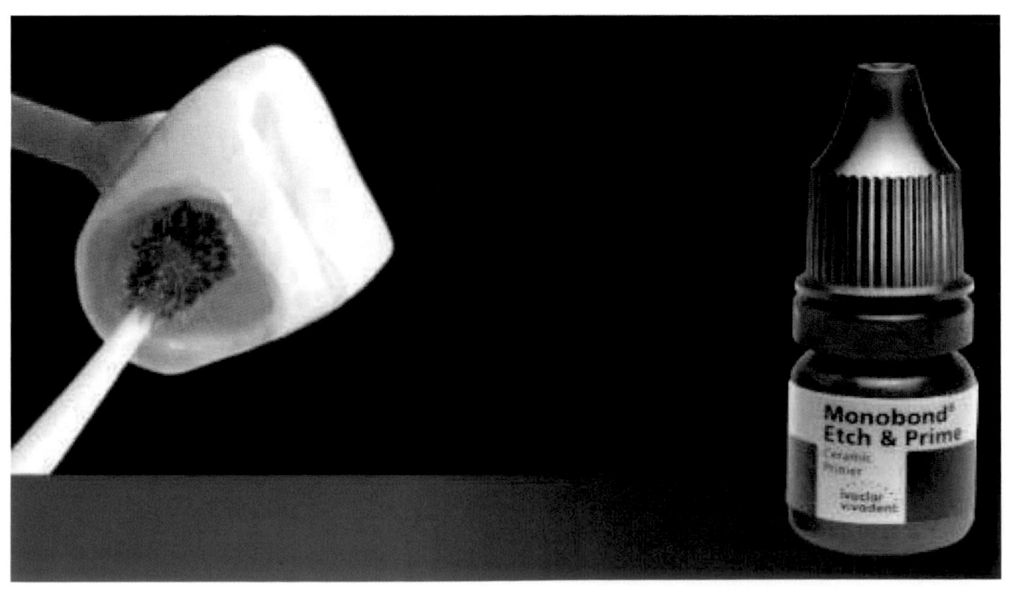

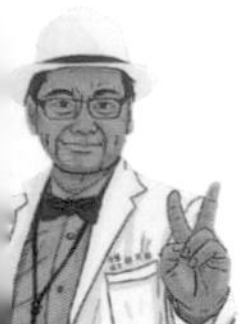

Pearl 135

Ultradent Porcelain Etch and Silane
(Ultradent)

瓷牙酸蝕劑 Ultradent Porcelain Etch（Ultradent）成分是 9% 的氫氟酸凝膠（HF gel），適中的黏稠度，剛剛好的流動性，又不會溢流。而具緩衝、凝膠狀的氫氟酸，適用在口內或口外的瓷牙面酸蝕處理。相較於物理性的研磨，化學性酸蝕的氫氟酸處理效果，可以得到更好的機械性表面。在進行黏著與修復前，可以用來處理瓷牙表面或舊有的複合樹脂表面。建議用於 indirect 修復法，例如：瓷牙冠（crown）、瓷牙貼面（veneer）或嵌體（inlay）等等。

呈黃色的瓷牙酸蝕劑 Ultradent Porcelain Etch，通常不會造成複合樹脂與樹脂黏合劑的染色，但也有可能會有殘留物，因此建議作用完成後，要清理乾淨。

Ultradent Porcelain Etch 可搭配瓷牙酸蝕中和劑 EtchArrest（Ultradent）使用。

產品 Ultradent Silane（Ultradent）是單一成分、無需調拌混合、完全水解的「矽烷耦合劑」。pH 值 5.3，用於瓷牙酸蝕後的表面處理陶瓷底劑（ceramic primer）。

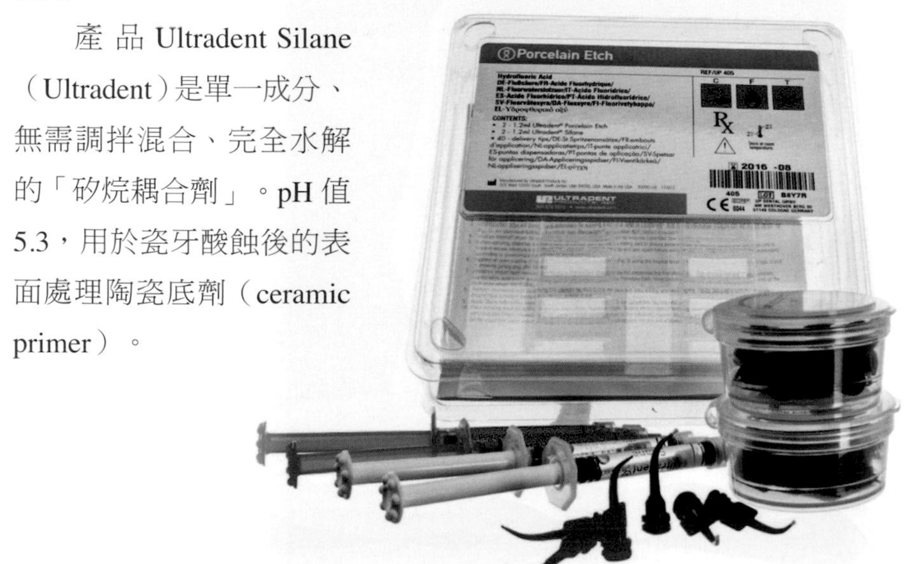

產品注射筒（syringe）包裝，擠出材料，直接可用，非常方便，操作特性極佳。5 秒鐘即可完成 Ultradent Silane 的塗抹，但廠商建議塗佈時間為 1 分鐘，塗佈時間長短不會影響黏著強度。

Ultradent Porcelain Etch and Silane 容易控制的流動性，酸蝕／修復只各需 1 分鐘，對各種材料不產生染色問題，超強陶瓷與樹脂黏著效果。

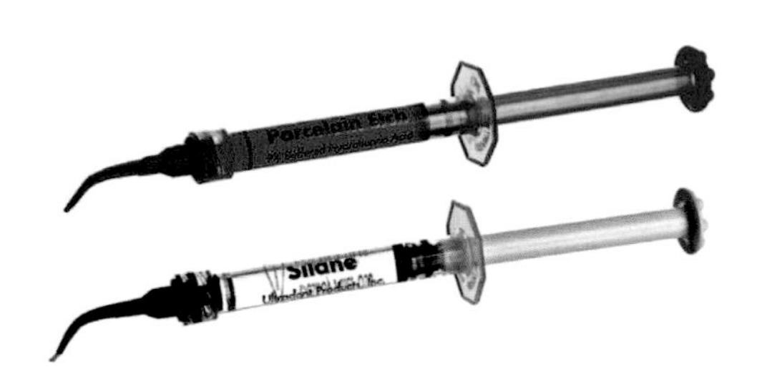

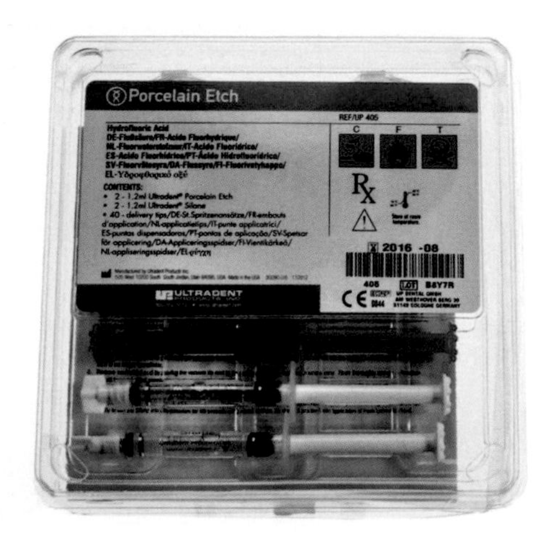

Ultradent Porcelain Etch and Silane 臨床操作步驟

1. 於口腔內使用，需上橡皮障隔離，易於辨識。
2. 先搭配 EtchArrest（Ultradent）中和劑的使用，來保護牙齦。
3. 接著使用專用的毛刷，精準塗佈 Ultradent Porcelain Etch 酸蝕劑於需要的位置。處理 1 分鐘後，將 EtchArrest 中和劑與 Ultradent Porcelain Etch 酸蝕劑混合，以中和腐蝕性。先吸乾淨，再沖洗。
4. 最後用 Ultradent Silane 陶瓷底劑（ceramic primer）處理 1 分鐘，將其吹乾，即可進行後續的黏著處理。

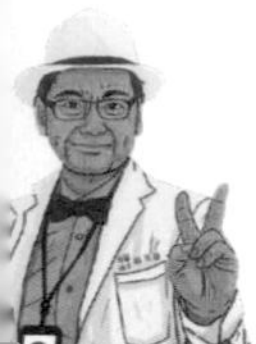

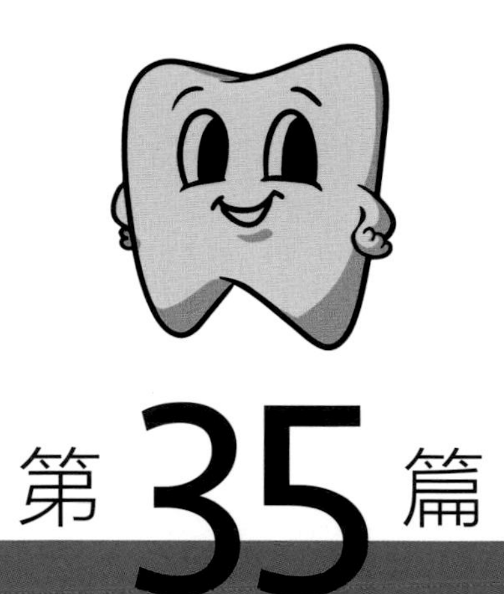

第35篇

氧化鋯底劑

Primers, Zirconia

Pearl 136

Z-PRIME Plus
(Bisco)

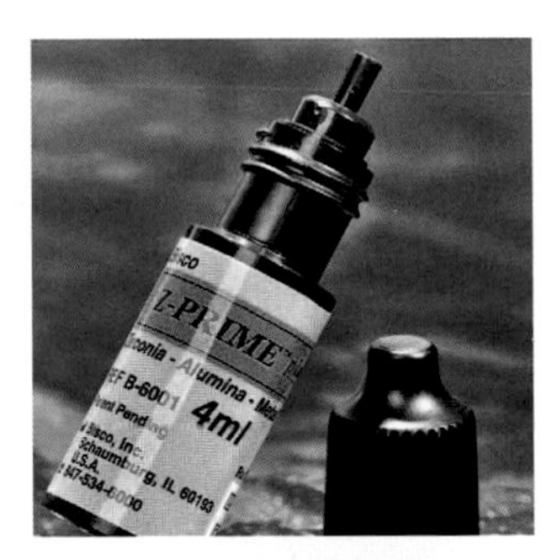

氧化鋯牙冠的黏合是一項挑戰，常會遇到牙冠戴一段時間後掉下來的問題。原因當然很多，備牙本身的固位（retention）條件很重要。另外，牙冠內表面（intaglio surface）在黏合前的「表面處理」（surface treatment）也扮演著關鍵角色。

氧化鋯的內表面在黏合前，要用 50 微米的氧化鋁噴砂處理。如果牙齒固位條件不佳，牙冠內表面要再塗上「氧化鋯底劑」（zirconia primer）。

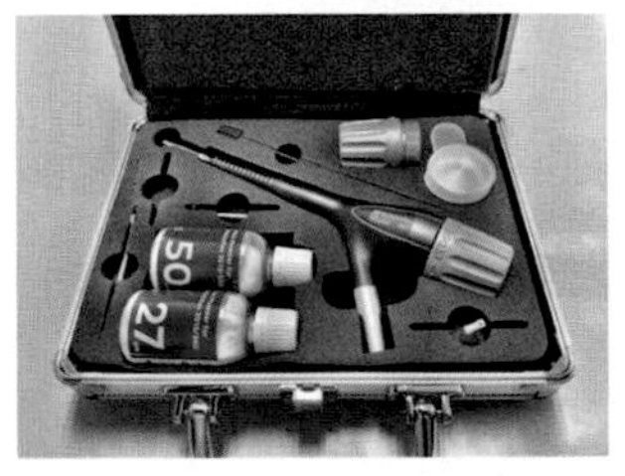

一些「第八代牙科黏著劑」（universal bonding agent）產品，例如：PALFIQUE Universal Bond（TOKUYAMA），材料內含 MDP 成分，可以當作金屬、氧化鋁、氧化鋯、複合樹脂等材料製成的間接式復形體表面處理的「底劑」。而「氧化鋯底劑」產品 Z-PRIME Plus（Bisco），單瓶裝，無需調拌，與「光固化」（light-cured）、「雙固化」（dual-cured）樹脂黏合劑皆相容。在清潔乾淨的氧化鋯牙冠內表面，塗上薄薄一層專用的氧化鋯底劑產品，輕輕吹乾，完全不需沖洗。

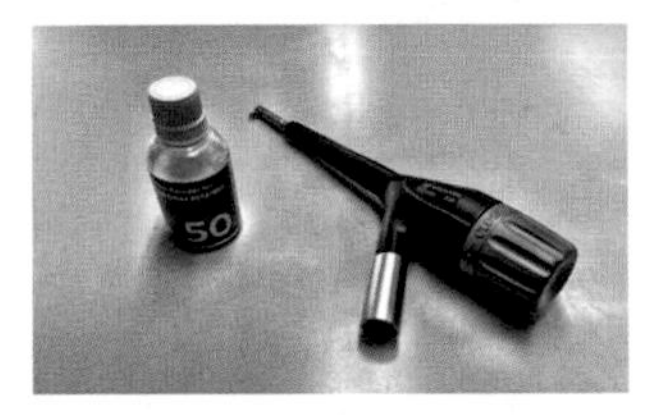

Z-PRIME Plus 是由 MDP「磷酸鹽單體」（phosphate monomer）與「BPDM 羧酸鹽單體」（carboxylate monomer）這兩種獨特的活性成分所組成，能有效增加氧化鋯、氧化鋁、金屬復形材料與樹脂黏合劑之間的黏著，但對「長石陶瓷」（feldspathic porcelain）、「玻璃陶瓷」（glass ceramics）來說，Z-PRIME Plus 並不適用。

由於 Z-PRIME Plus 是「光敏材料」（light-sensitive material），對光十分敏感，一旦擠出後，應立即使用，或用光罩裝置遮蓋。

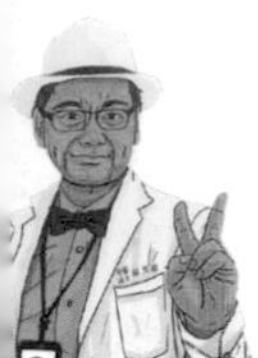

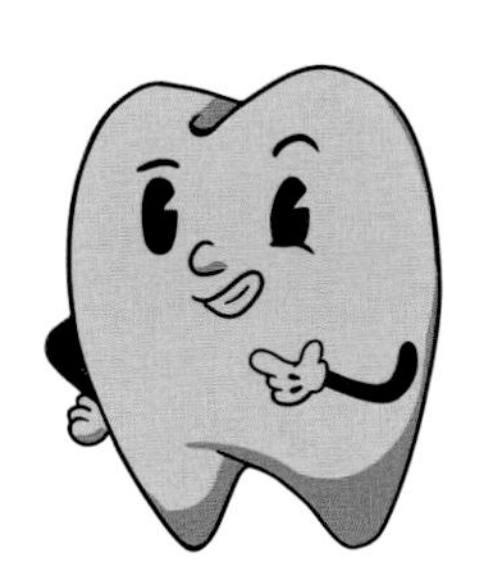

第36篇

臨時假牙材料

Provisional Materials

Pearl 137

LuxaCrown
(DMG)

臨時冠橋放在患者口腔裡面，可以用多久？如果很密合、顏色可以接受、沒有斷裂、沒有磨耗現象，事實上可以持續使用一段時間。患者由於經濟考量，無法負擔價位較高的牙冠，是否有其他治療選項？

老年人或經濟有困難的患者，使用「自固化」（self-cured）複合樹脂材料在診間製作「短期」（short-term）冠橋。臨床有些症例需要將臨時冠橋使用年限延長，包括：階段性的治療計畫、植體等待傷口癒合、評估口腔狀況（包括牙齒牙髓、牙周、咬合）、病患的經濟考量、提高咬合垂直徑距，以及審美重建症例。

Bis-acryl composite 的臨時冠橋材料物理性質佳，而 Luxatemp Star（DMG）產品更是其中的翹楚。新一代的 LuxaCrown（DMG）也是「自固化」（self-cured）的 bis-acryl composite。Luxatemp Star 與 LuxaCrown 兩種產品主要的差別在「表面改質劑」（surface modifier）。加強填料顆粒的「矽烷耦合劑」（silane coupling agent）與「樹脂基質」（resin matrix）的反應，提供 LuxaCrown 較高的強度。

LuxaCrown 的成分是「多功能」（multifunctional）「二甲基丙烯酸酯樹脂」（dimethacrylate resin）、玻璃填料顆粒、催化劑、穩定劑、添加劑等，不含「甲基丙烯酸酯」（methyl methacrylate）。

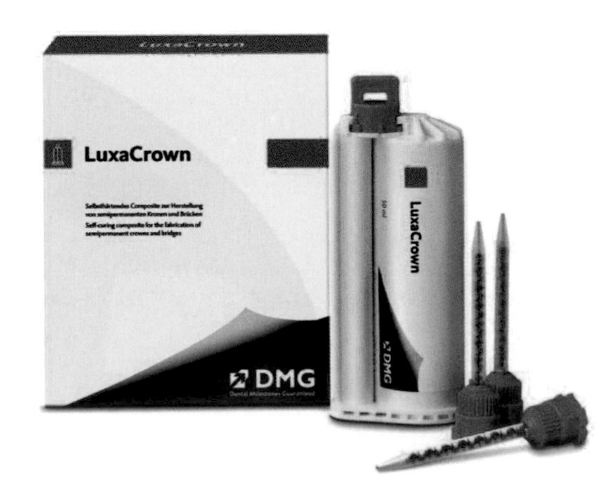

LuxaCrown 產品有八種顏色選擇（A1、A2、A3、A3.5、B1、B3、C2、D4）。色澤穩定性高、可以拋光至平滑光澤表面、螢光性接近真實牙齒構造、高「斷裂韌

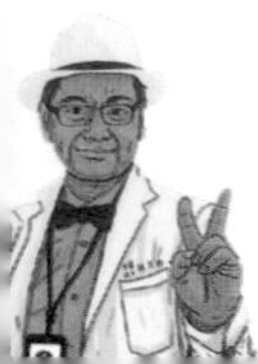

性」（fracture toughness），臨床使用，耐用性可長達 5 年。

LuxaCrown 產品的特點包括：容易製作、修整與拋光、好的密合度、審美性外觀、抗染色與抗碎裂。但價位比起其他臨時冠橋材料或自固化複合樹脂材料高。

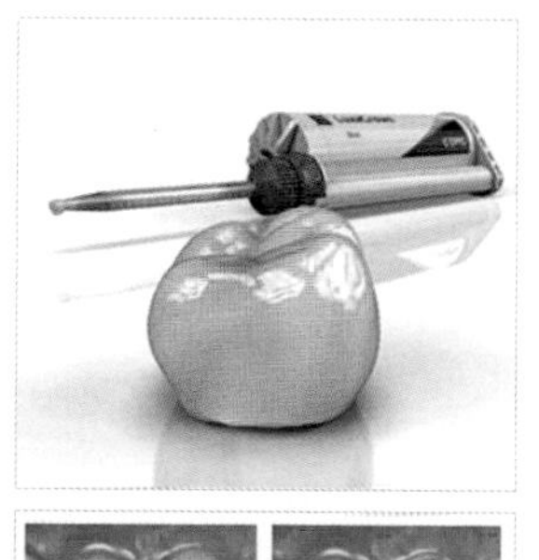

從調拌混合算起，有 40 秒的「操作時間」（working time）。2 分鐘後自患者口腔取出，5 分鐘固化。

超長耐久性的臨時冠橋主要是從長期使用「臨時冠橋」的觀念演變而來。LuxaCrown 改進了材料特性，延長臨時冠橋的使用壽命。加入多功能基的丙烯酸（methacrylate）和增加填料含量，強度、耐磨度與邊緣密合度增加，提升材料的物理性質。每一個 LuxaCrown automix cartridge 可以製作 36 顆的牙冠，或 24 個的三單位牙橋。

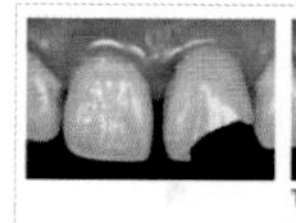
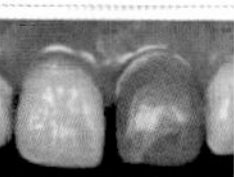
The wax-up/mock-up simulates the restoration.

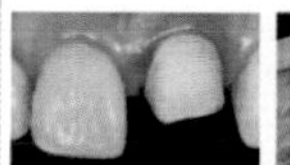
Prepared tooth.
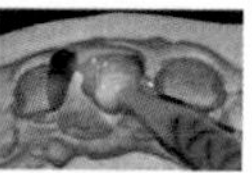

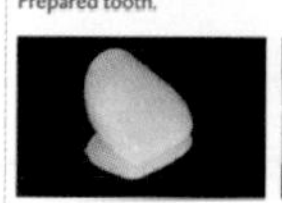
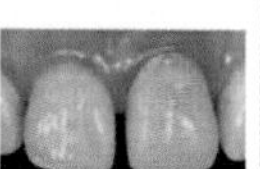

超長耐久性的臨時冠橋的臨床操作步驟

1. 術前印模（牙齒若有缺損，先用複合樹脂修復）。
2. 修整印模模板，印模模板定位測試。
3. 修磨牙齒。
4. 倒凹或牙齦間隙要「封凹」（block out）。
5. 在備牙和鄰牙塗上分離劑（凡士林或 KY 軟膏是最佳選擇）。
6. 將混合好的 LuxaCrown 材料裝填在印模模板裡。
7. 將印模模板放回患者口腔，輕輕地將過多的 LuxaCrown 材料拭除，監視材料自固化過程。
8. LuxaCrown 材料呈橡皮狀，將印模從患者口腔取出。
9. 使用浮石粉泥漿清潔備牙。
10. 等待 LuxaCrown 材料固化完全。
11. 修整復形體、試戴、精加工、拋光。
12. 備牙塗上戊二醛消毒劑／脫敏劑（例如： Gluma Desensitize 或類似產品）2 次，每次 1 分鐘，吸乾（不要沖洗）。
13. 黏合 LuxaCrown 牙冠／牙橋。超長耐久性的臨時冠橋使用 RMGI 黏合劑，例如：GC FujiCem 2（GC）；暫時性牙冠／牙橋使用氧化鋅黏合劑，例如：TempBond（Kerr）。
14. 檢查、調整咬合。

Pearl 138

LuxaTemp Star
(DMG)

臨時冠橋材料(provisional materials)的選擇係依據臨床遇到的情況而定,需要較長期使用時,材料的「斷裂強度」(fracture strengh)、「耐磨度」(wear resistance)、審美性,以及對軟組織的生物相容性是主要考量因素。用在前牙區域的臨時冠橋材料,應選用色彩穩定性高、色彩多樣性,與耐沾污之材料。

臨時冠橋如果密合度很好、顏色可以接受、強度合適、磨耗度低,也可以使用好幾年。而不良的暫時性復形體可能導致備牙的遷移、牙齦過度生長或萎縮、牙齦發炎、牙齒敏感、不美觀。

LuxaTemp Star(DMG)是一含有多功能基丙烯酸酯(multifunctional methacrylate)產品,兩管材料自動混合,自固化(self-cured)。可以用來製作臨時性冠橋、嵌體/冠蓋體、貼片等。材料有兩種包裝:auto-mix cartridges 與 smart-mix syringes。材料提供高強度、很好的審美性與極佳的拋光性。LuxaTemp Star 材料具有螢光性,有六種顏色選擇(A1、A2、A3、A3.5、B1、BL)。

臨床操作 LuxaTemp Star,開始調拌混合後 45 秒內,即應將材料堆放在備牙上。1.5 分鐘到 2.5 分鐘期間,混合的材料發展到彈性期,即應將材料從備牙取出。5 分鐘後,即可進行拋光/完成的步驟。表面若有氣泡發生,可以用流動性複合樹脂材料(flowable composites)修補,例如:LuxaFlow Star(DMG)。

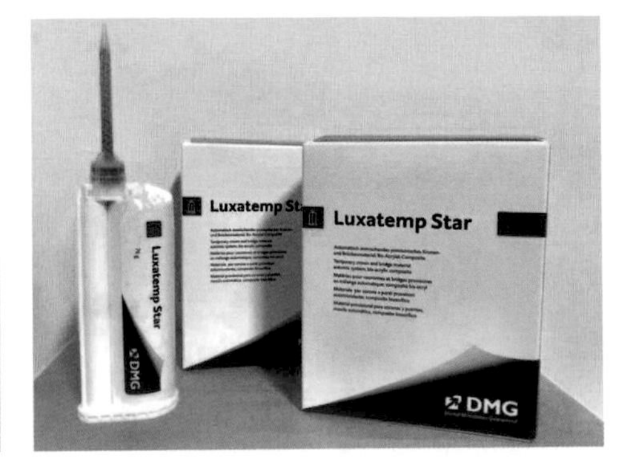

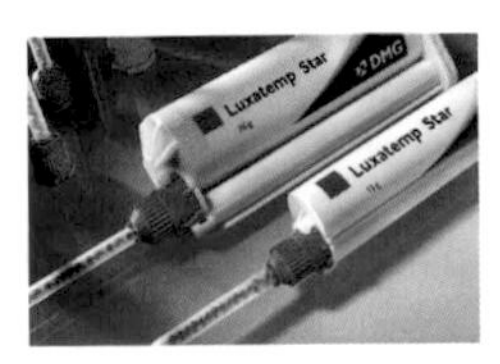

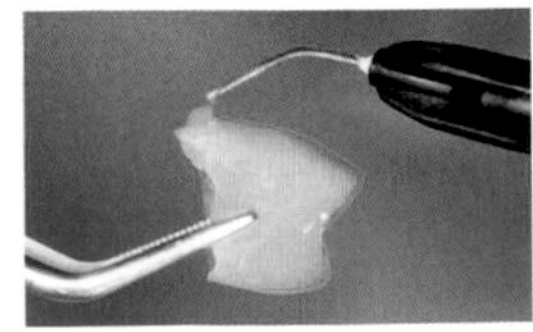

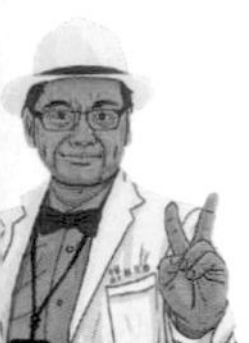

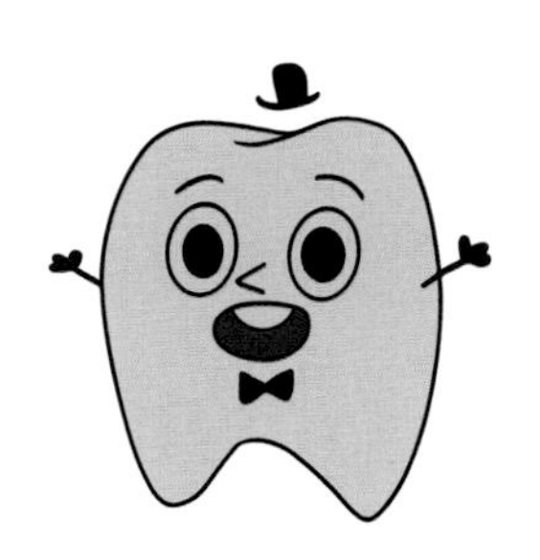

第 37 篇

義齒重襯／換底材料

Reline-Rebase Materials

Pearl 139

Sofreliner Tough M and S
（TOKUYAMA）

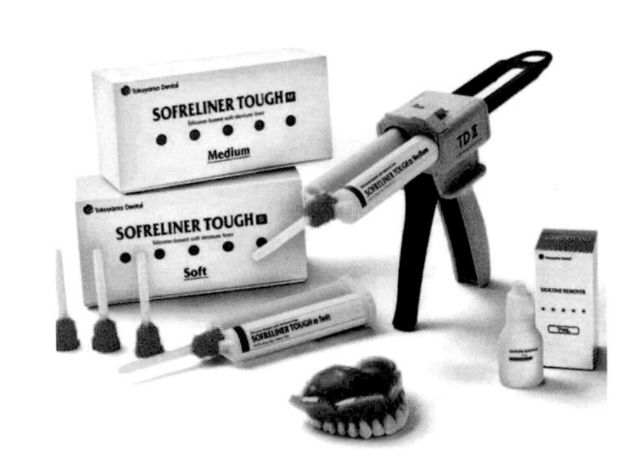

患者戴著活動假牙，常常因為手術後等待癒合期間、齒槽骨萎縮造成義齒固位性不良、尖銳的齒槽骨嵴或倒凹、牙肉敏感等症例，活動假牙需要暫時性的墊底。

活動假牙軟墊材產品 Sofreliner Tough（TOKUYAMA）是加成式矽膠材質（vinyl polysiloxane），槍型自動調拌系統，一個診次即可完成義齒墊底（denture relining）。Sofreliner Tough 與義齒有很好的黏著，提供患者固位性良好的舒適、穩定的義齒，效果可長達 12 至 24 個月。臨床應用時，將欲墊底部分的義齒表面先磨粗糙，清洗乾淨、吹乾。均勻塗上 Sofreliner Tough Primer，要跨過義齒邊緣。等待 Sofreliner Tough Primer 乾了以後，才能開始調拌混合 Sofreliner Tough 材料，塗佈在經 Primer 處理過的義齒表面。

Sofreliner Tough 材料自調拌混合起，在口腔外有 2 分鐘的操作時間。置入口腔裡，5 分鐘過後即可取出，用銳利的刀片或是剪刀進行修整。等待 15 分鐘後，再進行精加工／拋光（finishing / polishing）。精加工／拋光可以利用盒組內的 Finishing System、Shape Adjustment Point、Finishing Point、Diamond Point，得到光滑表面，不易沾污變色。

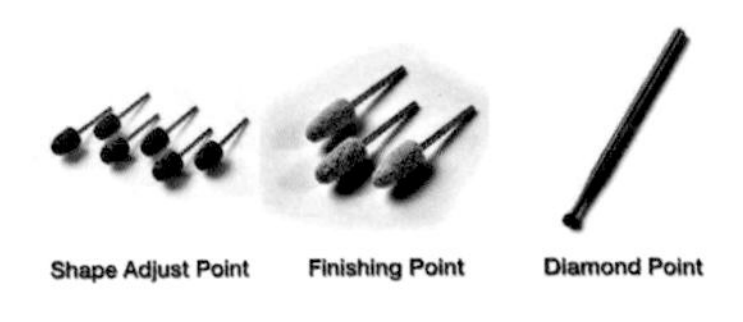

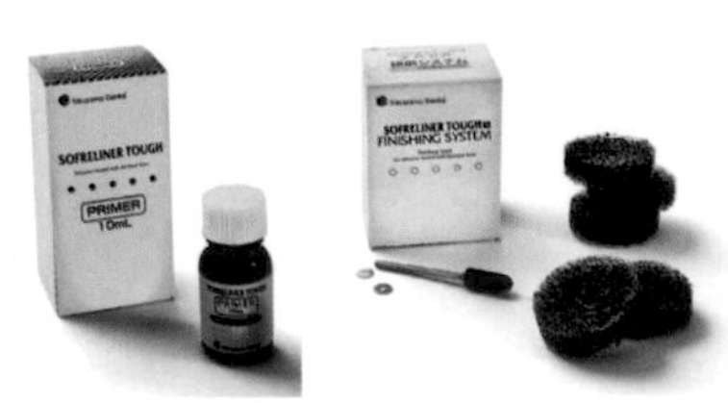

Sofreliner Tough（TOKUYAMA）沒有不良的氣味，凝固硬化過程也不會發熱，可以在治療檯旁直接完成所有步驟。軟墊材與活動假牙壓克力有很好的黏著性，容易清理，可以維持長期軟墊功能。將來若有需要將 Sofreliner Tough 材料清除，使用專用的 Silicone Remover（TOKUYAMA），即可輕易地磨除軟墊材。

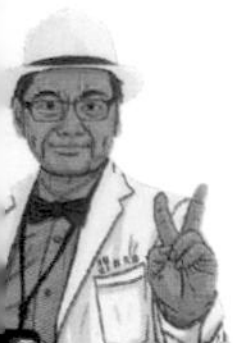

Pearl 140

Rebase II Medium and Fast
（TOKUYAMA）

活動義齒墊底材料 Rebase II Medium and Fast（TOKUYAMA）固化快速、黏稠度適中、不易變色，與義齒基底有很好的黏著效果，耐久性的表面平滑度，不易受污染或變臭，效果可持續 6 至 18 個月。

Rebase II Medium and Fast 材料組成「聚乙基丙烯酸酯」（polyethyl methacrylate），不含「聚甲基丙烯酸酯」（polymethyl methacrylate，簡稱 PMMA），材料粉／液調拌，操作還算容易。盒組內包含所有義齒墊底所需的材料和組件，使用起來相當方便。當天診次即可完成墊底，患者與醫師都喜愛。

使用 Rebase II 前，先將義齒底部與邊緣磨除一些空間以容納 Rebase II 墊底材料。「黏著劑」（adhesive）的使用是關鍵步驟。調拌混合好的墊底材料，要等到呈「像蜂蜜狀」的黏稠度，才可以裝填到活動義齒的基底與邊緣。

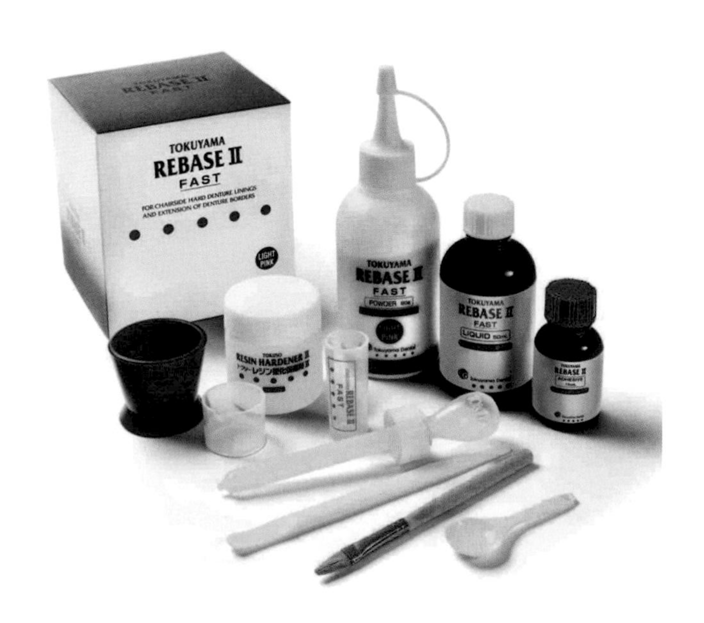

Rebase II Fast 材料調拌混合後，放在口腔裡 5 分鐘，Rebase II Medium 放在口腔裡 8 分鐘。義齒從口腔取出，過多的墊底材料可先用剪刀修整，以節省時間。義齒從口腔取出後，浸泡在「樹脂硬化促進劑」（resin hardener）粉末泡狀的溶液裡 3 分鐘，進行最後固化。材料在口腔裡固化過程會有些許釋熱，應先告知患者。

使用盒組內附有的精加工／拋光器，即可迅速得到一個光滑的墊底表面。不含甲基丙烯酸（MMA），沒有刺激性與嗆鼻味。獨特的黏著劑，可以避免墊底材料剝落。

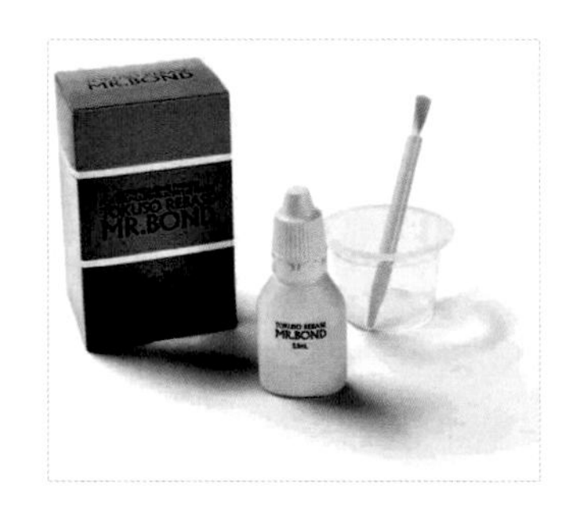

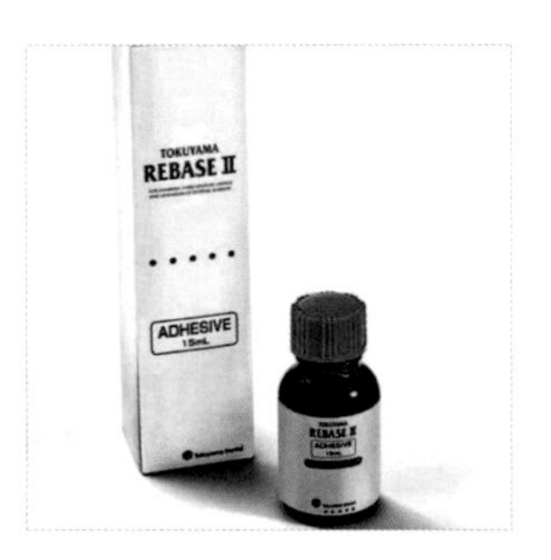

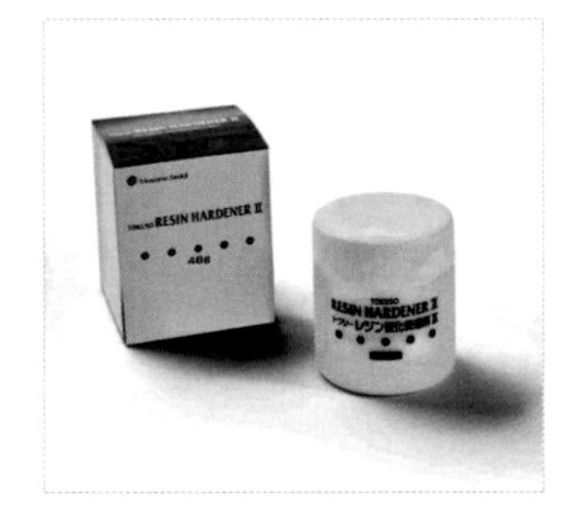

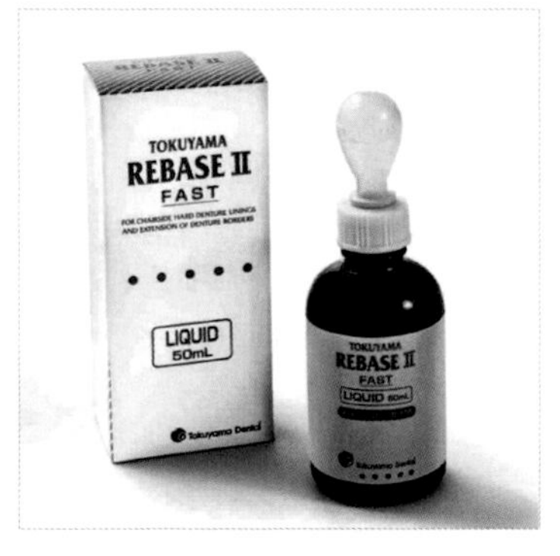

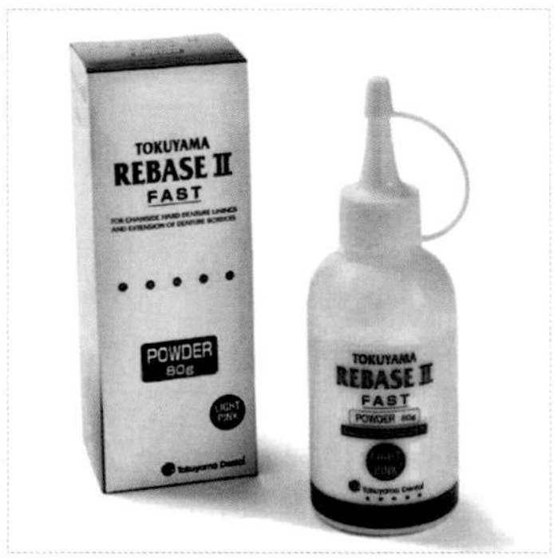

Rebase II Medium and Fast 臨床操作步驟

1. 檢視舊義齒床密合度（建議使用 Fit Tester）。
2. 削除舊義齒床表面老舊樹脂（1 ～ 2mm）。
3. 塗抹 REBASE AID（新舊樹脂接著劑）於義齒上，塗抹後靜置 10 分鐘。
4. 量取粉劑和液劑，並將其混合均勻。
5. 以調拌刀將墊底材撥放在義齒要墊底的區域。
6. 義齒置入患者口內後，引導患者到中心咬合位置。
7. 引導患者做 muscle treatment。
8. 將義齒從患者口中取出後，浸泡樹脂硬化促進劑 3 分鐘以上。
9. 用適當的研磨工具做義齒型態修正、精加工及拋光打亮。

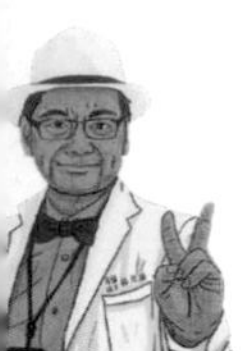

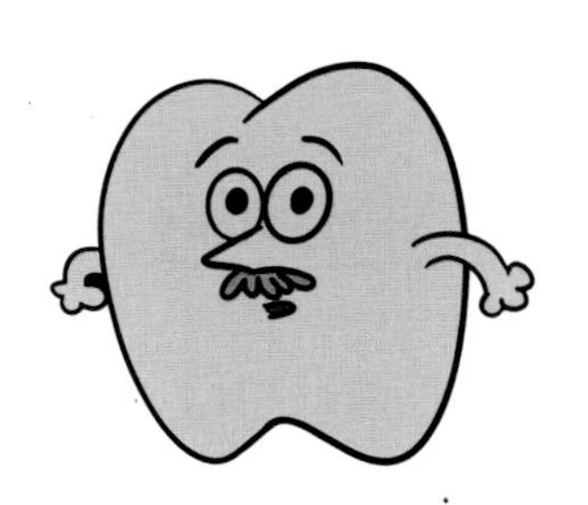

第38篇

研磨機

Triturator

Pearl 141

ultramat 2
（SDI）

以前使用汞齊（銀粉）復形，因為材料多為「膠囊」（capsule）包裝，診所必備「混汞機」、「研磨機」（amalgamators 或 triturators），用來混合汞齊（銀粉）材料。現今有一些產品（例如：樹脂黏合劑、樹脂離子體、玻璃離子體等）仍採膠囊包裝，一台相當便宜而且很好用的研磨機，仍是診所的必備。

ultramat 2（SDI）高速、靜音、震盪頻率每分鐘 4,500。控制與操作非常簡單，不吵雜。在控制面板上會有使用數據顯示，選擇所要的混合時間後，將膠囊插入頂端兩個叉子間，關上蓋子，按下啟動按鈕即可。混合結束，打開蓋子，就能取出膠囊使用。而且 ultramat 2（SDI）設置有安全機制，只要蓋子一打開，機器即會停止運轉。

ultramat 2 是一台雙重電壓的研磨機，可以選擇 110 或 240 伏特的電壓。有一個高精準的微處理器控制的計時器（0 ～ 16 秒），以提供一致性、精確的研磨，確保混合材料的操作性與臨床特性。

ultramat 2 適用所有膠囊包裝復形材料的研磨。

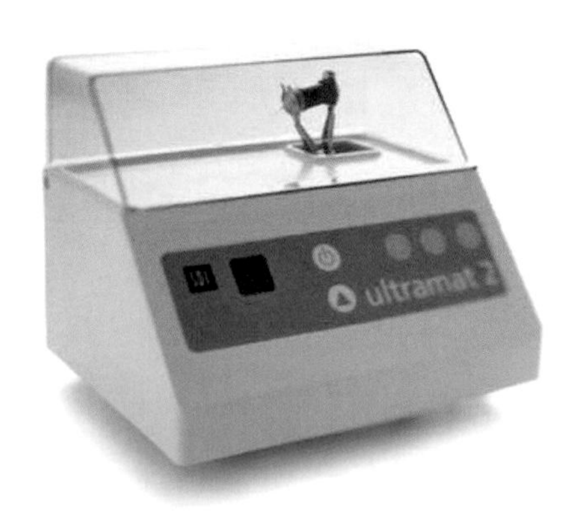

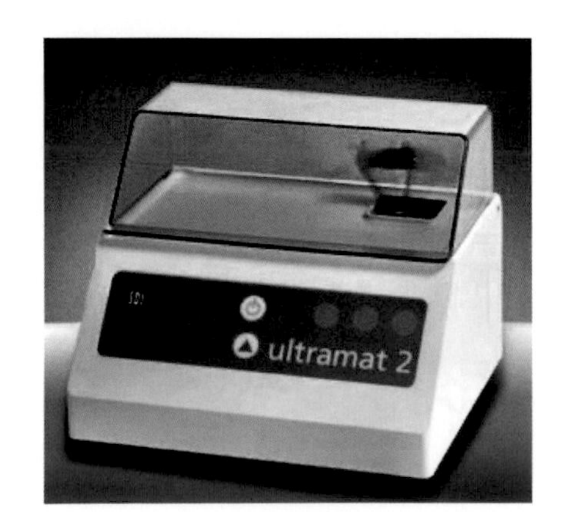

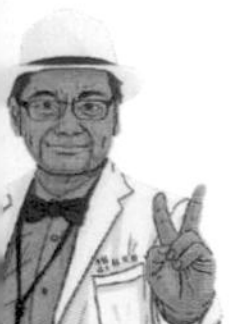

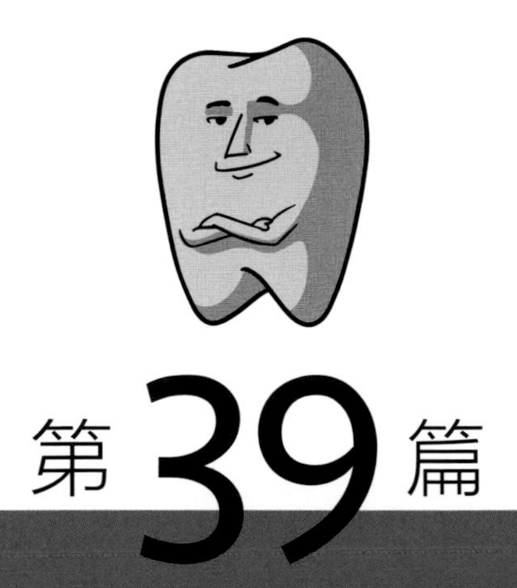

第39篇

超音波潔牙機

Ultrasonic Scalers

Pearl 142

Cavitron Jet Plus
(Dentsply Sirona)

Cavitron Jet Plus（Dentsply Sirona）結合「超音波潔牙機」（ultrasonic scaler）Cavitron Plus（Dentsply Sirona）與「氣動式拋光機」（air polisher）Cavitron ProphyJet Air Polishing Prophylaxis System（Dentsply Sirona），二機一體、不佔空間。

直接連接到牙科治療檯的「水線」（water supply line）與「空氣線」（air supply line）。這系統包括一個無線的腳踏板開關，用來啟動機台，方便使用，減少地板上線路的混亂。

Cavitron系列超音波潔牙機（Dentsply Sirona）獨特的「持續性能系統」（Sustained Performance System, SPS），感應線圈察覺到頑強結石，運轉速度會自動調整功率來維持tip的運轉幅度，SPS智能反饋系統能幫助醫師輕鬆清除硬厚結石。超音波動力旋鈕用來調整潔牙機頭尖端的動力大小。低動力用來清除碎屑及牙齦下結石，高動力用來清除牙齦上大塊結石與重度色斑。低的動力（Low Power Range, Blue Zone），適合低功率齦下潔牙，增加患者舒適度。輕拍腳踏板，啟動「增強模式」（boost mode），動力提升25%，可以比Piezo更大力。

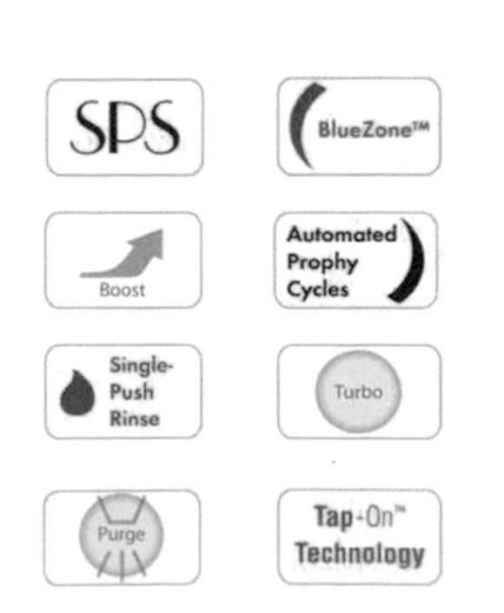

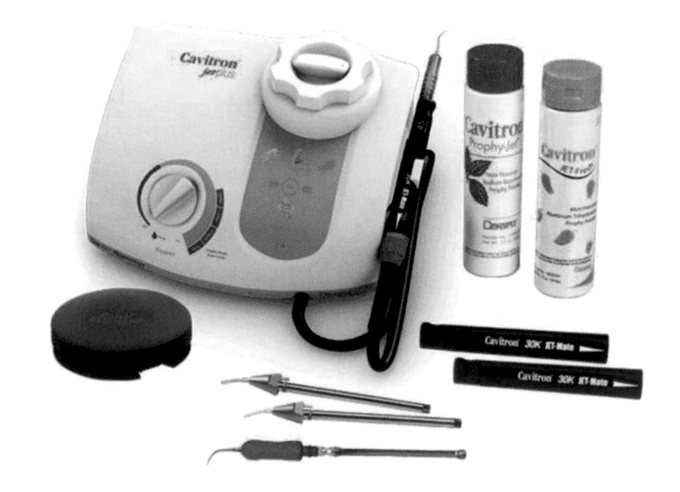

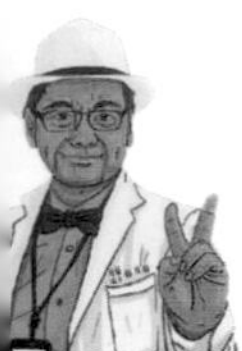

Cavitron Jet-Mate Handpiece 可以高溫高壓滅菌，搭配30KHz的「超音波潔牙機頭」（Ultrasonic Inserts）和「氣動式拋光機頭」（Cavitron Jet Air Polishing Insert）使用。Cavitron Jet-Mate Handpiece上有控制水量的旋鈕，可以330度旋轉，便利使用。Cavitron Jet Air Polishing Insert裡面裝有「桿狀加熱器」（heater rod），可升高水溫。Cavitron Jet Plus機台裡有一容器，可裝填氣動式潔牙用的噴砂粉。

臨床經驗，Cavitron Jet Plus有效率的超音波潔牙，患者舒適。氣動式拋光潔牙機對中度至重度色斑的牙齒和矯正器周邊的清潔，非常有效。使用時，最好搭配高速抽吸裝置，以免噴砂粉到處飛揚。患者要戴上保護眼鏡。

目前超音波潔牙機可分二大類：「磁致伸縮式」（magnetostrictive）與「壓電式」（piezoelectric）。Cavitron是磁致伸縮式超音波潔牙機，效率較高，患者舒適感較佳。

「千赫茲」（KHz）是交流電（AC）或電磁波（EM）頻率的單位，等於1,000赫茲（1,000Hz）。30K的超音波潔牙機頭，就是指30KHz，也就是每秒有三萬週期的頻率。與25KHz的潔牙機頭比較，潔牙效率沒有差別，但30KHz較輕、較短、較安靜。

潔牙是利用insert tip的側面，不建議用「尖點」（point）或「正面」（face）去刮除牙結石。Ultrasonic Inserts 的主要作用範圍在尖端4毫米，若有明顯磨耗現象，潔牙效率減低，即應丟棄，重新購買。Cavitron Inserts有多種選擇包含： PowerLINE系列、SlimLINE系列以及THINser、SofTip、DiamondCoat 三款特殊洗牙機頭。

Cavitron PowerLINE系列（Dentsply Sirona）針對中度、重度牙結石的症例，使用時，動力設定在低位、中位、高位皆可。Cavitron SlimLINE系列針對輕度、中度牙結石症例，使用時，動力設定在低位至中位的範圍，尖端的

Cavitron SlimLine Ultrasonic Inserts

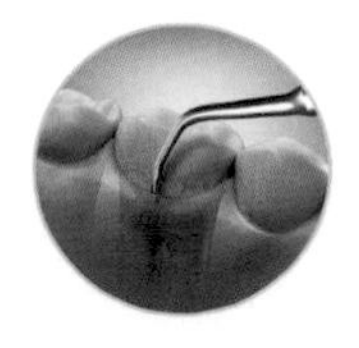

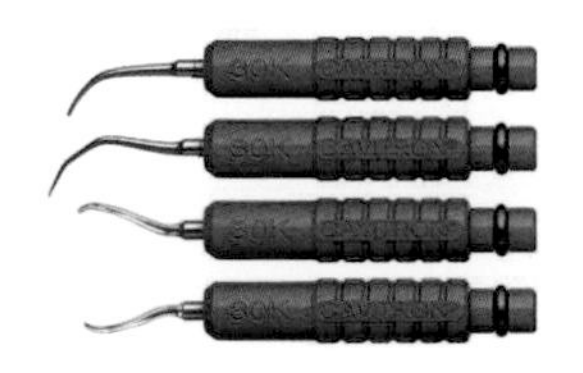

Cavitron PowerLine Ultrasonic Inserts

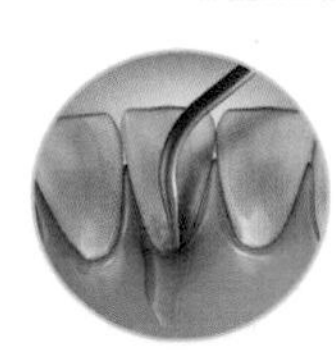

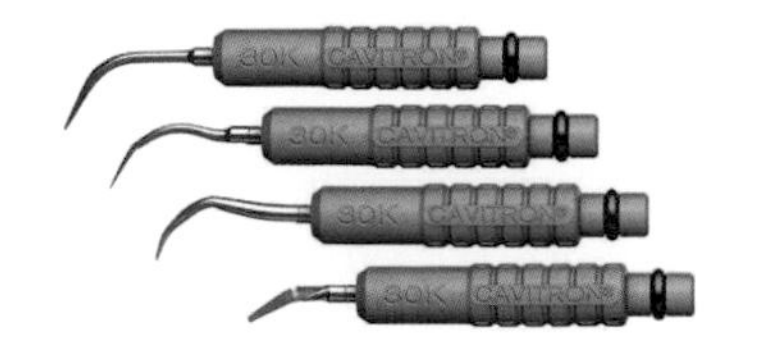

形狀，能貼適沿著牙齒線角，進入牙齦下和牙齒鄰接面間隙。潔牙機頭「聚焦噴霧」（focused spray）技術，增進醫師的可視度與患者的舒適感。

Cavitron THINsert（Dentsply Sirona）比Cavitron SlimLINE系列薄47%，更容易進入困難區域（例如：較緊的牙周囊袋與鄰接面間隙），增加觸感，有效偵測及刮除牙結石。

Cavitron SofTip設計用來清潔鈦植體與支台體的牙菌斑、結石與生物膜（biofilm），不會傷害植體與牙本質表面，能有效幫助植體的保養維護。

Cavitron DiamondCoat 有鑽石鍍層，針對中度至重度牙結石的症例，效率是傳統超音波潔牙機頭的三倍。

Cavitron FITGRIP Ultrasonic Inserts系列（Dentsply Sirona）有獨特的FITGRIP設計，讓操作者有很好的握感，減少肌肉疲勞，減少使用過程中超音波潔牙機頭脫落的機會。

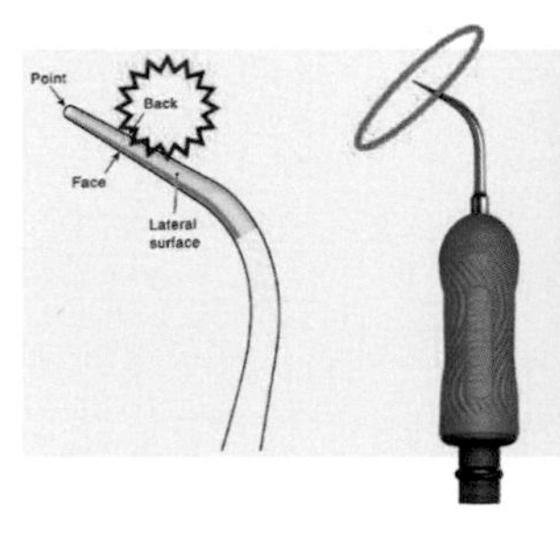

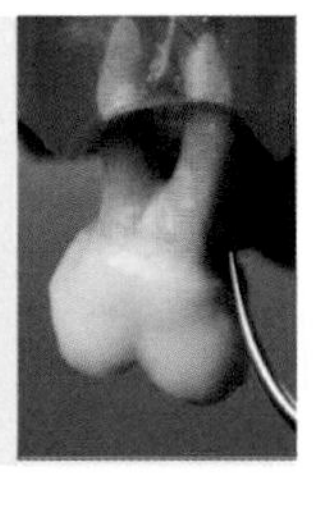

Cavitron Thinsert
Cavitron SofTip
Cavitron DiamondCoat

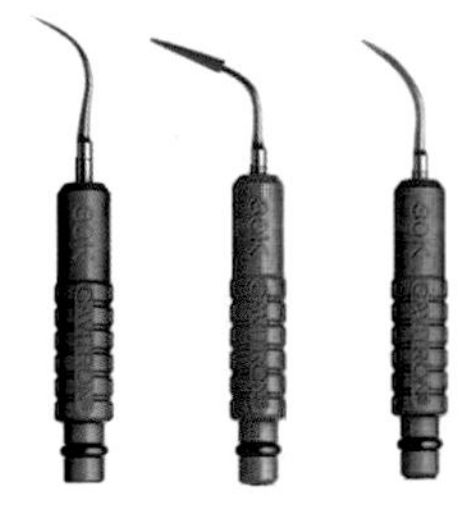

有效潔牙的臨床訣竅

1. 使用超音波洗牙機頭刮除牙結石，搭配適當的水流以冷卻、清除、洗滌。
2. 較細口徑的洗牙機頭較有效。使用較粗口徑的洗牙機頭，較高功率清除大塊結石。然後再用較細的機頭，左彎或右彎，清除較難到達的區域。
3. 超音波洗牙機頭的側面最有效，並與牙齒長軸一致。避免使用尖端、前面或背面去挫傷牙齒，避免施加太大的力量。輕輕撫摸的動作最有效。
4. 「磁致伸縮式」的洗牙機頭可能會變熱，需要水流來冷卻機頭、工作區域和洗滌碎屑。超音波產生「漩渦真空」（cavitation）來裂解結石。磁致伸縮式的洗牙機頭需要較多的水。水流也可以減少細菌數，加速癒合。超音波洗牙機頭尖端磨損 2 至 3 毫米，即應更換。
5. 超音波洗牙機頭選用薄的，輕輕地接觸，不停地移動，避免熱堆積。檢測沖洗液是否有達到工作區，利用洗牙機頭的側邊工作。
6. 謹慎吹乾牙齒，使用放大鏡，利用手動器械的觸感，去尋找超音波潔牙過程不經意留下的結石並清除掉。

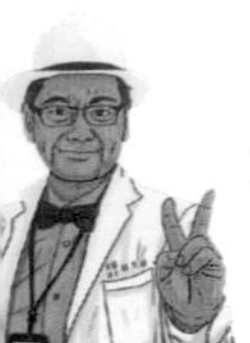

參考文獻

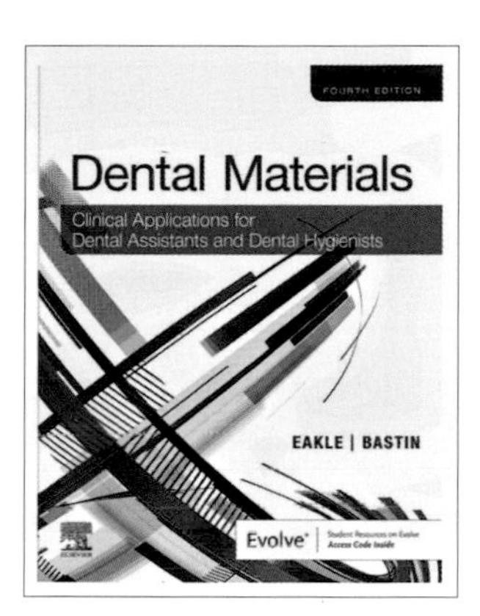

W. Stephan Eakle & Kimberly Bastin（2020）. Dental Materials 4th Edition Clinical Applications for Dental Assistants and Dental Hygienists: Elsevier.

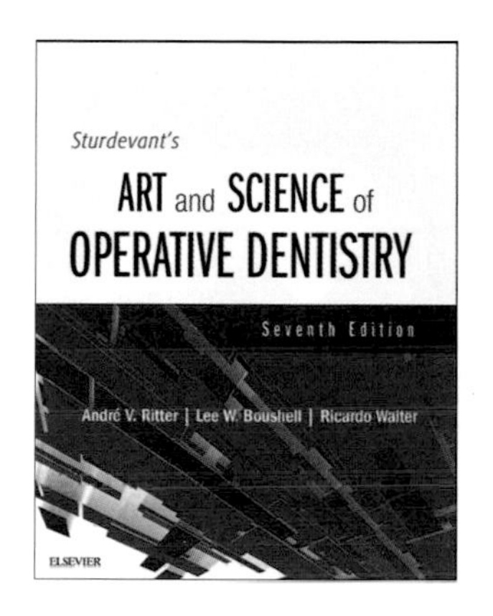

Andre Ritter & Lee W. Boushell & Ricaedo Walter（2018）. Sturdevant's Art and Science of Operative Dentistry 7th Edition: Elsevier.

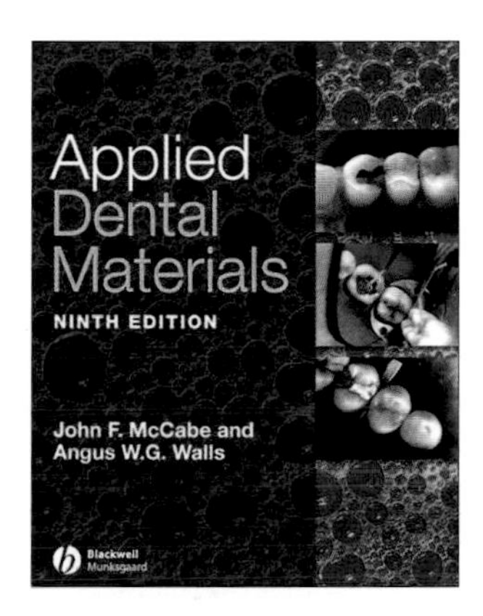

John F. McCabe & Angus W. G. Walls（2008）. Applied Dental Materials, 9th Edition: Wiley-Blackwell.

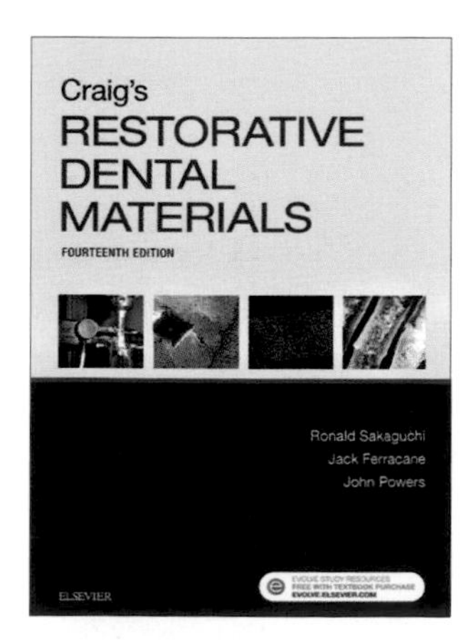

Ronald Sakaguchi & Jack Ferracane & John Powers（2018）. Craig's Restorative Dental Materials 14th Edition: Elsevier.

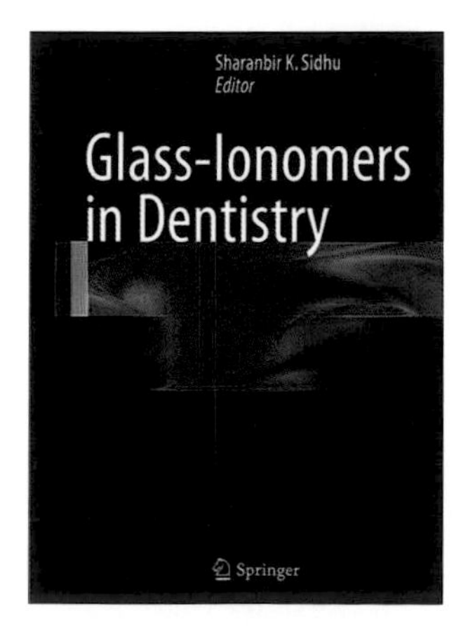

Sharanbir K. Sidhu（2016）. Glass-Ionomers in Dentistry, Publisher: Springer International Publishing.

Dental Advisor

Clinicians Report

Reality Ratings & Reviews

牙材力：大師們的百寶箱 / 林茂雄著 . -- 初版 . --
臺北市：林茂雄 , 2020.09
272 面； 19×26 公分
ISBN 978-957-43-8004-6(精裝)
1. 牙科材料
416.98 109013059

牙材力：大師們的百寶箱

Clinical Dental Pearls

作 者／林茂雄 Maw-Shyong Lin
責任編輯／洪芷霆、胡文瓊
美術設計／林雯瑛
插 畫／皋皋
企劃統籌／本是文創

出版發行／林茂雄 Maw-Shyong Lin
地 址／台北市建國北路二段 36 號
Michigan Dental Clinic
36, Sec. 2, Kien Kwo N. Rd.
Taipei, Taiwan 10485
電 話／（02）25084343
E-mail／mawshyong@yahoo.com.tw
初版一刷／2020 年 9 月
定 價／新台幣 3000 元

ISBN 978-957-43-8004-6

林茂雄個人臉書

阿雄哥〔如何提升牙材力〕粉絲專頁